国家卫生健康委员会"十三五"规划教材

全国中医药高职高专教育教材

供中医学、针灸推拿、中医骨伤、护理等专业用

中医妇科学

第 4 版

主　编　盛　红

副主编　周小琳　李冬梅

编　委　（按姓氏笔画排序）

王　秀（山东中医药高等专科学校）

李冬梅（遵义医药高等专科学校）

李杏英（重庆三峡医药高等专科学校）

杨红星（江西中医药高等专科学校）

周小琳（南阳医学高等专科学校）

郝玛琍（安徽中医药高等专科学校）

胡　盼（湖北中医药高等专科学校）

徐　莹（湖南中医药高等专科学校）

盛　红（安徽中医药高等专科学校）

韩　莹（黑龙江中医药大学佳木斯学院）

学术秘书　韩　莹　李杏英（兼）

人民卫生出版社

图书在版编目（CIP）数据

中医妇科学/盛红主编.—4 版.—北京：人民卫生出版社，2018
ISBN 978-7-117-26288-0

Ⅰ.①中… Ⅱ.①盛… Ⅲ.①中医妇科学-高等职业教育-
教材 Ⅳ.①R271.1

中国版本图书馆 CIP 数据核字（2018）第 130576 号

| 人卫智网 | www.ipmph.com | 医学教育、学术、考试、健康，购书智慧智能综合服务平台 |
| 人卫官网 | www.pmph.com | 人卫官方资讯发布平台 |

中医妇科学
第 4 版

主　　编：盛　红
出版发行：人民卫生出版社 （中继线 010-59780011）
地　　址：北京市朝阳区潘家园南里 19 号
邮　　编：100021
E - mail：pmph @ pmph.com
购书热线：010-59787592　010-59787584　010-65264830
印　　刷：三河市博文印刷有限公司
经　　销：新华书店
开　　本：787×1092　1/16　　印张：17
字　　数：392 千字
版　　次：2005 年 6 月第 1 版　　2018 年 8 月第 4 版
　　　　　2023 年 8 月第 4 版第 10 次印刷 （总第 31 次印刷）
标准书号：ISBN 978-7-117-26288-0
定　　价：45.00 元

修 订 说 明

为了更好地推进中医药职业教育教材建设,适应当前我国中医药职业教育教学改革发展的形势与中医药健康服务技术技能人才的要求,贯彻落实《国家中长期教育改革和发展规划纲要(2010—2020年)》《医药卫生中长期人才发展规划(2011—2020年)》《中医药发展战略规划纲要(2016—2030年)》精神,做好新一轮中医药职业教育教材建设工作,人民卫生出版社在教育部、国家卫生健康委员会、国家中医药管理局的领导下,组织和规划了第四轮全国中医药高职高专教育、国家卫生健康委员会"十三五"规划教材的编写和修订工作。

本轮教材修订之时,正值《中华人民共和国中医药法》正式实施之际,中医药职业教育迎来发展大好的际遇。为做好新一轮教材出版工作,我们成立了第四届中医药高职高专教育教材建设指导委员会和各专业教材评审委员会,以指导和组织教材的编写和评审工作;按照公开、公平、公正的原则,在全国1400余位专家和学者申报的基础上,经中医药高职高专教育教材建设指导委员会审定批准,聘任了教材主编、副主编和编委;启动了全国中医药高职高专教育第四轮规划第一批教材,中医学、中药学、针灸推拿、护理4个专业63门教材,确立了本轮教材的指导思想和编写要求。

第四轮全国中医药高职高专教育教材具有以下特色:

1. **定位准确,目标明确** 教材的深度和广度符合各专业培养目标的要求和特定学制、特定对象、特定层次的培养目标,力求体现"专科特色、技能特点、时代特征",既体现职业性,又体现其高等教育性,注意与本科教材、中专教材的区别,适应中医药职业人才培养要求和市场需求。

2. **谨守大纲,注重三基** 人卫版中医药高职高专教材始终坚持"以教学计划为基本依据"的原则,强调各教材编写大纲一定要符合高职高专相关专业的培养目标与要求,以培养目标为导向、职业岗位能力需求为前提、综合职业能力培养为根本,同时注重基本理论、基本知识和基本技能的培养和全面素质的提高。

3. **重点考点,突出体现** 教材紧扣中医药职业教育教学活动和知识结构,以解决目前各高职高专院校教材使用中的突出问题为出发点和落脚点,体现职业教育对人才的要求,突出教学重点和执业考点。

4. **规划科学,详略得当** 全套教材严格界定职业教育教材与本科教材、毕业后教育教材的知识范畴,严格把握教材内容的深度、广度和侧重点,突出应用型、技能型教育内容。基础课教材内容服务于专业课教材,以"必须、够用"为度,强调基本技能的培养;专业课教材紧密围绕专业培养目标的需要进行选材。

5. **体例设计,服务学生** 本套教材的结构设置、编写风格等坚持创新,体现以学生为中心的编写理念,以实现和满足学生的发展为需求。根据上一版教材体例设计在教学中的反馈意见,将"学习要点""知识链接""复习思考题"作为必设模块,"知识拓展""病案分析(案例分析)""课堂讨论""操作要点"作为选设模块,以明确学生学习的目的性和主动性,增强教材的可读性,提高学生分析问题、解决问题的能力。

6. **强调实用,避免脱节** 贯彻现代职业教育理念。体现"以就业为导向,以能力为本位,以发展技能为核心"的职业教育理念。突出技能培养,提倡"做中学、学中做"的"理实一体化"思想,突出应用型、技能型教育内容。避免理论与实际脱节、教育与实践脱节、人才培养与社会需求脱节的倾向。

7. **针对岗位,学考结合** 本套教材编写按照职业教育培养目标,将国家职业技能的相关标准和要求融入教材中。充分考虑学生考取相关职业资格证书、岗位证书的需要,与职业岗位证书相关的教材,其内容和实训项目的选取涵盖相关的考试内容,做到学考结合,体现了职业教育的特点。

8. **纸数融合,坚持创新** 新版教材最大的亮点就是建设纸质教材和数字增值服务融合的教材服务体系。书中设有自主学习二维码,通过扫码,学生可对本套教材的数字增值服务内容进行自主学习,实现与教学要求匹配、与岗位需求对接、与执业考试接轨,打造优质、生动、立体的学习内容。教材编写充分体现与时代融合、与现代科技融合、与现代医学融合的特色和理念,适度增加新进展、新技术、新方法,充分培养学生的探索精神、创新精神;同时,将移动互联、网络增值、慕课、翻转课堂等新的教学理念和教学技术、学习方式融入教材建设之中,开发多媒体教材、数字教材等新媒体形式教材。

人民卫生出版社医药卫生规划教材经过长时间的实践与积累,其中的优良传统在本轮修订中得到了很好的传承。在中医药高职高专教育教材建设指导委员会和各专业教材评审委员会指导下,经过调研会议、论证会议、主编人会议、各专业编写会议、审定稿会议,确保了教材的科学性、先进性和实用性。参编本套教材的800余位专家,来自全国40余所院校,从事高职高专教育工作多年,业务精纯,见解独到。谨此,向有关单位和个人表示衷心的感谢!希望各院校在教材使用中,在改革的进程中,及时提出宝贵意见或建议,以便不断修订和完善,为下一轮教材的修订工作奠定坚实的基础。

人民卫生出版社有限公司

2018 年 4 月

全国中医药高职高专院校第四轮第一批规划教材书目

教材序号	教材名称	主编	适用专业
1	大学语文(第4版)	孙 洁	中医学、针灸推拿、中医骨伤、护理等专业
2	中医诊断学(第4版)	马维平	中医学、针灸推拿、中医骨伤、中医美容等专业
3	中医基础理论(第4版)*	陈 刚　徐宜兵	中医学、针灸推拿、中医骨伤、护理等专业
4	生理学(第4版)*	郭争鸣　唐晓伟	中医学、中医骨伤、针灸推拿、护理等专业
5	病理学(第4版)	苑光军　张宏泉	中医学、护理、针灸推拿、康复治疗技术等专业
6	人体解剖学(第4版)	陈晓杰　孟繁伟	中医学、针灸推拿、中医骨伤、护理等专业
7	免疫学与病原生物学(第4版)	刘文辉　田维珍	中医学、针灸推拿、中医骨伤、护理等专业
8	诊断学基础(第4版)	李广元　周艳丽	中医学、针灸推拿、中医骨伤、护理等专业
9	药理学(第4版)	侯 晞	中医学、针灸推拿、中医骨伤、护理等专业
10	中医内科学(第4版)*	陈建章	中医学、针灸推拿、中医骨伤、护理等专业
11	中医外科学(第4版)*	尹跃兵	中医学、针灸推拿、中医骨伤、护理等专业
12	中医妇科学(第4版)	盛 红	中医学、针灸推拿、中医骨伤、护理等专业
13	中医儿科学(第4版)*	聂绍通	中医学、针灸推拿、中医骨伤、护理等专业
14	中医伤科学(第4版)	方家选	中医学、针灸推拿、中医骨伤、护理、康复治疗技术专业
15	中药学(第4版)	杨德全	中医学、中药学、针灸推拿、中医骨伤、康复治疗技术等专业
16	方剂学(第4版)*	王义祁	中医学、针灸推拿、中医骨伤、康复治疗技术、护理等专业

教材序号	教材名称	主编	适用专业
17	针灸学(第4版)	汪安宁 易志龙	中医学、针灸推拿、中医骨伤、康复治疗技术等专业
18	推拿学(第4版)	郭翔	中医学、针灸推拿、中医骨伤、护理等专业
19	医学心理学(第4版)	孙萍 朱玲	中医学、针灸推拿、中医骨伤、护理等专业
20	西医内科学(第4版)*	许幼晖	中医学、针灸推拿、中医骨伤、护理等专业
21	西医外科学(第4版)	朱云根 陈京来	中医学、针灸推拿、中医骨伤、护理等专业
22	西医妇产科学(第4版)	冯玲 黄会霞	中医学、针灸推拿、中医骨伤、护理等专业
23	西医儿科学(第4版)	王龙梅	中医学、针灸推拿、中医骨伤、护理等专业
24	传染病学(第3版)	陈艳成	中医学、针灸推拿、中医骨伤、护理等专业
25	预防医学(第2版)	吴娟 张立祥	中医学、针灸推拿、中医骨伤、护理等专业
1	中医学基础概要(第4版)	范俊德 徐迎涛	中药学、中药制药技术、医学美容技术、康复治疗技术、中医养生保健等专业
2	中药药理与应用(第4版)	冯彬彬	中药学、中药制药技术等专业
3	中药药剂学(第4版)	胡志方 易生富	中药学、中药制药技术等专业
4	中药炮制技术(第4版)	刘波	中药学、中药制药技术等专业
5	中药鉴定技术(第4版)	张钦德	中药学、中药制药技术、中药生产与加工、药学等专业
6	中药化学技术(第4版)	吕华瑛 王英	中药学、中药制药技术等专业
7	中药方剂学(第4版)	马波 黄敬文	中药学、中药制药技术等专业
8	有机化学(第4版)*	王志江 陈东林	中药学、中药制药技术、药学等专业
9	药用植物栽培技术(第3版)*	宋丽艳 汪荣斌	中药学、中药制药技术、中药生产与加工等专业
10	药用植物学(第4版)*	郑小吉 金虹	中药学、中药制药技术、中药生产与加工等专业
11	药事管理与法规(第3版)	周铁文	中药学、中药制药技术、药学等专业
12	无机化学(第4版)	冯务群	中药学、中药制药技术、药学等专业
13	人体解剖生理学(第4版)	刘斌	中药学、中药制药技术、药学等专业
14	分析化学(第4版)	陈哲洪 鲍羽	中药学、中药制药技术、药学等专业
15	中药储存与养护技术(第2版)	沈力	中药学、中药制药技术等专业

续表

教材序号	教材名称	主编	适用专业
1	中医护理(第3版)*	王 文	护理专业
2	内科护理(第3版)	刘 杰 吕云玲	护理专业
3	外科护理(第3版)	江跃华	护理、助产类专业
4	妇产科护理(第3版)	林 萍	护理、助产类专业
5	儿科护理(第3版)	艾学云	护理、助产类专业
6	社区护理(第3版)	张先庚	护理专业
7	急救护理(第3版)	李延玲	护理专业
8	老年护理(第3版)	唐凤平 郝 刚	护理专业
9	精神科护理(第3版)	井霖源	护理、助产专业
10	健康评估(第3版)	刘惠莲 滕艺萍	护理、助产专业
11	眼耳鼻咽喉口腔科护理(第3版)	范 真	护理专业
12	基础护理技术(第3版)	张少羽	护理、助产专业
13	护士人文修养(第3版)	胡爱明	护理专业
14	护理药理学(第3版)*	姜国贤	护理专业
15	护理学导论(第3版)	陈香娟 曾晓英	护理、助产专业
16	传染病护理(第3版)	王美芝	护理专业
17	康复护理(第2版)	黄学英	护理专业
1	针灸治疗(第4版)	刘宝林	针灸推拿专业
2	针法灸法(第4版)*	刘 茜	针灸推拿专业
3	小儿推拿(第4版)	刘世红	针灸推拿专业
4	推拿治疗(第4版)	梅利民	针灸推拿专业
5	推拿手法(第4版)	那继文	针灸推拿专业
6	经络与腧穴(第4版)*	王德敬	针灸推拿专业

* 为"十二五"职业教育国家规划教材

第四届全国中医药高职高专教育教材建设指导委员会

第四届全国中医药高职高专中医学专业教材评审委员会

10

前　言

　　为适应"十三五"规划对中医药高职高专教育的发展需要,培养中医药类高级技能型人才,在全国中医药高职高专教育教材建设指导委员会的组织规划下,按照中医药高职高专院校中医学专业的培养目标,确立本课程4版教材的编写修订工作。

　　全国中医药高职高专规划教材《中医妇科学》第4版,是以第3版教材为基础,坚持"三基、五性、三特定"的基本原则,紧密结合中医妇科近年的临床发展、妇科教材使用的反馈意见以及执业助理中医师考试大纲的更新等,对教材进行合理删减,修订原有不足,补充临床新知识,力求与时俱进,突出以下特点:

　　突出中医妇科学的基础理论。以基础理论"必须、够用、适度"为原则,适度精练本课程与中医基础等课程相关联的基础知识;突出妇科研究范围,重点阐述肾、肝、脾三脏对女性生理功能、病理变化的影响;增加"肾-天癸-冲任-胞宫生殖轴"在生理、病机、治疗上对月经周期调节理论的认识,优化中医妇科学理论的先进性与科学性。

　　重视中医妇科学的临床实用性。与住院医师规范化培训与执业助理中医师资格考试接轨,突出妇科常见病、多发病的临床诊治;如在四诊中附加"中医妇科病历书写",增强学生动手能力;更新不孕症的定义,与现代医学发展一致;减去执业助理中医师考试大纲删除的病种,如难产;附篇中增加"产褥期的临床表现与处理",使附篇更具备系统性;带下过多中附加临床多发病"子宫颈炎症"等,进一步加强中西医结合,取长补短,发扬中医妇科学侧重内科系统、辨证诊治灵活、整体调整等优势,同时汲取西医妇产科侧重于外科系统、急病急救的优势。

　　丰富教材形式与内容,注重创新能力培养。添加增值服务,实现教材数字化。增值项目有PPT课件、复习思考题、知重点、测一测、模拟试卷;同时制作大量妇科图片、课程微课与实训视频、妇科动画等富媒体资源,更加直观快捷地展现本课程,开拓学生的创新思维。

　　本教材是专业主干课程之一,主要供3年制专科的中医学、针灸推拿、中医骨伤、护理等专业使用,同时可帮助学生通过各类考试等。教材分基础篇、临床篇和附篇三部分。由全国医药高职高专学校联合编写。基础篇由李杏英、盛红、王秀编写；临床篇月经病主要由徐莹、杨红星编写；带下病由胡盼编写；妊娠病由盛红、郝玛琍编写；产后病由周小琳编写；妇科杂病由李冬梅、王秀编写；附篇由韩莹编写。在编写过程中得到安徽中医药高等专科学校、重庆三峡医药高等专科学校等单位领导与专家的大力支持，在此致以真诚感谢！对教材中可能存在的不足，敬请广大师生在教与学的过程中提出宝贵意见，以帮助我们今后不断修订提高。

《中医妇科学》编委会
2018 年 4 月

目　录

- - - - - - - - - -

基　础　篇

临　床　篇

附 篇

基础篇

第一章

绪　论

学习要点

中医妇科学的定义和范围；中医妇科学形成与发展的历史源流与代表著作。

第一节　中医妇科学的定义和范围

中医妇科学是运用中医学基础理论系统研究女性的解剖、生理、病因病机特点、诊断与辨证规律，防治妇女特有疾病的一门临床学科。

人体脏腑、经络、气血的活动规律，男女基本一致，但女性在解剖方面有胞宫、胞脉、胞络等器官组织；在生理方面有月经、带下、胎孕、产育和哺乳等生理功能；由于病因影响，生理功能受损，在病理方面就会产生经、带、胎、产、妇科杂病等特有的疾病。唐代孙思邈《备急千金要方·妇人方》提出："妇人之别有方者，以其胎妊、生产、崩伤之异故也……所以妇人别立方也。"由此可见，我国在世界上较早认识到女性脏腑、经络、气血的特殊性与设立专科研究其规律、探讨其防治措施的必要性。

综上可见，中医妇科学的研究范畴包括中医妇科理论与经、带、胎、产、杂等疾病的防治。随着社会的发展与现代妇科临床疾病谱的变化，中医妇科学的研究范围也有所扩大，如月经周期调节学说、月经周期疗法、绝经后骨质疏松、妊娠贫血、异位妊娠、盆腔炎性疾病等也加入其中。

第二节　中医妇科学的发展简史

中医妇科学是在临床实践中逐步形成与发展的，数千年来，为中华民族的繁衍昌盛、母子健康的保障作出了重要贡献。中医妇科学发展简史，大致分以下八个时期。

一、夏商周时代

此期是中医妇科学的萌芽阶段。

这一历史时期，已有关于生育疾患、剖宫产和孕育胎教理论的记载。关于生育疾患的认识，殷周时代的甲骨文中就有"疾育"的记载。《易经·爻辞》中载有"妇孕不育"和"妇三岁不孕"等。关于剖宫产的记载,《史记·楚世家》曰:"陆终(妻女)生子六人,坼剖而产焉。"关于孕育胎教的论述,《易经·系辞》云:"男女媾精,万物化生"。《礼记·曲礼》已指出了有血缘的近亲结婚对后代有不良的影响,如:"男女同姓,其生不蕃",并倡导"男三十而娶,女二十而嫁。"《列女传》记载着最早的胎教,"太任者,文王之母也,乃其有身,目不视恶色,耳不听淫声,口不出傲言。"这是最早的胎教认识,对今天的优生优育仍具有指导意义。

二、春秋战国时代

此期为中医妇科学的形成奠定了基础。

《史记·扁鹊仓公列传》记载:"扁鹊名闻天下,过邯郸,闻贵妇人,即为带下医"。"带下医"即指妇科医生,为历史上最早的妇科医生。我国现存第一部医学巨著《黄帝内经》指出"女子胞""子门""血崩""不孕",记载了女性的解剖、月经病等。又曰"女子七岁,肾气盛,齿更发长。二七而天癸至,任脉通,太冲脉盛,月事以时下,故有子……七七,任脉虚,太冲脉衰少,天癸竭,地道不通,故形坏而无子也。"此生理理论至今对中医妇科理论研究与临证实践仍具有重要的意义。书中还记载了第一首治疗妇科疾病的方剂"四乌鲗骨一藘茹丸。"。

知识链接

四乌鲗骨一藘茹丸

四乌鲗骨一藘茹丸源于《素问·腹中论》,又名乌贼骨丸、女科乌贼丸,由乌贼骨四份,茜草一份组成,服用时取乌贼骨、茜草研末,丸以雀卵,丸绿豆大小,每服五丸,以鲍鱼汁下。

该方具有益精补血,止血化瘀的功效,主要用于治疗女子血枯、经水不利,现代临床将其广泛应用于肝肾精血亏虚所致的月经不调、闭经、崩漏等病证。

三、秦汉时代

此期中医妇科学已具雏形。

秦代,出现了妇产科最早的病案,如《史记·扁鹊仓公列传》记载"韩女内寒月事不下"(闭经)与"王美人怀子而不乳"(过期妊娠)的病案。

秦汉时期成书的《难经》,创立了左肾右命门学说,首论命门功能。现存最早的药物学专著《神农本草经》,在紫石英条下首见"子宫"之名,该书在所收藏的365种药物里直接指明治疗妇科疾病的药物有88种。

汉代张仲景《金匮要略》妇人三篇,是我国现存最早设有妇科专篇的医著,基本确立了妇科经、带、胎、产、杂病的辨证论治体系,被称为妇产科学之源头。西汉《胎产书》对妊娠期胎儿的发育变化以及按月养生等知识进行了初步的论述。《后汉书·华佗传》中记载了华佗运用针灸与药物配合诊治死胎、双胎的医案。

四、魏晋南北朝及隋唐时代

此期中医妇科学开始向专科方向发展。

晋代王叔和著《脉经》阐述了妇产科的相关脉象和辨证施治,提出了"月经"与"居经""避年"等特殊的月经现象。

南齐褚澄著《褚氏遗书》有反对早婚早育的记载。北齐徐之才的《逐月养胎法》记载"妊娠一月胎胚，二月始膏，三月始胞，四月形体成，五月能动，六月筋骨立，七月毛发生，八月脏腑具，九月谷气入胃，十月诸神备，日满即产矣。"叙述了胚胎发育过程与逐月养胎方法，为围产期保健医学的发展奠定了基础。

隋代巢元方的中医病因病机学巨著《诸病源候论》有 8 卷专论妇产科病机，论述损伤胞宫、冲任是妇科疾病的主要病机，至今对妇产科病机探究仍具有重要指导作用。

唐代杰出医学家孙思邈著《备急千金要方》中设有"妇人方"三卷，列于全卷之首。我国现存最早的理论与方药较完备的产科专著《经效产宝》，论述了妇人妊娠至产后诸疾的治法，对后世产科的发展有一定的影响。

五、两宋时代

宋代妇产科已开始独立分科。

宋代政府设立医学教育机构"太医局"以培养专门人才，设置的九个学科之中包含产科，并设有产科教授。妇产科的独立分科有力地推动了妇产科的学术发展。这时期出现的妇产科专著也明显增多，如杨子建的《十产论》详细叙述了各种异常胎位与助产方法，朱端章的《卫生家宝产科备要》记载了妊娠、临产、产后等内容，同时附有新生儿护理和治疗。齐仲甫的《女科百问》以解答问题的形式归纳了妇女相关的生理、病理、经、带、胎、产及妇科杂病等内容。陈自明的《妇人大全良方》是历史上首部妇科与产科合论的妇产科专著。该书不仅结合了祖传经验和自己临证心得，还系统地归纳与总结了南宋时期以前 30 余种医籍中关于妇产科的理论和临证体会。太医局产科及产科教授的设置，《妇人大全良方》的问世，标志着中医妇科学已经形成。

六、金元时代

金元时代百家争鸣，名医辈出，各具特色的医学流派开始兴起。刘、张、李、朱四大家从不同角度丰富了中医妇科学的内容。

"寒凉派"刘完素提出"女子不月，先泻心火，血自下也"，对妇女的生理规律进行了论述，"妇人童幼天癸未行之间，皆属少阴；天癸既行，皆从厥阴论之；天癸已绝，乃属太阴经也"，为少女重补肾，中年重调肝，老年重理脾提供了理论依据。

"攻下派"张从正倡导"贵流不贵滞"的学术思想，提出了"凡看妇人病，入门先问经"的精辟见解。

"补土派"李杲认为："内伤脾胃，百病由生"，其创制的补中益气汤等是治疗脾胃虚弱妇科病证的经验方。

"滋阴派"朱震亨《格致余论·受胎论》中指出"阴阳交媾，胎孕乃凝，所藏之处，名曰子宫，一系在下，上有两歧，一达于左，一达于右。"第一次明确描述了子宫的形态；提出"产前安胎，黄芩、白术为妙药也"的妊娠安胎理论。

七、明清民国时代

妇科学术繁荣发展，出现了较多妇产科专著。

明代，肾藏精、肾主生殖的理论研究更为深入，代表性的妇科专著有王肯堂的《证治准绳·女科》、万全的《广嗣纪要》和《妇人秘科》、张介宾的《景岳全书·妇人规》、薛已的《女科撮要》等。张介宾注重肾与命门,创立了左归丸、右归丸等至今仍为临床广泛使用的妇科方剂。

清代著名医家傅山倡导"妇人以血为本",其著《傅青主女科》记载了清经散、完带汤等妇科诸病的经典方剂。亟斋居士的《达生篇》提出"睡、忍痛、慢临盆"临产六字真言。吴谦等奉政府之命编著的《医宗金鉴》是我国历史上第一部由政府组织编写的妇产科教科书。

民国时期,西医学的传入,产生了"中西汇通"医学流派,唐宗海、张锡纯是其中的代表,他们的著作中有不少妇产科的内容。唐宗海(《血证论》)、张锡纯(《医学衷中参西录》)是其中的代表,均为中医妇科学的发展做出了贡献。

八、现代

中华人民共和国成立后,中医药学的教育事业得到前所未有的蓬勃发展,中医妇科在教育、医疗和科研方面取得了令人瞩目的成就。

20世纪初叶,中医药学的教育从传统的师承传授逐步向院校教育转变。1956年北京、广州等地率先成立中医学院,随后全国各省陆续开办中医学院。国家先后组织编写和出版了数版《中医妇科学》本科、专科等各层次教材,出版了大量中医妇科专著;培养了一大批不同层次的中医妇科专门医疗保健人才。

中医妇科的教育、医疗、科研方面取得全面的发展,同时在中西结合治疗异位妊娠、宫颈癌、子宫内膜异位症等妇产科疑难疾病方面取得了大量令人欣喜的成就;在"肾主生殖""肾-天癸-冲任-胞宫"生殖轴与中药周期疗法等妇科理论研究中,运用现代科技方法与手段,获得了丰硕的成果,并进一步推动着中医妇科学的新发展。

(李杏英)

复习思考题

1. 简要指出中医妇科学的定义和范围。
2. 中医妇产科学发展成为独立专科是在哪一个时期,其标志是什么?
3. 《黄帝内经》对中医妇科学发展的影响包括哪些方面?
4. "金元四大家"对中医妇产科发展的贡献有哪些?

扫一扫
测一测

第二章

女性生殖生理

学习要点

阴户、阴道、子门的位置及功能,胞宫的位置、形态、功能与特性;月经的生理现象与调节机制;带下、妊娠、产育的生理现象与产生机制。

女性具有特殊的生殖解剖器官,决定了女性在生殖生理上,有月经、带下、妊娠、产育与哺乳的生理特征。深入了解这些生理特征,才能知常达变,更好地诊治妇科的经、带、胎、产和杂病等诸多疾病。

第一节　女性生殖器官

《灵枢·经水》云:"若夫八尺之士,皮肉在此,外可度量切循而得之,其死可解剖而视之……"这是中医关于解剖一词最早的记载。中医历代文献对女性生殖器官的名称、位置、形态和功能等记载在册,分述如下:

一、阴户、玉门

阴户又名"四边",是指女性外阴,包括阴道前庭、两侧的大阴唇、小阴唇、阴蒂,以及后面的阴唇系带、会阴等。最早见于《校注妇人良方·求嗣门》:"登厕风入阴户,便成痼疾。"

玉门,是指阴道口和处女膜的部位。又有龙门与胞门之称,《诸病源候论》云"已产属胞门,未产属龙门,未嫁属玉门。"

阴户与玉门的功能,是排出月经、带下、恶露和生育胎儿的出口,也是"合阴阳"的出入口,又是抵御外邪入侵胞宫的第一道防线。

二、阴道、子门

阴道是连接胞宫与阴户的通道,又称产道、子肠。《诸病源候论》有"五脏六腑津气流行阴道""产后阴道肿痛候"等。

阴道的功能,首先可防御外邪入侵胞宫,有一定的自洁作用。其次是排出月经、带下、恶露以及娩出胎儿的通道,也是阴阳交媾的处所。与西医学阴道的概念

6

一致。

子门是指子宫颈口,又称子户。《类经》注释说:"子门,即子宫之门也。"

子门的功能是主持排出月经、分泌带液和娩出胎儿的关口。

三、胞宫、胞脉、胞络

(一)胞宫

胞宫,是女性的重要内生殖器官,又名子宫、女子胞、子处等。《素问·五脏别论》称之为"女子胞",《神农本草经》称之为"子宫""子脏"等

1. 胞宫位置 胞宫位于带脉之下,小腹正中,前邻膀胱,后为直肠,下连阴道。《类经附翼》说:"子宫……居直肠之前,膀胱之后"。

2. 胞宫形态 在未孕时,胞宫呈前后略扁的倒梨形,壁厚而中空。胞宫的形态描述最早记载见于《格致余论·受胎论》,其中描述子宫"阴阳交媾,胎孕乃凝,所藏之处,名曰子宫,一系在下,上有两歧,一达于左,一达于右。"可见中医学的子宫形态与现代解剖医学所描述的子宫基本一致,除了包括西医的子宫体、子宫颈外,还包括子宫两侧的输卵管、卵巢。

3. 胞宫功能与特性

(1)胞宫功能:胞宫是排出月经和孕育胎儿的器官。在《类经》中指出子宫的功能为:"女子之胞,子宫是也,亦以出纳精气而成胎孕者为奇。"

(2)胞宫特性:为奇恒之腑。一方面,其形态中空似腑,泻而不藏,如行经期、分娩时;另一方面,功能又藏精似脏,藏而不泻,如经间期、妊娠期;具有亦藏亦泻,定期藏泻的特点。再者胞宫与其他脏腑无表里配属,故称之为奇恒之腑。

(二)胞脉、胞络

胞脉是隶属于子宫的血脉,胞脉由心所主,将阴血下注于子宫,以维持子宫正常功能。胞络是连属于子宫的脉络,"胞络者系于肾。"具有维系子宫位置的作用。《素问·评热病论》曰:"胞脉者属心而络于胞中。"

第二节 月经生理

月经,是指有规律、周期性的子宫出血现象;月月如期,经常不变,故又称"月信""月事"等。《本草纲目·妇人月水》曰:"女子,阴类也,以血为主。其血上应太阴,下应海潮。月有盈亏,潮有朝夕,月事一月一行,与之相符,故谓之月水、月信、月经。经者,常也,有常轨也。"

 知识链接

西医月经的概念

西医认为月经是指伴随卵巢周期变化,如周期性排卵、周期性有规律地分泌雌激素、孕激素,而导致子宫内膜周期性脱落所产生的子宫出血。规律月经的建立是生殖功能成熟的重要标志。

一、月经的生理现象

1. 初潮　第一次月经来潮,称为"初潮"。月经初潮是女子进入青春发育期的主要标志。月经初潮年龄多在 13~15 岁,平均在"二七"之年。早在 11~12 岁,或迟至 16 岁。初潮的早晚可因遗传、营养、体重、地域等因素而异,近年初潮有提前的趋势。

月经初潮标志着青春期的到来,已具备生殖功能。初潮的 1~2 年内,月经可表现为不规则,是因肾气初盛而未充盛之故,一般无需治疗,随着身体发育成熟可恢复正常。

2. 周期　从出血的第 1 天为月经周期的开始,两次月经第 1 天的间隔时间为一个月经周期,一般 28~30 天,左右七天;每个妇女的月经周期有自己的规律,即"经贵乎如期",一般不能超出 21~35 天。

3. 经期　即每次行经持续时间。正常经期为 3~7 天,多数为 3~5 天。

4. 经量、经色、经质

(1)经量:是指经期排出的血量,每月行经总量 50~80ml 为适中,第 2~3 天出血量最多。

(2)经色:多为黯红。量多时经色加深,经初与经将净时渐黯淡。

(3)经质:正常经质,稀稠适中,不凝固,无血块,无特殊臭气。

知识链接

经血不凝的原因

因为子宫内膜剥脱、伴随小螺旋动脉破裂出血,经血内容包括了血液及子宫内膜碎片、子宫颈黏液和脱落的阴道上皮细胞;近年来研究证明,经血中含有来自子宫内膜的大量纤维蛋白溶酶,致经血中纤维蛋白溶解裂解,使经血液化而不凝固,出血多时可有血块。

5. 经期反应　在行经前、初期或行经,可出现下腹部及腰骶部不适,胸乳略胀,情绪不稳定等现象,一般经后自消,不属病论。

6. 绝经　妇女一生最后 1 次行经后,停经 1 年以上者,称为绝经。一般为 45~55岁,平均为 49.5 岁。绝经时间,受情绪、体质、营养等因素的影响。绝经表明女性将步入老年期。女性从初潮到绝经,一生中行经时间为 30~40 余年。

7. 特殊的月经现象　若身体无病,月经惯于两个月一行者,称为"并月";惯于三个月一潮者,称为"居经"或"季经";一年一行者称为"避年";若终生不潮却能受孕者,称为"暗经";受孕初期,仍按月经周期有少量出血而无损于胎儿者,称为"激经",又名"盛胎"或"垢胎"。均是个别的特殊生理现象,若无不适,不影响生育,可不作病论。

二、月经产生的机制

月经的产生,是女子发育到成熟的年龄阶段,脏腑、天癸、气血、经络协调作用于胞宫的生理现象。《素问·上古天真论》曰:"女子七岁,肾气盛,齿更发长。二七而天癸至,任脉通,太冲脉盛,月事以时下,故有子……七七,任脉虚,太冲脉衰少,天癸竭,地道不通,故形坏而无子也。"可见月经的来潮与断绝,与肾气的盛衰、天癸的至竭、任冲脉等的盛衰有直接关系。

（一）脏腑与月经

月经产生的机制与肾、肝、脾关系尤为密切。

1. 肾与月经　月经的产生以肾为主导。

肾藏精，主生殖，为先天之本，元气之根。精，是禀赋于父母的生命物质与后天水谷精微相融合而形成的一种精微物质。是构成人体的基本物质，是人体生长发育生殖的基础，包括先天之精和后天之精。《素问·上古天真论》曰："肾者主水，受五脏六腑之精而藏之。"

肾为气血之根，血是月经的物质基础。肾藏精，精能生血，精血同源相互化生，称为月经的物质基础。

肾为冲任之本。冲为血海，聚脏腑之精血，汇聚于胞宫。任主胞胎，为阴脉之海，任之阴精育养胎儿。肾气盛，任通冲盛，月事以时下；若肾气衰，任虚冲衰，经断而无子。故肾气主宰着任冲的通盛与虚衰。

肾为阴阳之本。肾阴又称"元阴""真阴"是人体阴液的根本，对脏腑起着滋润濡养作用；肾阳又称"元阳""真阳"，是人体阳气的根本，对脏腑起着温煦生化作用，肾阴肾阳相互依存，相互制约。肾阴阳平衡协调，才能维持机体生理正常。

另外，肾与脑髓相通，脑为元神之府，主宰人体的一切生命活动，包括月经的生理活动。且肾与胞宫相系，肾司开阖，亦主子宫的藏泻有常。《素问·奇病论》云："胞络者系于肾。"

总之，肾藏精化气，为天癸之源、冲任之本，气血阴阳之根，生髓通脑，联络胞宫，肾通过多种途径对月经的产生发挥作用，故肾在月经产生中居于主导地位。《傅青主女科》谓"经本于肾""经水出诸肾"。

2. 肝与月经　肝藏血，主疏泄，性喜条达而恶抑郁。肝脏具有储藏血液、调节血量及疏通、条畅气机的作用。在月经的产生中，肝血下注冲脉，司血海之定期蓄溢，参与月经周期、经期及经量的调节。

肝肾同源，精血同源，相互化生，使经血源源不断；肾主封藏，肝主疏泄，一藏一泄协同作用于子宫，使子宫藏泄有期，经候如常。

肝经与任脉交会于曲骨，与冲脉交会于三阴交，与督脉交会于百会，肝通过冲任督与胞宫相通。

3. 脾（胃）与月经　脾主运化，为气血生化之源；脾气主升；主统摄血液；脾胃为后天之本。脾气健运，气血充足，血循常道，月经如常。胃主受纳，为水谷之海，多气多血之腑，足阳明胃经与冲脉会于气街，故有"冲脉隶于阳明"之说。胃中水谷盛，则冲脉之血旺，血海满盈，由满而溢，月事以时下。

脾经与任脉交会于"中极"，又与冲脉交会于"三阴交"，可见脾脉通过冲、任二脉与胞宫相联系。

总之，在产生月经的过程中，又心主神明，肝主谋略，脾主思虑，肺主治节，肾主藏志，脑为元神之府。在脑的主宰下，这些精神活动和思维意识，对月经的产生均有调节作用。

（二）天癸与月经

天癸主宰月经的潮与止。

天癸是促进人体生长、发育和生殖的一种阴精。天癸源于先天之阴精，藏之于肾，受后天水谷精气的滋养而逐渐趋于成熟并发挥作用。

对妇女而言,"二七"之年,随着肾气不断旺盛,天癸蓄极泌至,使任脉、冲脉气血充溢通达,血海满溢,月经如期来潮,具备受孕能力。至"七七"之年,肾气虚衰而天癸竭止,经断无子,即"天癸竭,地道不通,故形坏而无子也。"

（三）气血与月经

妇女以血为本、以血为用,血是月经的主要成分。《妇人大全良方》指出"妇人以血为基本"。《女科撮要》也说"夫经水,阴血也,属冲任二脉主,上为乳汁,下为月水。"然气为血之帅,血为气之母,气血均来源于脏腑,互相资生,互相依存。在产生月经的机制中,血是月经的物质基础,气是血脉运行的动力,气顺血和,则经候如常。

（四）经络与月经

经络是运行全身气血,联络脏腑形体官窍,沟通上下内外,感应传导信息的通路系统。内属脏腑,外络肢节,将人体连接为一个有机的整体。与妇女的生理、病理关系最大的是奇经八脉中的冲、任、督、带,尤其与冲、任二脉关系最为密切。

冲、任、督三脉同起于胞中,一源而三歧。带脉绕腰一周,络胞而过。冲、任、督、带四脉又上联十二经脉,与脏腑相通,从而将脏腑与胞宫相联系。

冲、任、督、带四脉具有如湖泽一样的蓄存功能,调节着十二经脉气血。"冲为血海",为"十二经脉之海",广聚脏腑之血;"任主胞胎",为"阴脉之海",总司精、血、津液等一身之阴;督脉为"阳脉之海",总督一身之阳;又任督交会相通,循环往复维持一身阴阳脉气的相对平衡;带脉约束诸经,使经脉气血循行保持常度。冲、任、督、带各司其职,调节和维持着月经的正常生理现象。

图2-1　月经产生机制示意图

综上所述,脏腑、天癸、气血、冲任督带与胞宫,是月经产生的生理基础,其中肾、天癸、冲任、胞宫是产生月经的中心环节,各环节之间互相联系,不可分割。现代中医妇科学医家称之为"肾-天癸-冲任-胞宫生殖轴"

三、月经的周期变化与调节

(一)肾-天癸-冲任-胞宫生殖轴学说

对于月经周期的形成和调节的论述,《素问·上古天真论》的理论是经典之说,目前有几种学说从不同的角度阐述了月经周期性节律的形成,丰富和发展了妇科理论,其中以"肾-天癸-冲任-胞宫生殖轴"学说得到临床普遍的认同,是中医妇科学在继承传统理论基础上创新与发展的新理论,又是调经助孕法的理论依据之一。

现代中医学者根据《黄帝内经》理论和西医学相关观点,从肾气、天癸、冲任、胞宫之间的关系及其调节深入研究,认识到脏腑功能活动,阴阳气血变化,通过胞脉调节胞宫的气血变化,从而调控月经周期的节律有序变化,形成了中医学的"肾-天癸-冲任-胞宫生殖轴"的月经周期调节学说,指导调经、助孕、安胎等临床实践及系列研究。

知识链接

其他月经周期调节学说

1. 天人相应说 《素问·八正神明论》首次提出人体生理与月相盈亏的节律一致:"月始生,则血气始精,卫气始行;月廓满,则血气实,肌肉坚;月廓空,则肌肉减,经络虚,卫气去,形独居。是以因天时而调血气也。"《血证论》提出女子月事如月相之盈亏:"月有盈亏,海有潮汐。女子之血,除旧生新,是满则溢、盈必亏之道。女子每月则行经一度,盖所以泄血之余也。"

2. 脑-肾-天癸-冲任-胞宫轴学说 有中医学者根据古今对天癸的认识及"脑为元神之府"和肾主髓通脑的理论,提出脑-肾-天癸-冲任-胞宫轴为性生殖机能调节系统的新学说。

3. 心(脑)-肾-子宫轴学说 现代有学者根据长期的临床实践,以及推导阴阳运动的太极八卦理论认识而提出心(脑)-肾-子宫轴学说,并且进行"月经周期与调周法"研究。

(二)月经周期节律

月经呈现的周期和节律性,是女性生殖生理过程中阴阳消长、转化,气血周期性盈亏,使胞宫定期藏泻的体现。根据"肾-天癸-冲任-胞宫生殖轴学说"理论,把一个月经周期划分为4个阶段,即行经期、经后期、经间期、经前期。现以28天为一个月经周期,阐述如下:

1. 行经期 行经的第1~4天,此期胞宫"泻而不藏",排出经血。行经期既是本次月经的结束,又是新周期开始的标志。生理上,胞宫血海由满而溢,是"重阳转阴"的转化期。

2. 经后期 即月经干净后至经间期前,为周期第5~13天。胞宫"藏而不泻",此期血海空虚后精血渐长渐复。阴长,是指肾水、天癸、阴精、血气等渐复至盛,呈重阴状态。重阴即指月经周期阴阳消长节律中的阴长高峰时期。

3. 经间期 月经周期第14~15天,也称氤氲之时(即"排卵期")。此期正值两次月经中间,故称之为经间期;此时阴精充盛,达重阴状态,为重阴必阳的转化期。阴盛阳动之际,正是种子之"的候"。《证治准绳·女科》引袁了凡曰:"凡妇人一月经行一度,必有一日氤氲之候……顺而施之,则成胎也。"

4. 经前期　为月经周期第16~28天,是阴盛阳生渐至重阳阶段。此时阴盛阳渐长,阴阳俱盛,以备种子育胎。若已受孕,精血聚以养胎,月经停闭;如未受孕,血海由满而溢泻,月经来潮,去旧生新,又进入下一个周期。

月经周期中4个不同时期的周而复始,循环往复,形成了月经周期的月节律。

第三节　带 下 生 理

带下有广义和狭义之分。广义的带下泛指女性带脉以下的疾病,如《史记·扁鹊仓公列传》记载:"扁鹊名闻天下,过邯郸,闻贵妇人,即为带下医。"狭义的带下,则指妇女阴道流出的一种黏腻液体。狭义的带下又有生理性和病理性之别。本节主要阐述生理性带下。

一、带下生理现象

1. 生理性带下　生理性带下是阴道内的一种阴液,色白或无色透明,黏而不稠,带量适中,无特殊臭气,俗称白带。《沈氏女科辑要笺正》引王孟英按语曰:"带下,女子生而即有,津津常润,本非病也。"

2. 带下的周期性　随肾气和天癸的调节,到性发育成熟期,带下呈周期性变化,并与生殖有关。一般月经前后、经间期,带下量增多;经间期带下质清,晶莹而透明,具韧性可拉长,利于受孕;妊娠期带下也增加而稠厚;其余时间略减少。

3. 带下的作用　带下生而即有,发育成熟后与月经同步,是肾精下润之液,具有濡润、充养胞宫、阴道的作用,并能抵御病邪的入侵,提示种子之"的候",反映阴液的充盛与亏虚。

二、带下产生机制

带下的产生是人体脏腑、津液、经络相互协调,作用于胞宫的生理现象。

（一）脾肾与带下

带下为津液之一,生理性带下是肾精所化、肾藏精、司津液,脾为气血津液、生化之源,主行津液、布精微,脾肾之津液共同泌布于胞宫,润泽于阴道。二七之年,肾气盛,天癸至,带下明显增加;三七开始肾气平均,发育成熟,带下津津常润;绝经期前后,肾气渐虚,天癸渐竭,真阴渐亏,带下减少,阴中失润。所以说,生理性带下是由肾精所化,脾气所运,布露子宫、润泽阴道。

（二）经络与带下

带下为阴液,任为阴脉之海,任脉出胞宫循阴器,任脉与带下的生理、病理直接相关。督脉亦起于胞中,贯脊属肾,为阳脉之海,任脉的功能有赖于督脉的温化。带脉环腰一周,约束诸经,与冲、任、督三脉纵横交错,络胞而约。故带脉约束带液,使带液的量泌有常。若带脉失于约束,湿浊下注胞中,则发为带下病。

综上所述,生理性带下为人体阴液,是随肾中精气旺盛,天癸泌至,禀肾收藏、施泄;经脾运化、输布;由任脉所司,督脉温化,带脉约束而生成。适量渗溢于阴道、阴户,以润泽前阴孔窍。

第四节　妊娠生理

妊娠是胚胎或胎儿在母体内生长发育成长的过程,是从受孕到分娩的过程。妊娠始于"两神相搏,合而成形",终于"十月怀胎,一朝分娩"。《黄帝内经》称之为"妊子""怀子""重身"等。

一、妊娠机制及条件

早在《周易·系辞》已认识到"天地氤氲,万物化醇,男女媾精,万物化生"的生命起源说。《灵枢·决气》曰"两神相搏,合而成形,常先身生,是谓精。"这里的精指先天之精。

《女科正宗·广嗣总论》所云:"男精壮而女经调,有子之道也。"男精壮是指正常的精液及正常的性功能;女经调应包括月经按期来潮及排卵。一般21~35岁生育能力旺盛,注意把握受孕佳期,男女两精适时合和,容易成孕。

可见,受孕的机制在于男女双方肾气充盛,天癸成熟,任通冲盛,精壮经调,适时和合,而成胎孕。胎孕在脏腑、天癸、气血、冲任的协调和滋养下,蕴藏于子宫内逐渐发育成熟,形神具备至足月分娩。

二、妊娠生理现象

妊娠之后,女性身体发生一系列的生理性变化以适应胎儿生长发育的需要。

1. 停经　是妊娠后,阴血下注冲任、胞宫以养胎;上营乳房以化乳,子宫藏精气而不泻所致。生育期有性生活史的健康女性,月经一贯正常而突然停经,应首先考虑妊娠。

2. 早孕反应　部分孕妇在妊娠早期会出现择食、厌食、晨起头晕恶心、倦怠思睡等早孕反应。是由于血海不再下泄,冲脉气盛,易于上逆犯胃。一般不影响生活和工作,在妊娠12周后自然消失。

3. 妊娠脉象　孕后脉象为六脉平和滑利,按之应指,尺脉尤甚。以妊娠2~3个月后较为显著。尺脉候肾,肾藏精主生殖,妊娠之后,肾旺荫胎,故肾脉应指有力。早在《素问·阴阳别论》就指出:"阴搏阳别谓之有子。"但若肾气虚弱,气血不足,或年岁已高而有孕,滑脉常不明显,甚则出现沉涩或弦细脉。因此切脉可作为妊娠诊断之一,但必须结合临床表现及妊娠检查方能确诊。

4. 子宫增大　妊娠6周可扪及子宫增大变软,子宫颈紫蓝着色。妊娠3月末,可从腹部扪及增大的子宫。妊娠4~5个月,小腹逐渐膨隆,孕妇可自觉胎动。妊娠6个月后,子宫底部上升至脐上。

5. 乳房变化　妊娠后乳房会增大,自觉乳胀或触痛,乳头、乳晕着色。妊娠4~5个月后,一些孕妇可挤出少量乳汁。

此外,孕妇还可出现带下增多,小便频数,大便秘结,下肢轻度肿胀,面部有妊娠斑等变化等。

妊娠一般一胎,若一孕二胎称"双胎"或"骈胎",一孕三胎者称"品胎"。

三、预产期的计算

预产期的计算,从妊娠前末次月经第一天开始计算,以 28 天为一个妊娠月,妊娠全程 10 个妊娠月,即 40 周,约 280 天。《妇婴新说》云:"分娩之期,或早或迟……大约自受胎之日计算,应以二百八十日为准,每与第十次经期暗合也。"

与西医的预产期计算一致。西医学对预产期的推算方法是:从末次月经的第一天算起,月数加 9(或减 3),日数加 7(阴历加 14)。在预产期前后 2 周内分娩,均属正常范围。

第五节 产 育 生 理

产育包括分娩、产褥和哺乳。是产妇生育过程中密切相关的三个阶段,每个阶段都会出现一系列的生理变化。

一、分娩

成熟胎儿和胎衣从母体全部娩出的过程,称为分娩。分娩过程的处理,属产科专科,这里主要介绍临产、正产现象。

(一)临产先兆

孕妇分娩,又称临产。在分娩发动前数周,孕妇多有临产先兆征象。如胎位下移,胎头入盆后,孕妇骤然有释重感,呼吸变得轻松,食欲增加;但由于胎位下移,孕妇会感到腰腹坠胀,行走不便和尿频。如《胎产心法》曰:"临产自有先兆,须知凡孕妇临产,或半月数日前,胎胚必下垂,小便多频数。"

有些孕妇在临产前可出现"试胎"和"弄胎"等疑似临产现象,应注意分辨。妊娠八九月,或腹中痛,痛定仍然如常者,古称"试胎"。《医宗金鉴·妇科心法要诀》云:"若月数已足,腹痛或作或止,腰不痛者,此名弄胎。"两者均不是真正临产,应仔细观察,宜安心静候。

(二)正产现象

分娩又称正产,指在临产时出现腹部阵阵作痛,小腹重坠,阴户窘迫,胎儿与胎衣娩出。宋代《十产论·妇人临产门》云:"正产者,盖妇人怀胎十月满足,阴阳气足,忽腰腹作阵疼痛,相次胎气顿陷,至于脐腹痛极甚,乃至腰间重痛,谷道挺进,继之浆破血出,儿遂自生,产讫胞衣自当萎缩而下。"指出了分娩过程。

1. 见红　临近分娩发动或分娩已发动时,阴道有少量血性分泌物和黏液排出,俗称"见红"。如果出血量多则应考虑有无异常。

2. 腰腹阵痛　有规律的阵发性加剧的腰腹作痛,小腹重坠有便意。阵痛持续时间逐渐延长,间隔时间逐渐缩短,子门渐开。开始阵痛间隔时间约 15 分钟,逐渐缩短为 5~6 分钟,最后为 2~3 分钟,分娩正式发动。

3. 离经脉　临产时脉象会有变化,表现为产妇中指本节有脉搏跳动,或尺脉转急等,称为离经脉,是临产的征兆之一。如《产孕集》有"尺脉转急,如切绳转珠者,欲产也。"《脉经》指出:"妇人欲生,其脉离经。夜半觉,日中则生也。"

4. 分娩过程　即产程,分为 3 期,是产科助产的重要时期,临床由产科处理(详见附篇第十四章)。

总之产时出现腰腹阵阵作痛,小腹重坠逐渐加重,产门也随之开大至开全,阴户窘迫,胞衣破、浆水出,胎儿、胎衣依次全部娩出,完成分娩过程。一般初产妇总产程约需 12~14 小时,经产妇需 7~9 小时。正产即是"瓜熟蒂落",《达生篇》说:"渐痛渐紧,一阵紧一阵,是正产,不必惊慌。"临产妇女当"睡、忍痛、慢临盆",这临产调护的六字真言,对产妇顺利分娩有一定指导意义。

二、产褥生理

从分娩结束,至产妇全身各器官(除乳腺外)恢复至孕前状态所需的一段时期,称为产褥期,需 6~8 周。产后 1 周称为"新产后",产后 1 个月称为"小满月",产后百日称为"大满月"。

产后体质多虚。由于分娩时用力耗气、羊水骤泻及汗出伤津、产创出血等,产妇出现气血津液骤虚,阳气易浮的生理特点。因此,新产后可出现畏寒怕冷、微热自汗等"虚"象。

产后体质多瘀。产后子宫复旧,指产后子宫逐渐恢复至未孕状态的过程。产后子宫不断缩复,子宫体逐渐缩小。产后一周,子宫缩小至约妊娠 12 周大小;产后 10 天,在腹部扪及不到子宫底;产后 6 周,子宫恢复到孕前大小。因为子宫复旧,新产后常有轻微的小腹阵痛,哺乳时较明显,之后自然缓解。

恶露是产后子宫排出的余血浊液,先是黯红色的血性恶露,持续 3~4 天;后渐变淡红,量由多渐少,称为浆液性恶露,持续 7~10 天;随后渐为不含血色的白色恶露,2~3 周干净。如果血性恶露持续 10 天以上仍未干净,应考虑子宫复旧不良或感染,应予诊治。

三、哺乳

顺产者,产后 30 分钟内开始哺乳。新生儿对乳头吮吸的刺激,可促进乳房尽早泌乳,促使母体宫缩,减少产后出血。产后 1 周内分泌的乳汁,称为初乳,呈淡黄色,质较稠,含有较多的免疫球蛋白,有助于增强新生儿的抗病能力。母乳是婴儿的最佳食物,不但营养丰富,便于喂养,而且有利于建立母子感情。因此,应大力提倡母乳喂养,增强抗病能力,促进胎粪排出。

哺乳原则为"按需哺乳"。哺乳时间一般以 8~10 月为宜;3~4 个月后,应给婴儿适当增加辅食。哺乳期妇女大多月经停闭,少数也可有排卵,平均产后 4~6 个月恢复排卵,故应采取相应的避孕措施。在停止哺乳后,务必用药物回乳,以免长期溢乳发生月经病、乳房病。

月经、带下、妊娠、产育和哺乳都是妇女的生理特点,妇女各期的生理产生的机制都与脏腑、天癸、气血、经络、胞宫有密切关系,而且各生理特点之间也存在着一定的内在联系。女性生殖生理特点及其产生机制见图 2-2。

图 2-2　妇女生理特点示意图

（盛　红）

复习思考题

1. 什么是胞宫？简述胞宫的位置、形态、功能及特性。胞脉、胞络与胞宫的关系如何？

2. 什么是月经？简述月经的生理现象和产生的机制。

3. 什么是带下？带下的作用如何？

4. 什么是妊娠？妊娠的主要生理现象有哪些？如何计算预产期？

5. 什么是分娩？正产与试胎、弄胎如何鉴别？

6. 什么是产褥期及恶露？简述新产后的生理特点有哪些。

第三章

妇科疾病的病因病机概要

学习要点

三淫之邪、情志内伤、生活失度、体质因素等诸多病因,导致女性脏腑功能失常、气血失调,直接或间接地损伤冲任督带,影响肾-天癸-冲任-胞宫轴,从而引起妇科疾病。

引起妇科疾病发生常见的病因有淫邪因素、情志因素、生活因素与体质因素等,可直接或间接损伤冲任、胞宫,导致妇科疾病的发生。

第一节 病　　因

一、淫邪因素

六淫邪气均可导致妇科疾病,然妇女"以血为本""以血为用",寒、热、湿邪最易与血相搏而致病,故妇科疾病中以寒、热、湿邪最为常见。

（一）寒邪

寒为阴邪,收引凝涩,易伤阳气,可使冲任血脉运行不畅。寒邪致病,就部位而言有外寒、内寒之分。外寒,如外感寒邪、冒雨涉水或过食生冷,又恰逢妇女在经、产期,则血为寒凝,胞脉气血运行不畅,从而导致月经后期、月经过少、痛经、闭经、产后身痛等病证,多见实寒;内寒,多见脾肾阳虚,温煦和气化功能不足,冲任虚寒,或阳不化阴,水湿、痰饮内停,易致闭经、带下病、宫寒不孕等病证,多见虚寒。

（二）热邪

热为阳邪,其性炎上、亢奋,易动血伤阴。热邪亦有外热、内热之分。外热,多因经期、产褥期,血室正开,火热之邪直入胞中;内热,多由脏腑、阴阳、气血失调所致阴虚内热、瘀热、湿热,或五志化火,或过食辛热温补之品,致阳热内盛。临床上把阴虚内热称为虚热;把外感之热、情志化火、阳热内盛以及瘀热、湿热等称为实热。热毒是实热中的重证。无论实热、虚热都迫血妄行,损伤冲任脉络,出现月经先期、月经过多、崩漏、经行吐衄、产后发热等病证;热毒炽盛,化腐成脓,又可成盆腔炎、阴疮等病证。

（三）湿邪

湿为有形之阴邪,易损伤阳气,其性重浊黏滞,易阻滞气机,性趋下易袭阴位。湿

17

邪亦有内、外之别。久居阴湿之地，或冒雨涉水，为外湿内侵；若饮食生冷致脾阳受损，运化失职，或肾阳虚衰，不能化气行水，则水湿内停，痰湿积聚，此为内湿。无论外湿、内湿均可伤及冲、任、带脉，导致妇科疾病。湿邪伤人往往随人体阴阳盛衰而发生从化转变，或从阳化为湿热；或从阴化为寒湿；聚湿成痰则成痰湿。若水湿内盛，可致带下病、妊娠恶阻、子肿等病证；痰湿阻滞又可导致闭经、不孕症、癥瘕等病证。

二、情志因素

喜、怒、忧、思、悲、恐、惊统称七情，是人体对客观外界环境的情绪反应，属于正常精神活动的范围。女性受到过度的精神刺激，情志发生变化主要引起气分病变，继而引起血分病变，导致气血失和，脏腑功能失常，伤及冲任，则发生妇科病证。对于这类疾病，除药物治疗外，还需要进行适当的心理疏导。七情中，以怒、思、恐对妇科病证影响较大。

（一）怒

"怒伤肝""怒则气上"。抑郁、忿怒可致气郁、气逆，疏泄失常，易引发月经后期、痛经、闭经、崩漏、经行乳胀、经行吐衄、缺乳、癥瘕等病证。

（二）思

"思伤脾""思则气结"。思虑伤脾可致化源不足，或血失统摄，常出现月经后期、月经过少、闭经、胎动不安、堕胎小产、缺乳、癥瘕等病证。

（三）恐

"恐伤肾""恐则气下"。惊恐过度可致气下、气乱，肾失闭藏，冲任不固，从而出现月经过多、崩漏、闭经、胎动不安、堕胎、小产、滑胎、不孕症等病证。

三、生活因素

生活失于常度，或生活环境突然改变，也会影响脏腑、气血、冲任的正常功能，从而导致妇科病证。

（一）房劳多产

妇女若早婚、房事不节或不洁、产多乳众、堕胎过频，均会耗损肾精，或邪留胞宫，伤及冲任、胞宫，而引起各种月经病、带下病、胎动不安、滑胎、不孕、盆腔炎等病证。

（二）饮食失调

凡过食生冷、辛温燥热；或贪食膏粱厚味；或饮食过饥过饱、偏食嗜食，均可伤及脾胃，而引起妇科诸病。如过食辛辣燥热之品，阳热内盛，迫血妄行，可致月经过多、经行吐衄、胎动不安等；过食生冷，寒湿内生，胞脉气血凝滞，可引起月经后期、痛经、不孕等病证。

（三）劳逸过度

妇女在月经、妊娠、产育期间，由于生理上的关系，要特别注意劳逸适度。经期、孕期劳力过度，或剧烈运动，可耗气动血致冲任不固，出现月经过多、经期延长、崩漏、胎动不安、堕胎小产等；产后过早劳动，可致恶露不绝、阴挺等。反之，过度安逸，胞脉气血不畅，易导致月经不调或难产。

（四）跌仆、金刃损伤

妇女在经期、孕期不慎跌仆，伤气动血，会直接损伤胞宫、胞脉，导致冲任不固，出现月经过多、胎动不安、堕胎等。另外，手术损伤，如刮宫不当，甚至穿破子宫，也可出现妇科疾病。

四、体质因素

体质是禀受于父母，并受后天环境、生活条件等因素的影响而形成。人体的体质强弱和体质类型，不仅决定着自身对致病因素的易感性，还对发病后的证候表现的倾向性和疾病传变的可能性起重要作用。

《灵枢·五音五味》篇所指："妇人之生，有余于气，不足于血，以其数脱血也。"是对女性特殊体质特点的高度概括，但也有个体的差异。如女性素体肾亏者，易患月经不调、绝经前后诸证、滑胎、不孕症等病证；素性抑郁者，易致肝郁脾虚，出现月经先后不定期、痛经、子晕等病证；素禀阳盛者，易患月经先期、月经过多、崩漏、胎动不安等病证；即使同样感受湿邪，体质不同，亦可从寒化或从热化，表现出不同的证候。

父母的体质因素对其后代有一定的影响。因此，临床时需同时了解患者家族的体质情况，对于分析病机、协助诊断、指导用药，均有参考价值。

第二节　病　机

病机是指疾病发生、发展与变化的机制。妇科疾病的发生，是因淫邪、情志、生活与环境等致病因素，致使脏腑、气血失调，直接与间接地损伤冲任而致。

一、脏腑功能失常

（一）肾的病机

肾藏精，肾精所化生之元气，主宰着人体生长、发育和生殖；又胞络系于肾，冲任之本在肾，故肾在妇科疾病的发病中占有重要地位。其病机主要有肾气虚、肾阳虚、肾阴虚和肾阴阳两虚。

1. 肾气虚　主要是指肾的封藏、摄纳功能不足。肾气的盛衰与天癸的至与竭，直接关系到月经与妊娠。若肾气不足，冲任不固，封藏失职，可致月经先期、月经过多、崩漏等病证；若任脉不固，带脉失约，可致带下过多；若冲任不固，不能摄精成孕，可致不孕症；若冲任不固，系胞无力，可致胎动不安、滑胎、阴挺等病证。

2. 肾阳虚　是指肾的阳气不足，温煦、气化功能减弱。肾阳虚，上不能温煦脾土，致脾肾阳虚，可发生崩漏、经行泄泻、带下病、子肿等病证；下不能温养冲任、胞宫、胞脉，可致月经后期、闭经、宫寒不孕等病证。

3. 肾阴虚　是指肾阴精不足，濡润功能减弱。肾阴亏虚，精亏血少，致冲任精血不足，出现月经后期、闭经等；肾阴亏损，阴虚内热，热伏冲任，迫血妄行，可致月经先期、崩漏、经行吐衄、胎动不安等；若肾阴虚，不能制约心火，心肾不交，可发生子烦、绝经前后诸证等病证。

阴损及阳，阳损及阴，若病程日久，可致肾阴阳两虚，上述病证可夹杂出现；或年届七七，发生绝经前后诸证等。

（二）肝的病机

肝藏血，主疏泄，女性"以血为用"，较男性更易出现肝的功能失常。肝的病机主要有肝气郁结、肝郁化火、肝经湿热、肝阴不足等。

1. 肝气郁结　气机郁滞,冲任不调,血海盈溢失常,可见月经先后不定期等;气滞血瘀,脉络受阻,可见痛经、闭经、经行乳房胀痛、缺乳、不孕等病证。

2. 肝郁化火　肝气久郁,化火,伤及冲任,迫血妄行,可引起月经过多、崩漏、经行吐衄、胎动不安等病证。

3. 肝经湿热　肝气横逆犯脾,生湿化热,湿热下注任带,使任脉不固,带脉失约,可致带下病、阴痒等病证。

4. 肝阴不足(含肝阳上亢)　肝血不足,冲任亏虚,血海不盈,可致月经过少、闭经等;肝阴不足,阴不制阳,肝阳上亢,可发生经行头痛、子晕,甚则肝风内动,发为子痫。

（三）脾的病机

脾主运化,为气血生化之源,又脾主中气而统血。脾的病机主要是脾失健运、脾失统摄及脾气下陷。

1. 脾失健运　一方面脾虚不能正常运化水谷之精微,气血生化乏源,以致血虚气少,冲任血亏而引起月经后期、月经过少、闭经等;冲任血虚,胎失所养,则胎动不安、堕胎小产、胎萎不长等。另一方面脾虚气弱,运化失职以致水湿内停。若溢于肌肤,可致经行浮肿、妊娠肿胀;水湿下注冲任,带脉失约,任脉不固,可致带下病;湿浊内停,聚而生痰,孕期冲脉气盛,夹痰饮上逆,可致妊娠恶阻;湿聚成痰,痰湿阻滞冲任,以致胞脉闭塞,或痰湿凝聚胞中,结而成块,可出现闭经、不孕症、癥瘕等病证。

2. 脾失统摄　脾气虚弱,中气不足,统摄无权,以致冲任失固,出现月经先期、崩漏、胎漏、产后恶露不绝、乳汁自出等病证。

3. 脾气下陷　脾气虚弱,中气下陷,冲任不固,系胞无力,可见阴挺等病证。

（四）心的病机

心藏神,主血脉,与胞脉相通。因此心与妇科发病较为密切的病机是心气虚和心阴虚。

1. 心气虚　心气虚,致胞脉不通,可出现月经后期、月经过少、闭经等病证。

2. 心阴虚　心血不足,影响血海按时满盈,可致月经过少、闭经等;心阴不足,心火偏亢,导致心肾不交,可发生绝经前后诸证、脏躁等病证。

（五）肺的病机

肺主气,主肃降,朝百脉而通调水道。若肺阴不足,虚火上炎,损伤肺络,可致经行吐衄;孕期肃降失职,气机上逆,可致子嗽;肺气失宣,水道不利,可致子肿、妊娠小便不通、产后小便不通等病证。

二、气血失调

气血失调是导致妇科疾病的重要病机。《灵枢·五音五味》曰:"妇人之生,有余于气,不足于血,以其数脱血也。"辨析气血失常,临证之时,要辨明疾病在气、在血。

（一）血分病机

1. 血虚　久病耗血,或脾胃虚弱,气血乏源均可造成血虚,致血海空虚,冲任失养,而致月经后期、月经过少、闭经、胎萎不长、产后身痛、缺乳等病证。

2. 血瘀　血瘀常因寒凝、气滞、外伤等造成,亦可因久病气虚,运血无力而致。瘀血阻于冲任,留滞于子宫、胞脉、胞络或蓄积于少腹之中,使气血运行不畅,甚或瘀阻不通,可产生痛经、闭经、异位妊娠、产后发热、产后腹痛、不孕、癥瘕等病证。

3. **血寒** 经期产后摄生不慎,感受寒邪或阳虚生内寒。寒客冲任、胞宫,血为寒凝,冲任受阻,常出现月经后期、月经过少、痛经、闭经、产后身痛、宫寒不孕等病证。

4. **血热** 素体阳盛或阴虚,或过食辛辣温补之品,或五志化火,热扰冲任,迫血妄行,可产生月经先期、月经过多或过少、崩漏、胎漏、胎动不安等病证。

（二）气分病机

1. **气虚** 气虚主要与肺、脾、肾有关。如肺气虚,卫外不固,易出现经行感冒、产后自汗、产后发热;如中气不足或肾气虚,可致冲任不固,发生月经先期、月经过多、胎动不安、滑胎等病证。

2. **气滞** 气滞主要与肝有关。气机郁滞致血行不畅,冲任失调,可致月经先后无定期、闭经、痛经、经行乳胀、子肿、不孕等病证;气不行则津液停滞,痰湿内生,阻滞冲任,可致闭经、经行浮肿、子肿、不孕症、癥瘕等病证。

3. **气逆** 气逆常与肺、胃、肝有关。若肺失肃降,肺气上逆可致子嗽;胃失和降,胃气上逆可致妊娠恶阻;情志忿郁,肝气上逆,可见经行头痛、经行吐衄等病证。

4. **气陷** 气陷多在脾气虚的基础上进一步发展而成。中气下陷致冲任失于固摄,可发生崩漏、阴挺等病证。

气血关系十分密切,在病机上往往气病及血,血病及气,导致气血不和,气血同病,临床常见气滞血瘀、气虚血瘀、气血两虚、气逆血逆、血竭气脱而导致的妇科病证。

三、冲任（督带）损伤

各种致病因素,只有损伤了冲任（督带）,才会导致妇科疾病,这是妇科疾病的病机特点,也是与其他各科病机的区别所在。冲任（督带）损伤的原因,分为直接损伤与间接损伤。

直接损伤是指各种致病因素,直接侵袭胞宫、胞脉,导致冲任（督带）失调,引发妇科疾病。如经期产时,阴部不洁,感染邪毒,损伤冲任,可引起月经不调、带下病、产后发热等;久居湿地,或经期冒雨涉水,寒湿之邪入侵胞宫,血为寒凝,致冲任失调,可引起痛经、闭经、癥瘕等;跌仆金刃、宫腔操作或手术损伤,或不洁性交、经期性交,直接伤及胞宫,致冲任失调,引起月经不调、崩漏、胎动不安、堕胎小产、盆腔炎等病证。

间接损伤是指各种致病因素先引起脏腑功能失常、气血失调,继而伤及冲任（督带）,影响到肾-天癸-冲任-胞宫生殖轴功能,导致妇科病证的产生。

冲任（督带）损伤的常见病机是冲任损伤、督脉虚损和带脉失约。

四、肾-天癸-冲任-胞宫轴失调

肾-天癸-冲任-胞宫生殖轴,以肾气为先导,由天癸来调节,通过冲任的通盛、相资,由胞宫体现经、带、胎、产的生理特点。其中任何一个环节失调,都会引起此轴功能失调,发生闭经、崩漏、绝经提前或延迟、不孕症等妇科病证。而调经、种子、安胎的关键,就是调整肾-天癸-冲任-胞宫生殖轴的功能及其相互间的平衡,其中补肾气、资天癸最为关键。所以肾-天癸-冲任-胞宫生殖轴失调是导致妇科疾病发生的主要机制。

总而言之,妇科疾病,不论被何种致病因素所伤,其病机最终皆是损伤了冲任（督带）的生理功能,致使胞宫、胞脉、胞络受损,肾-天癸-冲任-胞宫生殖轴功能失调而发病。各病机中既有脏腑功能失常、气血失调间接损伤冲任、胞宫或生殖轴为病;又有冲任督带、胞宫直接受损,以及肾-天癸-冲任-胞宫生殖轴失调而发为妇科疾病。

（王　秀）

复习思考题

1. 导致妇科疾病的病因、病机有哪些?
2. 为什么说寒、热、湿邪最易引起妇科疾病?
3. 肾、肝、脾功能失常能引起哪些妇科病证? 其病机如何?
4. 请阐述临床上常见的直接损伤冲任、胞宫的因素及相关疾病的产生。

扫一扫
测一测

第四章

PPT 课件
04章PPT

妇科疾病的诊断和辨证

 学习要点

扫一扫
知重点

> 妇科疾病的四诊;病历的采集与分析;经、带、胎、产、杂病的辨证要点;脏腑、气血辨证的要点。

诊断与辨证是治疗疾病的基础,妇科疾病的诊法主要是望、闻、问、切四诊。但由于女性在生理和病理方面有其特点,故诊断和辨证又具有其独特之处。

第一节 四 诊

四诊是中医诊察疾病的基本方法。妇科的四诊应结合妇女的生理、病理特点,全面了解经、带、胎、产、杂病的病症特点与相关的全身表现,四诊合参,并运用八纲辨证和现代诊法,为治疗提供依据。

一、问诊

问诊是四诊中最重要的一环。《景岳全书·传忠录·十问篇》:"诊治之要领,临证之首务。"通过详细问诊,为妇产科疾病的诊断提供重要依据。

（一）问年龄

不同年龄段的妇女,其生理情况有所差异,表现在疾病上亦有不同。青春期女子常因肾气初盛,易患月经病;中年妇女经、孕、产、乳数伤气血,易致脏腑功能损伤,胞脉气血失调,而患经、带、胎、产、杂病诸病;老年妇女脾肾虚衰,常导致绝经前后诸证、癥瘕等。故云:"少年问肾、中年问肝、老年问脾"。

（二）问主诉

主诉是患者就诊时陈述的最痛苦的症状、体征及持续时间。是患者求诊的主要原因,也是判断疾病轻重缓急与辨病辨证的重要依据,为进一步收集病历资料提供线索。

（三）问现病史

围绕主症询问发病的原因、时间,从发病至就诊时疾病发生、发展、诊疗经过与治疗效果,目前有何症状等。询问时应结合妇科疾病诊断和辨证,注重中医症状特点。

（四）问月经史

询问月经情况，包括初潮年龄，月经周期、经期、经量、经色、经质、气味的情况，经期前后伴随的症状及末次月经日期。绝经后妇女，应了解绝经年龄与绝经前后有无不适等情况。月经史记录格式为：

$$初潮年龄 \frac{经期天数}{周期天数} 末次月经时间（LMP）及全身、局部症状$$

（五）问带下

了解带下的量、色、质、气味以及伴随症状，如阴痒、阴肿、腹痛等。同时应了解相关的检查和诊疗情况。

（六）问婚育史

询问结婚年龄、结婚年数，配偶健康及性生活情况。

孕产次数，有无堕胎、小产、难产、早产、剖宫产、自然流产、人工流产、异位妊娠、葡萄胎等。孕期、产后诸病情况，产时、产褥及哺育情况，以及避孕措施等。

（七）问既往史

询问与现病史相关的既往病史、手术史以及药物过敏情况等。

（八）问家族史

了解家族成员中有无遗传性疾病、传染病及肿瘤病史等。

（九）问个人史

主要了解其职业、生活环境与工作条件，个人习惯、嗜好，家庭情况等。

二、望诊

望诊，是通过对患者体外各部位、舌象及神态的观察，了解体内脏腑、气血变化的诊法。除此之外，妇科望诊还应注意观察乳房、阴户形态，以及月经、带下与恶露的量、色、质的变化。若男医生检查时，必须有女医务人员或患者亲属在场。

（一）望形神

形，即形态。神，即神情、神志。形神反映了脏腑精气的盛衰，形健则神旺，形衰则神惫。

在临床上，望形神的变化对诊断妇科疾病的性质和轻重有重要参考价值。如面色青白、表情痛苦，捧腹曲背，多为妇科痛证；面色苍白、肢冷汗出，甚至昏不知人，多为妇科血证；面赤息粗，高热烦躁甚至神昏谵语，多为妇科热证；妊娠晚期或产时或产后突然面青唇紫、四肢抽搐、项背强直、神昏口噤，多见于子痫或产后痉证。

望形体还需注意观察体格发育状况，女性自青春期开始，其肩部、胸廓、髋部、臀部逐渐丰满，乳房渐隆起，并伴有腋毛、阴毛生长，表现为青春少女特有的体态，为肾气旺盛。若年近二十，仍形同幼女，性征发育欠佳，多为肾气亏虚。若形体肥胖，多为脾虚痰湿，常易患月经不调、闭经、不孕等病证。

（二）望面色

面部颜色与光泽的变化，可以了解脏腑虚实和气血盛衰的情况。妇科临证时，如面色萎黄，多属脾虚血少，可见于月经后期、月经过少、闭经等；面色淡白无华，多属血虚或失血证，见于月经过多、崩漏等；面色苍白虚浮，多属气虚夹湿或阳虚水泛，见于经行浮肿、子肿等；面赤颧红，多属阴虚火旺，见于闭经、绝经前后诸证等；面色晦暗，多属肾虚,可见闭经、滑胎、不孕等病证。

(三)望舌象

舌象包括舌质与舌苔。观察舌色、舌形、舌态、舌苔的颜色、厚薄、润燥等情况,可了解脏腑气血的盛衰和邪气的性质与进退、病位的深浅及津液的盈亏。妇科临证时,若舌红苔薄黄属血热,见于月经先期、经行吐衄等;舌淡苔薄白属气血两虚或阳虚内寒,可见月经过少、滑胎、不孕等;舌淡苔黑而润属阳虚有寒,可见闭经、带下病等;舌黯紫或有瘀点、瘀斑,苔厚腻多为痰湿瘀阻,可见闭经、癥瘕等;舌体胖大,边有齿痕,苔白腻多属脾虚痰湿内盛,可见于经行浮肿、子肿等;舌面裂纹,苔薄为热邪伤阴或阴血不足,见于绝经前后诸证、胎动不安等。

(四)望月经

观察月经的量、色、质是妇科望诊特点。一般而论,若经量过多,多属气虚或血热;经量过少,多属血虚、肾阳虚或寒凝血滞;经量时多时少,多属气郁、肾虚。经色红,多属血热;经色淡红,多属气虚、血虚;经色黯紫有血块,多属瘀滞。经质稠黏,多属瘀、热;经质稀薄,多属虚、寒。

(五)望带下

通过对带下的量、色、质的查看,可辨别带下或因湿热、或因脾虚、肾虚等所致。带下量多、色黄、质稠,多属湿热蕴结;带下色白、量多、清稀,多属脾虚、肾虚。

(六)望恶露

望恶露是诊断产后病的重要依据之一。主要观察恶露的量、色、质的变化。若恶露量多、色淡红、质稀、无臭气者,多属气虚;量多、色紫黯有血块者,多属血瘀;色黯如败酱伴臭秽,应注意辨别是否感染邪毒。

(七)望乳房和乳汁

女性乳房在月经初潮前开始发育,形成女性特有的体态。妊娠期乳房增大、乳晕着色,临产前挤压乳头可有少许乳汁溢出。若月经来潮后仍乳房平坦,乳头细小,多为肝肾不足,失于充养;产后乳房肿胀、疼痛、焮热潮红,多为乳痈;产后乳汁少而清稀,多因气虚血弱;若乳房溢血,则需警惕乳房肿瘤。

(八)望阴户、阴道

主要观察阴户、阴道的形态与肤色。如见解剖异常者,属先天性病变。若阴户肌肤色白,枯槁干涩,粗糙增厚或皲裂,多因肝血不足、肾精亏虚所致;阴户、阴道潮红,甚至红肿,多属肝经湿热或虫蚀所致;阴道有物脱出,为阴挺,多因中气不足或肾气亏虚所致。

三、闻诊

闻诊包括听声音和闻气味。

(一)听声音

主要通过听患者的语音、气息的高低和强弱,来判断疾病的病位与性质。若语声低微,多属气虚;时有叹息,多属肝郁;声高有力,多属实证;妇女孕期嗳气频作,恶心呕吐,多属胃气上逆。

妊娠期还应听胎心音,孕18~20周后运用听诊器在孕妇腹壁的相应部位可听到胎心音,每分钟120~160次。通过胎心音的频率、节律、强弱可以判断胎儿宫内发育情况与有无胎儿窘迫现象。

（二）闻气味

在妇科临床,闻气味主要是通过嗅月经、带下、恶露等的气味以了解疾病的寒热、虚实。正常的月经、带下、恶露无特殊气味。若气味臭秽者,多属湿热或瘀热;腥臭者,多属寒湿;恶臭难闻者,多属邪毒壅盛或瘀痰败脓,应注意是否有恶性肿瘤。

四、切诊

切诊包括脉诊和按诊两部分:

（一）切脉

1. 月经脉

（1）月经常脉:月经将至或正值月经期,脉多滑利或弦滑略数。

（2）月经病脉:脉滑数有力者,属冲任伏热,常见于月经先期、月经过多、崩漏;脉沉迟者,属阳虚内寒,可见于月经后期、月经过少;脉沉细无力,属气血亏虚,常见月经过少、闭经;脉细数无力,属阴虚血热,常见月经先期、经间期出血、不孕等;脉滑有力,属痰湿阻滞,常见月经后期、闭经、癥瘕等病证。

2. 带下病脉　脉濡滑者,多属湿盛困脾;脉沉弱者,多属肾气虚衰;脉滑数或弦滑而数者,多属湿热下注。

3. 妊娠脉

（1）妊娠常脉:妊娠六周后,六脉平和而滑利,按之不绝,尺脉尤甚。

（2）妊娠病脉:妊娠后脉沉细而涩或两尺甚弱,多属肾气亏虚,冲任不固,常见于胎漏、胎动不安、滑胎、堕胎等。若孕中、末期脉弦细而数或弦而劲急,多属肝阴不足,肝阳偏亢,需警惕子晕、子痫的发生。

4. 临产脉　临产时出现六脉浮大而滑,欲产时则尺脉转急,如切绳转珠,并可扪及孕妇中指两侧自中节至末节的动脉搏动,亦称离经脉,为将产之候。

5. 产后脉

（1）产后常脉:产后气血多虚,故脉象多虚缓平和。

（2）产后病脉:若脉象浮滑而数,多为外感邪气或阴血未复,虚阳上浮;若脉象沉细涩弱,多为虚损夹瘀证。

（二）按诊

妇产科疾病的按诊,主要是按察肌肤、四肢及胸腹。

1. 按肌肤和四肢　医生通过用手直接按察患者的肌肤与四肢的温度、湿度以及有无肿胀和压痛等,以辨别病证属寒、热、虚、实;属气、属血;属何脏腑等。如肌肤四肢寒冷,多为阳虚;手足心热,多属阴虚内热。头面四肢肿胀,若按其凹陷明显,甚或没指者,多属水肿;按之凹陷不显,随按而起者,属气肿。

2. 按胸腹　按胸部主要是触按双侧乳房,按察其柔软度与硬度,是否对称;其内有无硬结、肿块及其部位、大小、质地、活动度、有无触痛、表面是否光滑、有无溢乳或溢血等。

按腹部主要是了解腹部之软硬、温凉、胀满、压痛与有无包块以及包块之大小、部位、形状、质地、活动度、是否伴有疼痛等情况。如下腹部包块坚硬,推之不移,多为癥疾;如包块不硬,推之可移,多属瘕证。

对孕妇腹部按诊应了解子宫大小与孕期是否相符以及胎位是否正常。如腹形明显小于孕周,多属胎萎不长,或胎死胞中;如腹形明显大于孕周,多为双胎、巨大儿、或胎水肿满等。

总之,临床上应四诊合参,必要时结合西医妇科检查,才能作出正确的诊断。

附:中医妇科病历书写

病历可分为门诊病历和住院病历。妇科病历书写时要注意记录月经史、带下史、婚产史、妇科检查等情况。

一、中医妇科门诊病历格式及书写要求

中医妇科门诊病历包括初诊病历和复诊病历。

1. 初诊记录

就诊时间:×年×月×日×am(pm)　　　　　　　科别:×××

姓名:×××　　　性别:×　　　年龄:×岁　　　职业:×× 病案号:××

主诉:患者就诊的主要症状(或体征)及持续时间。

现病史:主症发生的时间、诱因、病情的发展变化及伴随症状、诊治过程、目前情况。如有数项主要复杂疾病者,则按先后次序分段记述。扼要记述月经史、带下史、婚产史和重要的既往病史、个人史和过敏史等。

体格检查:中西医检查阳性体征及具有鉴别意义的阴性体征。尤其注意妇科检查及舌象、脉象有无异常。

实验室检查:就诊时已获得的相关检查结果。

诊断:

中医诊断:包括疾病诊断与证候诊断。

西医诊断:

治法:

处方:方药、用法等。

医嘱:饮食起居宜忌、随诊要求、进一步的诊治建议及注意事项等。

医师签全名:

2. 复诊记录

就诊时间:×年×月×日×am(pm)　　　　　科别:×××

记录内容包括:

(1)上次诊疗后的病情变化、药物反应及治疗效果等,注意记录新出现的症状。

(2)体格检查时复查上次发现的阳性体征情况,注意记录出现的新体征。

(3)简要的辨证分析、补充诊断、更正诊断。各种诊疗措施的改变和原因。

医师签全名:

二、中医妇科住院病历格式及书写要求

病案号:×××

姓名:×××　　　　　　　出生地:×××

性别:×　　　　　　　　家庭住址:×××

年龄:××岁　　　　　　　单位:×××

民族:××族　　　　　　　入院时间:×年×月×日

婚况:××   病史采集时间:×年×月×日×am(pm)

职业:××   病史陈述者:×××××

国籍:××   可靠程度:××

发病节气:××   联系人电话:××××

问 诊

主诉:患者就诊最主要的症状(体征)及持续时间。多项主诉者,应按发生顺序列出。要求突出重点,简明扼要。

现病史:围绕主诉详细询问疾病发生发展、起病检查及诊治全过程。详细写明起病诱因、发病时间、形式、起病症状及伴随症状(部位、性质)、病情发展与演变过程,到医院所做检查、诊断及治疗经过,使用治疗药物的名称、用法、剂量、用药持续时间及其他特殊疗法,记录治疗效果及症状、体征等变化,结合"十问歌"详细询问现在症状,对有鉴别诊断意义的阴性表现也应记录。如两种或以上的疾病同时发病,应按发生顺序分段记录。

既往史:记录既往健康状况及患病情况,按发病顺序分别记录,包括传染病、地方病、职业病、外伤、手术、中毒及输血史等。

个人史:记录出生地、历经地区、居住地、居住环境和条件、生活及工作情况、饮食习惯、特殊嗜好等。

过敏史:记录药物、食物及其他过敏情况。

月经史:记录月经初潮年龄、月经周期、经期、经量、经质、经色、伴随症状等情况,末次月经或绝经年龄。

带下史:带下量、色、质、气味等。

婚育史:记录结婚年龄及婚次;生育情况(足月产、早产、流产次数及现存子女数),以4个阿拉伯数字顺序表示;记录分娩年龄、分娩方式、有无难产史、流产情况(人工流产、自然流产),及末次分娩或流产发生时间;配偶及子女的健康状况;采用何种避孕措施,有无副作用或并发症等。

家族史:记录直系亲属及与本人生活有密切关系亲属的健康状况,有无肿瘤史、遗传疾病史、传染病史、高血压史等。

望、闻、切诊

神色形态:神志、精神状况、表情、查体合作、营养、体型、体质、发育、面色、形体、体位、姿势、步态等。

声息气味:语音,呼吸,有无咳嗽、呻吟、太息、呕恶、腹鸣等异常声息和气味。

皮肤毛发:毛发的疏密、色泽及分布;肌肤的温度、湿度、弹性、肤色及有无疮疡、斑疹、瘰疬、水肿、肿块等。

舌象:详细记录舌体(形、态),舌质(色、瘀点、瘀斑),舌苔(苔质、苔色)及舌下脉络(颜色、形态)。

脉象:详细记录脉象。

头面五官颈项:头颅大小形态;白睛颜色,目窠有无肿陷,双侧瞳仁是否等大同圆,有无鼻翼煽动;咽部色泽,有无肿胀;耳轮颜色,有无耳瘘及生疮;口唇色泽,颈项活动度,有无青筋暴露、瘿瘤瘰疬。

胸腹:胸廓是否对称,有无畸形。腹部触诊软硬度,有无癥瘕痞块。

腰背四肢爪甲:腰背、四肢有无畸形及水肿,脊柱是否居中,活动度及爪甲颜色如何。

前后二阴及排泄物:前后二阴有无畸形、溃疡、肿物、色泽等;排泄物的量、色、质、味有无异常。

体 格 检 查

体温(T)　脉搏(P)　呼吸(R)　血压(BP)

一般检查:记录西医查体的阳性体征及有鉴别诊断意义的阴性体征。

妇科检查:

外阴:婚、产式及发育情况,有无赘生物及畸形,有异常应详加描述。

阴道:是否通畅;发育及黏膜情况,有无畸形、出血,分泌物量、色、性状、有无异味。

阴道窥阴器

宫颈:大小、质地、颜色、表面是否光滑,有无糜烂、撕裂、外翻、息肉、腺囊肿;有无接触性出血、举痛等。

子宫体:位置、大小、形状、质地、活动度、畸形及有无压痛等。

附件:有无肿块、增厚、压痛,记录肿块位置、大小、硬度、活动度、表面光滑度、有无压痛及与子宫、盆腔的关系。左右两侧情况分别记录。

妇科盆腔检查台

实验室检查:记录入院时已取得的各种实验室检查结果及特殊检查结果,如血、尿、大便常规、肝功、乙肝五项、B超检查、胸透、心电图、内窥镜、CT等。

四诊摘要:将四诊所得与辨证论治密切相关的资料,进行全面、系统、扼要的归纳(病因、病程、主要症状及有关阳性体征)。

辨证分析:从四诊、病因病机、证候分析、病证鉴别、病势演变等方面进行证候分析。

西医诊断依据:从病史、症状、体征和实验室检查等方面总结出主要疾病的诊断依据。

入院诊断

中医诊断:病名(包括主要疾病和其他疾病)

证候(包括相兼证候)

西医诊断:病名(包括主要疾病和其他疾病)

注:如有多个诊断,应将重要的、急性的、本科的诊断写在先,次要的、慢性的、他科的写在后,逐一分行列出各诊断。如有修正诊断、确定诊断、补充诊断时,应书写在原诊断的左下方,并签写姓名和诊断时间。

治则治法:治则是治疗的指导原则,治法指具体的治疗方法。

方药:运用成方要写出方名及加减,自拟方可不写方名。处方药物要求四味药一行书写,药物名称右下角写剂量,右上角标注特殊煎服法,必要时写明煎法与服法。

辨证调护:指医师对护理级别、调养、给药及食疗等方面的要求。

实习医师签全名:

住院医师签全名:

主治医师签全名:

第二节 辨 证 要 点

妇科疾病的辨证是以经、带、胎、产等临床特征为主要依据,结合全身症状、舌象、脉象,按照八纲、脏腑、气血辨证来进行证候诊断。现将临床最常见的脏腑、气血辨证要点列表归纳。详见表4-1、表4-2。

表4-1 脏腑辨证简表

脏腑	证型	妇产科证候	全身证候	舌象	脉象
肾病	肾气虚	月经后期,崩漏,闭经,量少,色黯淡或淡红,质稀;带下量多,质稀;胎动不安,滑胎,不孕,阴挺等	腰膝酸软,头晕耳鸣,精神不振,小便频数或尿后余沥不净	舌淡红,苔薄白	沉弱或沉细
	肾阴虚	月经先期,崩漏,绝经前后诸证,量少质稠,色鲜红;胎动不安,胎萎不长,子晕,不孕;阴痒等	头晕耳鸣,颧红,咽干,五心烦热,失眠盗汗,小便短黄,大便干结	舌红而干或有裂纹,少苔或无苔或花剥苔	沉细数无力
	肾阳虚	月经后期,崩漏,经行泄泻,经色黯淡;带下量多,清稀;子肿,宫寒不孕,慢性盆腔炎等	精神萎靡,面色晦暗,腰脊酸痛,畏寒腹冷,小便清长,夜尿多,性欲减退,五更泄泻	舌淡嫩,苔薄白而润	沉迟而弱,右尺脉尤甚
肝病	肝郁气滞	月经先后无定期,痛经,闭经,经前乳胀,量时多时少;不孕,缺乳等	胸胁、乳房、小腹胀痛,腹满,纳差,精神抑郁,多叹息	舌淡红或黯红,苔薄白	弦
	肝郁化热	月经先期,崩漏,经行吐衄,经行头痛,量多,色黯红有血块;妊娠恶阻,乳汁自出等	头晕头痛,口苦咽干,心烦易怒,目赤肿痛胸胁胀痛	舌质红,苔薄黄	弦数
	肝经湿热	带下量多,色黄质稠,秽浊而臭;阴痒阴疮,面部黄褐斑等	胸闷胁痛,心烦,口干口苦,尿黄涩痛,大便干结或秽溏	舌质红,苔黄腻	滑数或弦数有力
	肝阳上亢	经行头痛,绝经前后诸证,子晕,子痫等	头晕头痛,面红目胀,耳鸣耳聋,失眠多梦,四肢发麻,震颤,烦躁易怒	舌红,苔薄黄或少苔	弦细或强而有力
	肝风内动	子痫,产后痉证等	头晕头痛,眼花,突然昏厥,四肢抽搐,颈项强直	舌红或绛,无苔或花剥苔	弦细或细数

续表

证型 \ 脏腑	证候	妇产科证候	全身证候	舌象	脉象
脾病	脾虚血少	月经后期,闭经,量少,色淡,质稀;胎萎不长,缺乳,乳汁清稀等	面色萎黄,头晕心悸,神疲乏力,纳少便溏,失眠多梦	舌淡,苔薄白	细弱
	脾虚湿盛	月经后期,闭经,经行泄泻或水肿,量少;带下量多,色白质稀;子肿,不孕等	形体虚胖,头晕且重,胸脘痞闷,口淡而腻,纳呆乏力,多唾浊沫,大便溏软	舌淡胖,苔薄白或滑腻	滑或缓濡
	脾失统摄	月经先期,经期延长,崩漏,量多,色淡质稀;胎漏,胎动不安,产后恶露不绝,乳汁自出等	面色萎黄,或苍白无华,少气懒言,或全身散在紫癜	舌淡,苔薄白	缓弱
	脾气下陷	崩漏,经色淡,质稀;滑胎,阴挺等	面色无华、气短懒言,小腹空坠,全身乏力,腰酸肢软	舌淡,苔薄白	沉弱
	湿热下注	痛经,经色黯红,质稠有块;带下黄稠或赤白相兼;阴痒,盆腔炎等	神疲乏力,胸闷纳呆,口腻或口气,小便短赤,大便黏腻不爽	舌红,苔黄腻或厚	濡数或滑数

表 4-2　气血辨证简表

证型 \ 气血	证候	妇产科证候	全身证候	舌诊	脉诊
气病	气虚	月经先期,经期延长,崩漏,量多,色淡质稀;恶露不绝,乳汁自出,阴挺等	面色㿠白,精神倦怠,少气懒言,自汗,头晕目眩	舌淡嫩,苔薄白	缓弱
	气滞(气郁)	月经后期或先后无定期,痛经,闭经,经行乳房胀痛,色黯有块或淋漓不畅;子肿,癥瘕,缺乳等	胸闷不舒或胸胁、乳房、下腹胀痛,痛无定处,甚则气聚成块,推之可移,按之可散	舌淡红或稍黯,苔薄白	弦
血病	血虚	月经后期,闭经,经后腹痛,量少,色淡质稀;胎动不安,胎萎不长,缺乳,产后发热,缺乳,不孕等	面色萎黄或苍白,口唇、爪甲淡白,头昏眼花,心悸少寐,四肢麻木,肌肤不荣	舌淡红,苔薄白或少苔	细弱
	血瘀	崩漏,痛经,闭经,经行不畅,色黯有块;异位妊娠,癥瘕,产后腹痛,产后恶露不绝,不孕等	下腹疼痛,状如针刺,或有结块,按之痛甚,推之不移,肌肤甲错	舌质紫黯或边有瘀点、瘀斑	弦涩或沉涩

续表

证候 证型 气血			妇产科证候	全身证候	舌诊	脉诊
血病	血寒	实寒	月经后期,痛经,闭经,量少,色黯有块;癥瘕,不孕等	面色青白,畏寒肢冷,下腹冷痛,得温痛减	舌黯,苔薄白	沉紧
		虚寒	月经后期,痛经,量少,色淡黯质稀;带下量多清冷;不孕等	面色㿠白,腰骶酸软冷痛,下腹绵绵而痛,喜热喜按,小便清长,大便稀溏	舌淡,苔薄白	沉迟无力
	血热	实热	月经先期,经期延长,经行吐衄,崩漏,量多,色深红,质黏稠;胎漏,胎动不安,产后恶露不绝等	面红唇赤,口渴,喜冷饮,心中烦热,小便短赤,大便干结	舌红或绛,苔黄而糙	滑数或洪大
		虚热	月经先期,漏下,经期延长,经行吐衄,量少,色鲜红;胎漏,胎动不安,产后恶露不绝等	午后低热,两颧潮红,五心烦热,咽干口燥,盗汗,少寐	舌红欠润,少苔或无苔	细数无力

(李杏英)

复习思考题

1. 简述妇科望诊的内容。
2. 肾气亏虚易导致哪些常见妇科疾病,全身症状与舌脉有何表现?
3. 脾虚湿盛易导致哪些常见妇科疾病,全身症状与舌脉有何表现?
4. 血虚易导致哪些常见妇科疾病,全身症状及舌脉有何表现?
5. 问年龄对诊断妇科疾病有什么重要性?

第五章

PPT 课件
05章PPT

妇科疾病的治法概要

 学习要点

扫一扫
知重点

> 妇科疾病的中医治疗原则与治疗大法,内治法、外治法、调节肾-天癸-冲任-胞宫生殖轴与妇科急证治疗的内容与运用。

中医妇科学的治疗,重在调理全身整体功能。根据妇科疾病主要的病因病机,结合女性的生理、病理特点,须在遵循"辨证论治""治病必求于本"的前提下,掌握"同病异治""异病同治"的两大原则,通过调理脏腑、调补气血、调节肾-天癸-冲任-胞宫生殖轴等主要治则以达到恢复妇女的生理功能的目的。以局部证候为主要表现的病变,可单用外治法或内、外治法兼用。此外,对妇科疾病中的危急重症,如血证、痛证、高热证等,还应遵循"急则治其标,缓则治其本"的治疗原则。

第一节　内　治　法

内治法是妇科疾病的主要治法,是针对经过辨证分析的妇科疾病的病因病机确立的治疗法则。中医妇科内治法非常重视一个"调"字,提出常用的主要治法包括调理脏腑、调理气血、调节肾-天癸-冲任-胞宫生殖轴。

一、调理脏腑

脏腑的功能活动是人体生命的根本。五脏之中,尤其重视肾、肝、脾在妇科的生理、病理中的重要地位和作用。

（一）补肾滋肾

补肾滋肾是治疗妇科疾病最重要的方法,在治疗青春期女子妇科疾病中尤为重要。临证运用时,又有补益肾气、温补肾阳、滋补肾阴等治法。

1. 补益肾气　肾气虚,封藏失司,冲任不固,致胎动不安、崩漏等病者,治宜平补肾气。常用方剂如归肾丸、肾气丸、寿胎丸等,常用药如桑寄生、续断、菟丝子、杜仲、紫河车、山茱萸等。在补益肾气方药中,常配伍黄芪、党参、白术等补气之品,脾肾双补,先后天共育之。

2. 温补肾阳　肾阳虚,命门火衰,冲任温煦不足,致闭经、不孕症等病者,治宜温补肾阳。常用方剂如内补丸、右归饮、金匮肾气丸等,常用药如附子、肉桂、仙茅、淫羊藿、鹿角霜、巴戟天等。

3. 滋补肾阴　肾阴虚,冲任血少或阴不制阳,热扰冲任,致绝经前后诸证、胎萎不长等病者,治宜滋肾益阴。常用方剂如左归丸、六味地黄丸、养精种玉汤等。常用药如熟地、旱莲草、女贞子、桑椹、枸杞、阿胶等。

肾阴亏虚,阴不敛阳,易致阴虚阳亢诸疾,常于滋阴之中加入重镇潜阳之品,如石决明、鳖甲、龙骨、牡蛎、珍珠等。

肾阴阳俱虚,治宜肾阴阳双补,常用方剂如肾气丸、二仙汤等。

《景岳全书》云"善补阳者,必于阴中求阳,则阳得阴助而生化无穷;善补阴者,必于阳中求阴,则阴得阳升而源泉不竭。"临证运用补肾滋肾法治疗时,还应注意滋阴不忘阳,补阳不忘阴,调补肾的阴阳平衡。

自明代以来,肾主生殖的理论研究不断深入,现代药理的大量研究证明补肾滋肾中药可调节下丘脑-垂体-卵巢轴的功能,对生殖内分泌有重要影响。

另外,肝肾同源,肝主疏泄,肾主封藏,一泄一藏,共同调节以维持妇女的生理功能,因此,补肾滋肾法常与疏肝养肝法并用。

(二)疏肝养肝

疏肝养肝是治疗妇科疾病的重要法则之一,临证运用时,又有疏肝解郁、疏肝清热、养血柔肝等治法。

1. 疏肝解郁　肝气郁结,疏泄失常,冲任不畅,致月经先后无定期、经行乳房胀痛等病证,治宜疏肝解郁。常用方剂如柴胡疏肝散、乌药汤、四逆散等,常用药如枳壳、柴胡、香附、青皮、佛手、乌药等。凡肝郁犯脾者,宜疏肝健脾,常用方剂如逍遥散、痛泻要方等。

2. 疏肝清热　肝郁化火,热扰冲任,迫血妄行,致月经先期、经行吐衄等病者,治宜疏肝清热。常用方剂如丹栀逍遥散、清肝止淋汤、宣郁通经汤等,常用药物如菊花、栀子、丹皮、桑叶、夏枯草、龙胆草等。常加入生地、麦冬、玉竹等滋阴生津之品。

3. 养血柔肝　肝血亏虚,营阴不足,冲任血少,致月经过少、绝经前后诸证等病者,治宜养血柔肝,常用方剂如一贯煎、杞菊地黄丸、养精种玉汤等。常用药物如熟地、首乌、白芍、女贞子、桑椹、枸杞等。若肝阴不足,肝阳上亢,治宜平肝潜阳。常于上方加入平肝潜阳之品,如天麻、龙骨、鳖甲、牡蛎、石决明、珍珠母等。常用方剂如三甲复脉汤、大定风珠等。若肝阴亏虚,阴虚火旺,肝风内动,致子痫等病证,治宜镇痉熄风,常用方剂如羚角钩藤汤等。

(三)健脾和胃

健脾和胃是治疗妇科疾病的常用治法,在治疗老年期妇科疾病中尤为重要。临证运用时,又有补脾益气、健脾和胃的治疗方法。

1. 补脾益气　脾胃虚弱,气血生化不足,冲任气血虚弱,致阴挺、胎动不安等病证,治宜健脾益气。常用方剂如四君子汤、举元煎、补中益气汤等,常用药如党参、黄芪、白术、茯苓、莲子、山药等。若脾气虚弱,血失统摄,致月经过多、产后恶露不绝等病证,治宜补脾摄血,常重用党参、黄芪等益气摄血药,并加入血余炭、荆芥炭、乌贼骨、棕榈炭、煅牡蛎等固涩止血之药物。代表方如固本止崩汤、固冲汤等。若脾虚水湿内停,易致带下过多、子肿等疾病,治宜健脾化湿。常用方剂如全生白术散、完带汤等。常在健脾益气药中加入薏苡仁、苍术、赤小豆、陈皮、砂仁、泽泻等燥湿利水之品。

2. 健脾和胃　脾胃虚弱,胃失和降,孕期冲气上逆,易致妊娠恶阻等病证,治宜健脾和胃,降逆止呕,常用方剂如香砂六君子汤;若胃热致呕逆者,治宜清热降逆止呕,常用方剂如苏叶黄连汤、橘皮竹茹汤等;若胃寒致呕逆者,治宜温中降逆止呕,常用方如干姜人参半夏丸、丁香柿蒂汤等。

二、调理气血

妇人以血为本,经、孕、产、乳以血为用,因此调理气血是治疗妇科疾病的重要治法之一。调理气血的原则在于分清病在气或在血,辨别其寒、热、虚、实,然后确定温、清、补、消等具体治法。

（一）病在气,治气为主,治血为佐

针对气分为主的病变有气虚、气陷、气滞、气逆,具体应用以下治法:

1. 补气升提　中气不足,冲任不固可致月经先期、产后恶露不绝等病证,治宜补气升提,常用方剂如举元煎、四君子汤、补中益气汤等。常用药物如党参、黄芪、白术、山药、升麻、炙甘草等。

2. 理气行滞　肝失疏泄,气机不畅,冲任阻滞可致月经不调、缺乳等病证,治宜理气行滞,常用方如逍遥散、柴胡疏肝散、乌药汤等。常用药如柴胡、乌药、香附、木香、陈皮、枳壳等。

3. 调气降逆　郁怒太过,气机逆乱可致经行吐衄、妊娠恶阻等病证,治宜调气降逆,常用方如苏子降气汤、橘皮竹茹汤、香砂六君子汤等。常用药如陈皮、苏梗、半夏、厚朴、沉香、大腹皮等。

（二）病在血,治血为主,治气为佐

针对血分为主的病变有血虚、血瘀、血热、血寒,运用以下治法:

1. 补血养血　精血耗伤,冲任虚损易致月经不调、胎动不安等疾病,治宜补血益精,常用方剂如四物汤、人参养营汤等。常用药物如当归、白芍、熟地、阿胶、枸杞、鸡血藤等。

2. 活血化瘀　气滞、寒凝、热灼等均可致瘀血形成,瘀血内阻,冲任不通,易致痛经、癥瘕等病证。因气滞致瘀者,治宜理气化瘀;因寒致瘀者,治宜温经散寒,活血化瘀;因热灼而瘀者,治宜凉血化瘀。活血化瘀常用方剂如桃红四物汤、少腹逐瘀汤、生化汤等。常用药物如川芎、延胡索、当归、川牛膝、丹参、益母草、三七、三棱等。

3. 清热凉血　热邪与血相搏结,迫血妄行,损伤冲任,易致月经先期、胎动不安等病证。血热有实热、虚热之分。实热者治宜清热凉血,常用方剂如清经汤、保阴煎等,常用药有生地、赤芍、丹皮、黄柏、茜草根、黄连等;虚热者治宜滋阴清热,常用方如两地汤、知柏地黄丸、加减一阴煎等,常用药物有生地、地骨皮、旱莲草、银柴胡、丹皮、胡黄连等。

4. 温经散寒　寒客冲任、胞宫,血为寒凝易致痛经、闭经、癥瘕等病证,治宜温经散寒,常用方剂如少腹逐瘀汤、温经汤、艾附暖宫丸等。常用药物如乌药、肉桂、附子、桂枝、干姜、炮姜等。寒证又有虚、实之分,临证时对虚寒者,宜温经养血;对寒湿所致实寒者,又当以散寒祛湿为主。

三、调节肾-天癸-冲任-胞宫生殖轴

中药人工周期疗法

此法是根据月经周期不同阶段,阴阳气血消长的规律,按阶段选用方药,以达到调节肾-天癸-冲任-胞宫之间平衡的一种治法。周期疗法以补肾为根本,结合西医学卵巢周期性变化及其对子宫功能的影响,给予周期性用药,采用益肾补血-补肾活血-益肾固冲任-活血调经的方法,序贯调理月经。具体方法:

1. 经后期　此期胞宫血海空虚,中医辨证属"重阴"阶段。治宜滋肾阴,益冲血,为月经来潮填补精血。常用方剂如大补阴丸、左归丸等,常用中药如熟地黄、旱莲草、龟板胶、枸杞、山茱萸、女贞子、菟丝子等。

2. 经间期　此期阴精充盛,冲任气血活动显著,属"重阴转阳"阶段。治宜理气化瘀,温化肾阳,以促进阴阳转化,使之施泄而促排卵。常用温肾阳方剂如右归丸、金匮肾气丸等,常用药物如鹿角胶、淫羊藿、川断、菟丝子、巴戟天、菟丝子等;常用理气化瘀方剂如柴胡疏肝散、四逆散等,常用中药如制香附、乌药、丹参、红花、郁金、泽兰、王不留行、川牛膝等。

3. 经前期　此期胞宫气血盛,督脉温,属"重阳"阶段。治应温肾助阳,益气养血,为月经的顺利来潮创造条件。常用方剂如右归丸合四君子汤等,常用中药如肉桂、鹿角胶、川断、紫河车、仙茅、淫羊藿、菟丝子、巴戟天等以温肾阳,党参、炙黄芪、白术、山药、茯苓等以益气养血。

4. 行经期　此期血海由满而泄,属"重阳必阴"阶段。冲任气血变化急骤,治应活血通经,使冲脉得通,经血自畅。常用方剂如血府逐瘀汤、四物汤合失笑散等,常用中药如柴胡、丹参、枳壳、牛膝、当归、赤芍、桃仁、红花等。

知识链接

针刺调理促排卵

针刺调理促排卵是通过针刺、激光针或电针等刺激相关穴位以促进排卵的一种治法。元代著作《扁鹊神应针灸玉龙经》云"女子经候不匀调,中极、子宫、气海与中髎"。现代大量实验研究也证明,针刺关元、子宫、中极、三阴交、血海等穴位可通过调节生殖内分泌而促进排卵。西医妇产科学之下丘脑-垂体-卵巢-子宫生殖轴在月经的产生与调节中发挥重要的作用,此轴与中医妇科学的肾-天癸-冲任-胞宫生殖轴甚为相近,故认为针刺促排卵是调节肾-天癸-冲任-胞宫生殖轴的治法。

第二节　外　治　法

外治法是治疗妇科疾病的一种常用方法,对阴户、阴道、胞中等局部病变应用外治法常能取得显著的临床疗效。治疗妇科疾病的外治法主要包括:坐浴熏洗、外阴、阴道冲洗、阴道纳药、贴敷法、宫腔注入、直肠导入等。

外治法一般在非行经期进行,妊娠期慎用。治疗前,患者需排空膀胱,先清洁或消毒治疗部位。治疗期间禁止房事和盆浴。若需由患者本人或家属操作治疗者,必须在医务人员正确指导后方可进行。

一、坐浴熏洗

该法是用煎好的药液先蒸熏后淋洗外阴的方法,以达到清热解毒、消肿止痛、杀虫止痒的目的。主要用于治疗带下病、阴痒、阴肿、阴疮等妇科病证。常用药物:黄柏、蒲公英、金银花、野菊花、连翘、土茯苓、苦参、艾叶、蛇床子等。使用方法:将中药包煎,煮沸 20～30 分钟,趁热先熏后洗,待温度适中可以坐浴,每次 15～30 分钟,每天 1 剂,早、晚各 1 次。

二、外阴、阴道冲洗

该法是用药液冲洗外阴与阴道,以达到清热解毒、杀虫止带、止痒的目的。主要用于治疗阴痒、带下病等妇科病证。常用药物有蛇床子、蒲公英、苦参、金银花、白鲜皮、黄柏、白芷、防风、薄荷、荆芥等。使用方法:将中药包煎,煮沸 20～30 分钟,待温度适宜时,取药液冲洗外阴,然后置阴道冲洗器内进行阴道冲洗。阴道出血者禁用,孕妇慎用。

三、阴道纳药

该法是将栓剂、膏剂、粉剂、胶囊等剂型的药物置于阴道穹窿,以达到清热祛湿、杀虫止痒、去腐生肌的目的。主要用于治疗带下病、阴痒、子宫颈炎(糜烂)、子宫颈癌等。常用药物:黄柏、黄连、虎杖、枯矾、百部、蛇床子、珍珠粉、白及、炒蒲黄、炉甘石、血竭等。使用方法:若为栓剂、片剂或胶囊等,可嘱患者清洗外阴后,将药物纳入阴道后穹窿处,每天 1 次,7 天为 1 个疗程;膏剂可涂于无菌纱布上,粉剂及药液可蘸在带线棉球上,由医务人员按常规操作置于创面上,棉线尾露出阴道口 2～3cm,以便患者隔日取出。

四、贴敷法

该法是将药物制成膏剂、糊剂、水剂、散剂直接贴于患处,以达到清热解毒、消肿散结、行气活血、通络止痛、生肌排脓的目的。主要用于治疗外阴肿胀、外阴溃疡、慢性盆腔炎、乳痈、回乳等。常用药物:芒硝、坎离砂或依病情选用药物。使用方法:膏剂和糊剂可涂于无菌纱布上,贴敷于患处;水剂将无菌纱布浸泡于药液中,敷于患处;散剂可直接撒布患处,外敷无菌纱布。每天或隔天换药 1 次。贴敷时间、疗程根据病情而定。

五、宫腔注入

该法是将药液由导管注入子宫腔与输卵管腔,以达到清热解毒、活血化瘀、通络散结的目的。主要用于治疗子宫内膜炎、输卵管炎、输卵管阻塞等。常用药物:复方丹参注射液、复方当归注射液、鱼腥草注射液等注射液。使用方法:常规消毒后,将注射液注入宫腔及输卵管腔内,边注入边观察阻力、药物回流及患者腹痛情况。该法在月经后 3～7 天进行,2～3 天一次,3 次为 1 个疗程,术前术后禁止性生活。

六、直肠导入

该法是将药物制成栓剂或浓煎成药液通过肛门送入直肠,以达到清热解毒、通脏润肠、活血化瘀、消癥散结的目的。主要用于治疗子宫内膜异位症、盆腔炎性疾病后遗症、癥瘕等。常用药物：黄柏、金银花、败酱草以清热解毒；赤芍、丹参、当归、红花以活血化瘀；三棱、莪术以消癥散结。使用方法：如为栓剂，可嘱患者每晚睡前自行塞入肛内。如为中药保留灌肠，可用导尿管或一次性灌肠袋插入肛中 14cm 左右，将温度适宜的药液 100ml 缓慢注入，保留 30 分钟以上，每日 1 次，7～10 天为 1 个疗程，给药前先排空二便。

 知识链接

心理疗法

心理疗法是运用心理学的理论与技术，通过言语、表情、行为举止以及其他特殊手段以改变患者不正确的认知活动、情绪障碍与行为异常的治疗方法，是与躯体治疗相对应的治疗方法。随着现代健康内涵与医学模式的改变，心理疗法已是治疗学中必不可少的重要手段与方法。

第三节　妇科急证治疗

中医妇科急证主要包括血证、痛证、高热证等。急证的治疗，关键在于迅速而正确地诊断，及时采取积极有效的治疗措施。

一、血证

妇科血证以阴道急剧而大量出血为主要症状，可导致亡血厥脱，甚至危及生命；妇科血证的常见疾病有月经异常出血、妊娠出血、产后出血、杂病出血等。

1. 中医治疗　血证的治疗以止血为首务。血热证，可用牛膝注射液、贯众注射液等；血瘀证，常用三七注射液；脾气虚或肾阳虚证，选用生脉注射液或参附注射液。内服中药时，常用方剂选固本止崩汤、清热固经汤、失笑散、举元煎、胶艾汤等。常用黄芪、人参、党参以益气摄血；地榆、茜草、侧柏叶以凉血止血；蒲黄、五灵脂、三七以化瘀止血；灶心土、艾叶、炮姜以温经止血；棕榈炭、煅牡蛎、乌贼骨以收敛止血；阿胶、旱莲草、龟板胶以养血止血。

2. 西医治疗　血证病情危笃，需中西医结合治疗，常用西药酚磺乙胺、氨甲苯酸、氨甲环酸、维生素 K、维生素 C、肾上腺色腙（安络血）等进行止血。此外，还须对症处理，积极预防厥脱。如：功能失调性子宫出血者，可采取性激素止血、诊刮术；堕胎、小产不全者，当"下胎益母"，行清宫术，清除宫内残留之妊娠组织；对子宫收缩乏力致产后出血者，用催产素、麦角新碱等宫缩剂控制出血；对外伤所致产后出血者，需清创缝合以止血。

3. 针灸治疗　常取穴位断红穴（手背第二、三掌指关节间向前一寸处）、子宫、三阴交、中极、血海、阴陵泉、太溪予中等强度刺激。或耳针取穴子宫、内分泌、皮质下、心、肝、脾，留针 15～20 分钟。血止后可双耳交替埋针，每周一次，以巩固疗效。

二、痛证

妇科痛证以急性下腹痛为主要症状。常见疾病有痛经、异位妊娠、卵巢破裂、盆腔炎性疾病等。在采取缓解疼痛的止痛法之前,必须先明确诊断与鉴别诊断,以防掩盖病情而造成误诊。

1. 中医治疗　对痛经或盆腔炎性疾病后遗症表现为经行腹痛患者,可运用止痛法缓解疼痛。根据辨证情况,血瘀证,可选用延胡索注射液、膈下逐瘀汤、田七痛经胶囊等治疗。实寒证,可选用参附注射液静脉滴注、少腹逐瘀汤等治疗。湿热证,可选用清开灵注射液滴注、清热调血汤等治疗。具体药物用肉桂、吴茱萸、艾叶、小茴香、细辛等以温经止痛;川芎、香附、木香、佛手、郁金以行气止痛;五灵脂、三七、延胡索、乳香、没药以化瘀止痛;川楝子、赤芍、红藤、败酱草、丹皮以清热止痛。

2. 西医治疗　对于异位妊娠妊娠破裂、子宫破裂、隐性出血型胎盘早剥、卵巢破裂、卵巢囊肿蒂扭转等急性腹痛,不适宜保守疗法处理,需立即采取手术方法进行救治。

3. 针灸治疗　常取穴位关元、三阴交、中极、子宫予中强度刺激。或耳针取穴内分泌、子宫、交感、肾,予中强度刺激。

三、高热

高热,通常指体温升高至39℃以上。妇科高热常因经期、产时或产后感染邪毒所致。临证时,首当明确诊断,辨证求因,尽早查明致病病原体或病原学诊断。"退热"是当务之急。

1. 中医治疗　中成药注射液、口服液起效较迅速。表热证,选用柴胡注射液肌内注射,或感冒清热颗粒、重感灵等口服;气分热证,选用清开灵注射液、穿心莲注射液;热入营血,选用清营汤、紫雪丹、犀角地黄汤等;痰热蒙蔽心窍,致高热谵语者,选用安宫牛黄丸、至宝丹。常用桑叶、菊花、薄荷、板蓝根、柴胡等以解表散热;石膏、栀子、知母、黄芩、连翘以清热泻火;生地、玄参、水牛角、赤芍、丹皮以清热凉血。同时,外用薄荷、荆芥、石膏等中药煎煮药液擦浴亦可发挥降温的效果。

2. 西医治疗　体温持续达40℃左右者,应综合运用中西医治疗。对于外阴脓肿、盆腔脓肿致热证者,应半坐卧位,及时切开引流并予抗生素控制感染;高热不退者,应在有效抗生素控制感染的前提下加用肾上腺素皮质激素;感染性流产者,应视阴道出血与感染控制的情况,择时行清宫术清除宫腔残留组织。

3. 针灸治疗　外感热证可取穴少商、大椎、风池、曲池、合谷等,以三棱针刺破后放少量血液。或取穴手三里、合谷、曲池、内关、足三里、三阴交、阳陵泉运用针刺泻法。

（李杏英）

　复习思考题

1. 为什么调理气血是妇科疾病的重要治则?

2. 中医妇科外治法包括哪些内容,运用外治法需注意哪些事项?

3. 简述补肾滋肾治法的应用原则。

4. 血证的治疗首要任务是什么,应如何进行中医辨证选药?

第六章

预防与保健

学习要点

月经期、妊娠期、产褥期、哺乳期、绝经前后特殊生理及保健的主要内容。

"预防为主"是我国卫生工作四大方针之一。女性有经、带、胎、产、乳等生理特点,在此期间易耗血伤气,容易被邪气侵袭,因此,必须高度重视妇女的预防与保健工作。尤其要注意经期、妊娠期、产褥期、哺乳期及围绝经期的卫生,以预防和减少疾病的发生,保障妇女心身健康。

一、月经期卫生

妇女在行经期间,血海由满而溢,血室正开,邪气易于乘虚侵入;同时,气血变化较大,情绪易于波动,机体抵抗力下降,若调摄不慎,易引起疾病。所以经期应注意以下几点:

1. 保持清洁   月经期尤其要注意阴部的卫生及月经垫的清洁,禁止房事、盆浴、游泳和阴道灌洗。经期不宜做妇科检查或宫腔操作,如病情需要,应严格消毒,谨慎操作。

2. 劳逸适度   经期时宜适度活动,以免经血排出不畅,但应避免重体力劳动和剧烈的体育运动。

3. 避免寒凉   注意保暖,不宜当风感寒,涉水淋雨。

4. 饮食有节   注意合理饮食,宜食清淡而富于营养的食品,忌食辛辣燥热及寒凉生冷之品。

5. 情志调畅   保持心情舒畅,气血和调。

二、妊娠期卫生

妊娠后,胚胎初结,根基浅薄;阴血下注胞宫以养胎,母体血感不足,气易偏盛,机体自身易出现阴阳平衡失调;同时抵抗力下降又易感受外邪。如调理失宜,常可导致妊娠疾病的发生,故此期更需注意摄生,以保障妇女健康和胎儿的正常发育。孕期卫生主要应注意以下几方面:

1. 慎节房事   在妊娠早期 3 个月及孕晚期 2 个月,应避免房事,以防导致胎动不安、堕胎、早产及感受邪毒。

2. 合理饮食　饮食应选清淡平和,富于营养且易消化的食物,饥饱适度,不宜过食寒凉或辛辣之品,妊娠后期饮食避免过咸,以防子肿、子痫发生。

3. 劳逸结合　既不宜过度劳累,过持重物,攀高涉险,以免伤胎,也不宜过于贪睡,以免气滞而引起难产。

4. 用药宜慎　防止滥用药物和乱服补药,谨防药物对胎儿的影响。禁用有毒、破气、破血、滑利之品,保证胎儿健康发育。

5. 定期产检　首次产前检查未发现异常者,应于妊娠 20、24、28、32、36、37、38、39、40 周定期进行产前检查。发现异常,及时治疗或处理。

6. 重视胎教　孕妇要静心养性,心情舒畅,品行端正,以感化教育胎儿。

7. 乳头护理　在妊娠后期要注意用温水清洗乳头、乳房,防止产后哺乳时出现乳头皲裂。如有乳头凹陷,应经常牵拉矫正。

三、产褥期卫生

从胎盘娩出至产妇全身器官(除乳房外)恢复至孕前状态的一段时间,称产褥期。约需 6~8 周。产褥期卫生就是以促进子宫及脏腑、气血的早日恢复正常,预防产后病的发生为目的,在产褥期应注意以下几方面:

1. 寒温适宜　居室要温度适中,空气流通,但不可当风坐卧。衣被要温暖舒适,但不宜过厚,尤其夏季暑天,以防中暑。

2. 保持清洁　产褥期有恶露排出,血室开放,易致邪毒感染,应注意会阴部清洁。如有产创,应注意消毒和护理。产创已愈,可每日清洗阴户,更换内裤,同时做好卫生垫的消毒、清洁和更换。

3. 调节饮食　产后饮食要富于营养而易消化,忌生冷、肥甘和辛燥之品;忌饥饱失常。

4. 严禁房事　产褥期内禁止房事。《千金要方》即指出:"产后满百日,乃可会合。"

5. 产后检查　产后 3 天、14 天和 28 天应到医院进行检查,以了解子宫、阴户等恢复情况。

四、哺乳期卫生

母乳营养丰富,最适合婴儿的消化吸收,尤其是初乳中含有较多免疫球蛋白,有利于提高新生儿的免疫力。因此,产后应大力提倡母乳喂养。哺乳期卫生应注意如下几点:

1. 正确哺乳　哺乳可采取侧卧或坐式,注意乳房不能堵塞婴儿鼻孔。正常分娩后 30 分钟内即可开始喂乳,倡导按需哺乳,灵活掌握哺乳时间和次数。哺乳期一般为 10 个月至 1 年。4~6 个月时应增加辅食。断奶时应药物回乳,以防发生乳腺疾病。

2. 清洁乳房　每次哺乳前用温开水清洗乳头、乳晕,特别是第一次哺乳更要彻底清洗,同时乳母先要洗手。乳头皲裂应及时处理。

3. 保持乳量　应调节饮食,加强营养,睡眠充足,心情舒畅,避免过劳,按需哺乳,以保持乳汁的质和量。另外,应谨慎用药,防止药物通过乳汁对婴儿身体造成影响。

4. 计划生育　产后 6 周后的避孕措施,最好是使用避孕工具。产后 3~6 个月后可放置宫内节育器。

五、绝经前后卫生

围绝经期是女性绝经前后的一段时期,是由生殖旺盛期到绝经期的过渡时期。此期,肾气渐衰,天癸将竭,冲任虚损,失去生殖能力,肾之阴阳易失平衡,常会出现不适的感觉,绝大多数人不必服药治疗。严重者会出现一些症状,如烘热汗出、头晕耳鸣、心悸失眠等,为了使妇女顺利度过这一时期,应注意以下几点:

1. 健康教育　通过科普读物、录像等形式,对此期妇女进行卫生宣教,使之识到绝经前后特殊的生理病理特点,主动进行心理调节;加强家庭、社会的关爱,使之轻松地适应此期的生理变化。

2. 调理生活　适度锻炼身体,合理调配饮食结构,注意劳逸结合,起居有常,适当增加蛋白质、钙、磷、维生素等含量较高的食物,提高抗病能力。

3. 定期检查　最好每半年至一年全面体检一次,以便发现情况,及时治疗。

（王　秀）

扫一扫
测一测

复习思考题

1. 简述月经期卫生应注意哪些。

2. 简述妊娠后应注意哪些方面的内容。

3. 简述产褥期卫生应注意哪些。

4. 简述绝经前后卫生应注意哪几点。

临 床 篇

第七章

月 经 病

学习要点

月经病的定义、治疗原则、用药慎忌;月经不调、经间期出血、闭经、崩漏、痛经、月经前后诸证、绝经前后诸证的定义、病因病机、诊断要点、辨证论治。

月经病为妇科临床的常见病。月经病是指月经的周期、经期、经量异常,或伴随月经周期、绝经前后出现的明显症状为特征的疾病。

常见的月经病有:月经不调、经间期出血、闭经、崩漏、痛经、月经前后诸证、绝经前后诸证等。他病可致经病,经病亦可致他病。

月经病的病因病机,主要是寒热湿邪侵袭、情志内伤、多产房劳、饮食不节、体质因素等;主要病机是使脏腑功能失常,气血失调,冲任二脉损伤,以及肾-天癸-冲任-胞宫轴失调,从而引发月经病。

月经病的治疗原则:重在治本调经。治本是消除导致月经病的病因和病机,则使月经病恢复正常。调经大法有补肾、健脾、疏肝、调理气血、调固冲任等。

月经病的治疗过程中,应首辨经病和他病。如因经月经病致他病者,当先调经,经调则他病自除;若他病而致月经病者,先治他病,病去则经自调。本着“急则治其标,缓则治其本”的原则,辨标本缓急。如痛经剧烈,以止痛为先;经血暴下,以止血为要。症状缓解后,再审证求因,治本调经。再辨月经周期各阶段:经前血海充盈,宜疏导,勿滥补;经期血室大开,慎用大热大寒之品;经后血海亏虚,宜调补,勿强攻。

第一节 月 经 不 调

月经不调为妇科临床常见病、多发病,是指月经周期、或经期、或经量发生异常。根据临床表现的不同,可分为“月经先期”“月经后期”“月经先后无定期”“月经过多”“月经过少”“经期延长”等。

西医学称之为“月经频发”“月经稀发”“月经不规则”等。

【病因病机】

月经不调的病位在冲任、胞宫。发病机制为脏腑、气血、冲任功能失常,致胞宫藏泻失司,引发月经周期、经期、经量的异常。

1. 气虚　素体虚弱,或思虑过度、劳倦过度,或饮食不节,损伤脾气,致脾气虚弱,统摄无权,冲任不固,不能制约经血,致月经先期、行经量多或经期延长。

2. 血热

(1)阳盛实热:素体阳盛,或过食辛燥助阳之品,或外感热邪,迫血妄行,冲任不固,致月经先期或行经量多。

(2)阴虚血热:素体阴虚,或久病伤阴,或失血阴亏,虚热内生,热伏冲任,致月经先期或行经量多或经期延长。

(3)肝郁血热:郁怒伤肝,肝郁化火,热伤冲任,迫血妄行,致月经先期或行经量多。

3. 血寒　经期产后,外感风寒,或过食寒凉生冷,或冒雨涉水,寒湿内侵,血为寒凝,冲任受阻,血行迟滞;久病伤阳,或素体阳虚,脏腑失于温养,气血运行迟缓,血海充盈延迟,致经行后期、月经量少。

4. 血虚　素体气血亏虚;或饮食劳倦过度,或久病多产,数伤于血,致冲任虚损,血海亏空,不能按时盈溢,致经期错后或行经量少。

5. 血瘀　素多忧郁,或郁怒伤肝,气滞血瘀;外邪客于胞宫,邪与血相搏成瘀,瘀阻冲任,血行不畅,致经行量少。或胞脉瘀滞,血不循经,而致经期延长;或瘀阻冲任,血海满溢失常,致月经后期、月经量少、月经先后不定期。

6. 肾虚　先天不足,肾气不充;或房劳多产,损伤肾气;或年老肾衰,肾气亏虚,封藏失司,冲任虚损,血海盈溢失常,致月经先后无定期;或耗气伤精,冲任亏损,血海空虚,而致经行量少。

7. 肝郁　情志抑郁,肝失疏泄。疏泄太过,则经行先期;疏泄不及,则经期错后;疏泄太过和不及相互交错,血海盈溢失常,则月经先后无定期。

8. 痰湿　素体肥胖,或脾失健运,湿聚成痰,阻滞冲任,血行不畅,而致经行量少或经期错后。

一、月经先期

月经先期是指月经周期提前7天以上,甚至10余日一行,连续2个周期以上者。亦称"经早""经行先期""经期超前"等。西医学称为"月经频发"。

月经先期也常与月经过多并见,严重者可发展为崩漏,应及时诊治。

【诊断要点】

1. 临床表现　月经周期提前来潮,周期不足21天,连续出现2个周期以上,经期正常,可伴经量增多。

2. 妇科检查　无明显器质性病变。

3. 辅助检查　基础体温呈双相型,但黄体期少于11天。月经来潮12小时内诊断性刮宫,子宫内膜呈分泌反应不良。

知识链接

黄体功能不全

月经先期属西医学中排卵性月经失调的黄体功能不全,以月经频发,周期缩短为主症,易导致习惯性流产或不孕。基础体温呈双相型,但高温相小于11天;或体温上升慢,下降早,上升幅度小于0.3℃,或高温相体温波动较大,均为黄体功能不足的表现。需连续测定3个月经周期方可确诊。月经来潮12小时内行诊断性刮宫,病理检查提示:内膜分泌不良。

【鉴别诊断】

1. 经间期出血　出血发生于2次月经之间,血量较月经量少,且持续时间短。临床出现阴道出血一次多,一次少的交替现象。

2. 崩漏　月经周期、经期、血量均发生严重紊乱。常于停经数周或数月后,出现月经无周期妄行;出血或量多如崩,或量少淋漓不尽;出血时间超过10余天,甚至数月不止。常继发贫血,甚至失血性休克。

【辨证论治】

辨证重在经血的量、色、质的变化,结合全身证候及舌脉进行综合分析。血量多、色淡、质稀为气虚;经血量多、色深红、质稠为阳盛实热;经血量少、色鲜红为阴虚血热;经血量多少不定、色黯,兼烦躁易怒,为肝郁血热。

治疗原则重在益气固冲,清热调经。

1. 气虚

主要证候:经行先期,或经血量多,色淡红,质清稀;神疲肢倦,少气懒言,或小腹空坠,纳少便溏;舌淡红,苔薄白,脉细弱。

证候分析:脾气虚弱,统血无权,冲任不固,故经行先期,量多;气虚火衰,血失温煦,故经血质稀色淡;脾虚中气不足,故少气懒言,神疲肢倦,或小腹空坠;脾虚运化失司,则食后纳少便溏;舌淡,苔薄,脉细弱,均为脾气虚之证。

治法:益气摄血,固冲调经。

方药:补中益气汤(《脾胃论》)。

人参　黄芪　白术　炙甘草　当归　陈皮　柴胡　升麻

方中人参、黄芪补气;炙甘草、白术补中健脾;当归调经补血,陈皮理气;柴胡、升麻升举清阳。全方益气健中,摄血调经。

若经行量多,酌加仙鹤草、艾叶炭、棕榈炭、乌贼骨固涩止血;若心脾两虚,失眠多梦者,去升麻、柴胡,加大枣、远志、炒枣仁养心安神。

2. 血热

(1)阳盛实热

主要证候:经行先期,量多,色深红或紫红,质稠;伴面赤心烦,口渴喜冷饮,尿黄便结;舌红,苔黄,脉滑数。

证候分析:热伏冲任,迫血下行,故经行先期,量多;血为热灼,则经质稠,色深红;内热外散,则身热面赤;热邪伤津扰心,则心胸烦闷,口渴喜冷饮,尿黄便结;实热内盛则舌红,苔黄,脉滑数。

治法:清热凉血,养阴调经。

方药:清经散(《傅青主女科》)。

丹皮 黄柏 青蒿 地骨皮 熟地 白芍 茯苓

方中丹皮、黄柏清热凉血泄火;青蒿、地骨皮清泄血中伏热;熟地、白芍养血敛阴;茯苓泄热行水。全方清热泄火,养阴凉血,热去不伤阴,血安则经自调。

若正值经期,经行量多,去茯苓,酌加马齿苋、地榆、槐花凉血止血;若经行有块,血热兼瘀,酌加三七、炒蒲黄、茜草化瘀止血。

(2)肝郁血热

主要证候:经行先期,量或多或少,色紫红,质稠夹块;胸胁胀满,或乳房腹痛,或少腹胀痛,心烦易怒,口苦咽干,舌红,苔黄,脉弦数。

证候分析:肝郁化火,热伏冲任,则经期提前;肝失疏泄,故量或多或少;热灼伤津,故质稠夹块,色紫红;肝郁气滞,则胸胁、乳房、少腹胀痛;热甚伤津扰神,则口苦咽干,心烦易怒;舌红,苔黄,脉弦数均为肝郁化热之象。

治法:疏肝清热,凉血调经。

方药:丹栀逍遥散(《内科摘要》)。

柴胡 丹皮 栀子 薄荷 当归 白芍 茯苓 炙甘草 白术 煨姜

方中煨姜辛热,可去除;柴胡疏肝解郁;丹皮、栀子助柴胡清肝经郁热;薄荷助柴胡疏达肝气;当归、白芍养血柔肝;茯苓、白术、炙甘草补中健脾和胃。全方疏肝清热,凉血调经,热清郁解则经水自调。

若经行量多,去当归,酌加地榆、牡蛎、槐花凉血止血;若经行夹块,加泽兰、郁金活血祛瘀;若经行乳房、少腹胀痛者,酌加郁金、川楝子、橘核、王不留行疏肝通络,理气止痛。

(3)阴虚血热

主要证候:经来先期,量少或多,色红,质稠;伴两颧潮红,手足心热,咽干口燥;舌红,苔少,脉细数。

证候分析:阴虚内热,迫血妄行,冲任不固,故经期提前;阴亏血少,故经行量少;虚热伤络,则经行量多;血为热灼,故色红而质稠;虚火伤阴,则手足心热,咽干口燥;虚热上浮,则两颧潮红;舌红,苔少,脉细数,均为阴虚内热之象。

治法:滋阴清热,养血调经。

方药:两地汤(《傅青主女科》)。

生地 地骨皮 玄参 麦冬 阿胶 白芍

方中生地、玄参、麦冬清热凉血,滋阴壮水;地骨皮清虚热,泄肾火;阿胶滋阴补血;白芍养血敛阴。本方重在滋阴壮水,水足而火自平,阴复阳自秘,则经期如常。

若经量甚少,加制首乌、枸杞益精血;经量多,加女贞子、旱莲草。

【预后转归】

本病及时诊治,多可治愈;若伴月经过多、经期延长,可进一步发展为崩漏。

【预防调摄】

1. 调整饮食,不可过食辛燥助阳之品。

2. 经期注意休息,避免剧烈运动及过度劳累。

3. 调畅情志,避免精神刺激,保持心情愉悦。

二、月经后期

月经后期是指月经周期错后 7 天以上,甚至 3~5 个月一行,连续 2 个周期以上,亦称"经行后期""月经落后""经迟"等。西医学称为"月经稀发"。

青春期初潮 1 年内及围绝经期时,周期时有延后,而无其他症状者,不作诊治。

【诊断要点】

1. 临床表现　月经周期错后 7 天以上,甚至 3~5 个月一行,连续发生 2 个周期以上,行经时间及经量正常。

2. 妇科检查　无明显器质性病变。

3. 辅助检查　性激素测定、基础体温测定及 B 超检查等,有助于诊断。

【鉴别诊断】

1. 月经先后无定期　月经周期或提前或延后 7 天以上,连续 3 个周期以上。

2. 早孕　停经,伴早孕反应;妇科检查子宫体扪及增大、变软,宫颈着色;妊娠试验阳性,B 超检查可明确诊断。

3. 并月、居经　月经有规律的 2 个月或 3 个月一行,不影响生育,无其他不适。

【辨证论治】

辨证主要根据经血的色、质、量改变,结合全身证候、舌脉进行综合分析,辨清寒、热、虚、实。

治疗原则,重在调理冲任、疏通胞脉以调经。

1. 实寒

主要证候:周期延后,量少,色黯有块;小腹冷痛拒按,得热痛减,畏寒肢冷,或面色青白;舌黯,苔白,脉沉紧。

证候分析:寒客冲任,血行不畅,则月经错后,量少,色黯有块;寒客胞宫,致小腹冷痛拒按;得热寒减,则得热痛减;寒邪内阻,阳不外达,则畏寒肢冷,面色青白;舌黯,苔白,脉沉紧,均为寒邪凝滞之征。

治法:温经散寒,行血调经。

方药:温经汤(《妇人大全良方》)。

桂心　当归　川芎　人参　莪术　丹皮　白芍　甘草　牛膝

方中桂心温经散寒,当归养血活血,川芎行血中之气,三者共同温经活血调经;人参甘温补气,助桂心通阳散寒;莪术、丹皮活血化瘀;白芍、甘草缓急止痛;牛膝引血下行。全方温经散寒,活血调经。

若腹痛拒按,加小茴香、香附、延胡索散寒行滞止痛;行经量少,加益母草、丹参、鸡血藤活血调经。

2. 虚寒

主要证候:经行错后,量少,质稀色淡;小腹冷痛,喜暖喜按,面色㿠白,腰膝酸软,性欲淡漠,小便清长,大便溏薄;舌淡,苔薄,脉沉迟或细弱。

证候分析:脏腑虚寒,气血虚弱,血海满溢延期,则经行错后,量少,色淡质稀;阳虚胞宫失温,故小腹冷痛,喜暖喜按;阳虚外府失荣,则腰膝酸软,面色㿠白;命门火衰,阳气不能外达,则性欲淡漠;脾肾阳虚,故小便清长,大便溏薄;舌淡,苔薄,脉沉迟或细弱,为虚寒之证。

治法:散寒扶阳,养血调经。

方药:艾附暖宫丸(《沈氏尊生书》)。

吴茱萸 艾叶 黄芪 肉桂 香附 川芎 当归 白芍 生地 续断

方中吴茱萸、艾叶温经暖宫;黄芪、肉桂补气扶阳,温通血脉;香附疏肝理气;川芎、当归、白芍、生地养血调经;续断补肾强腰。全方扶阳祛寒,暖宫调经。

若经行小腹冷痛,酌加淫羊藿、小茴香、巴戟天温肾散寒止痛;若腰膝冷痛,酌加巴戟天、杜仲温肾助阳。

3. 血虚

主要证候:月经延后,量少,色淡,质稀无块,或小腹绵绵作痛;面色萎黄或㿠白,心悸失眠,或头昏眼花;舌淡,苔薄白,脉细弱。

证候分析:营血匮乏,冲任虚弱,血海不能如期满溢,故经行错后,量少,色淡,质稀无块;血虚不能上荣头面,四肢失养,故面色萎黄或㿠白;血虚胞脉失养,故小腹绵绵作痛;血虚不能养心,故心悸失眠,头昏眼花。舌淡,苔薄白,脉细弱,均为血虚之证。

治法:益气养血,填精调经。

方药:大补元煎(《景岳全书》)。

人参 炙甘草 山药 枸杞 杜仲 山茱萸 熟地 当归

方中人参大补元气,气生则血长;炙甘草、山药健脾,助人参滋生化之源;枸杞、杜仲、山茱萸、熟地益精血,滋肝肾;当归活血养血调经。全方益精养血,大补元气,气生血足,则经水自调。

4. 气滞

主要证候:月经周期延后,量少,色黯有块,小腹胀痛;精神抑郁,胸胁乳房腹痛,舌质正常或黯红,苔微黄,脉弦。

证候分析:情志内伤,气机郁滞,血行不畅,血海不能如期满溢,故周期延后,量少,色黯有块;肝气郁结,经脉阻滞,则胸胁、乳房、小腹胀痛;脉弦为气滞之证。

治法:理气行滞,和血调经。

方药:乌药汤(《兰室秘藏》)。

乌药 木香 香附 当归 甘草

方中乌药行滞理气;木香行气止痛;香附疏肝理气;当归养血活血调经;甘草调和诸药。全方开郁行滞,和血调经。

若小腹胀痛甚,酌加莪术、延胡索理气行滞止痛。

【预后转归】

多合并经行过少,治疗不及时或不当可发展为闭经。

【预防调摄】

1. 调整饮食,勿过食生冷寒凉。

2. 经期前后适寒温,勿冒雨涉水。

3. 调畅情志,避免精神刺激,保持心情舒畅。

4. 计划生育,避免产乳众多,反复人流,伤精耗血。

三、月经先后无定期

月经先后无定期是指月经周期或提前或延后超过7天,连续出现3个周期以上者,亦称"经水先后无定期""经乱""月经愆期"等,本病以月经周期紊乱为特征。

围绝经期妇女或青春期初潮后 1 年内,月经周期紊乱,无其他明显不适,可不予诊治。但若月经先后无定期,伴见月经过多及经期延长者,可发展为崩漏。

【诊断要点】

1. 临床表现　月经不周期来潮,或提前或延后 7 天以上,经期,经量正常,连续出现 3 个周期以上。

2. 妇科检查　无明显器质性病变。

3. 辅助检查　B 超检查、性激素测定、基础体温测定等,有助于诊断。

【鉴别诊断】

1. 崩漏　周期、经期、经量均严重紊乱,无规律可循,血量多少不定。

2. 妊娠　B 超检查或妊娠试验可明确诊断。

【辨证论治】

辨证着重观察月经的量、色、质变化,结合全身证候、舌脉,进行综合分析判断。治疗重在补肾疏肝,调和冲任。

1. 肝郁

主要证候:经行或提前或延后,经量或多或少,色黯红,有血块;或经行不畅,伴胸胁、乳房、少腹胀痛,嗳气食少,脘闷不适,时叹息;苔薄白或薄黄,脉弦。

证候分析:肝失疏泄,气机逆乱,血海盈溢失常,故经行或提前或延后,量多少不定;肝郁气滞,血行不畅,则经行不畅,色黯有块;肝气不舒,故胸胁、乳房、少腹胀痛,时叹息;肝胃不和,气机不利,则嗳气食少,脘闷不适;苔薄白或薄黄、脉弦,为肝郁之证。

治法:解郁疏肝,理气调经。

方药:逍遥散(《太平惠民和剂局方》)。

柴胡　薄荷　白芍　当归　白术　炙甘草　茯苓　煨姜

方中柴胡解郁疏肝,薄荷助柴胡疏肝;白芍、当归养血柔肝;白术、炙甘草、茯苓健脾和中;煨姜行气温胃。全方解郁疏肝,益气健脾,和血调经。

若郁久化热,经行量多,咽干口苦,去煨姜、当归之辛温行血,酌加栀子、茜草、丹皮清热凉血止血;纳呆脘闷,酌加厚朴、枳壳、神曲、陈皮理气健脾。

2. 肾虚

主要证候:经行或提前或错后,量少,质稀,色淡黯;伴腰酸膝软,小便频数,头晕耳鸣;舌淡,苔薄,脉沉细。

证候分析:肾虚冲任不固,封藏失司,血海盈溢失常,故经行或提前或错后;肾精亏虚,髓海不足,故经行量少、质稀,色淡黯,头晕耳鸣;腰为肾之府,肾虚失养,故腰酸膝软;肾虚膀胱失约,故小便频数;舌淡,苔薄,脉沉细,均为肾虚之证。

治法:益气补肾,固冲调经。

方药:固阴煎(《景岳全书》)。

人参　山药　山茱萸　熟地　远志　炙甘草　五味子　菟丝子

方中菟丝子、熟地、山茱萸补肾填精;人参、炙甘草、山药益气健脾,固冲任;五味子、远志固摄肾气,交通心肾。全方共奏益气补肾,固冲调经之功效。

若经量多,加金樱子、乌梅、旱莲草收涩止血;经行以提前为主,加桑椹、旱莲草、覆盆子、女贞子滋肾益阴;经行以错后为主,酌加巴戟天、仙茅、淫羊藿温肾助阳;证见肝郁肾虚,治宜疏肝补肾,养血调经,方用定经汤(《傅青主女科》)。

【预后转归】

治疗不及时或调护不当,可发展为崩漏或闭经。

【预防调摄】

1. 避免精神刺激,保持心情舒畅。

2. 消除恐惧、紧张情绪,注重心理调护。

 病案分析

刘某某,女,34岁。

初诊:多产体虚,已结扎,经期先后无定。胸闷腹胀,纳谷不香,骨节酸楚。脉弦细,苔薄白,证属肝郁脾虚,气血不调。治宜理气解郁,扶土益血。处方:当归9g,川芎4.5g,白芍6g,制香附9g,郁金6g,枳壳4.5g,合欢皮9g,丹参9g,巴戟天9g,焦白术6g,汉防己6g,秦艽9g。3剂。

复诊:脉细数,舌绛苔薄黄。因多产肝肾阴虚,宜固肾疏肝,养血清热。处方:当归9g,白芍9g,山茱萸9g,女贞子9g,玄参9g,合欢皮9g,制香附9g,白术6g,陈皮6g,柴胡4.5g,青蒿6g。3剂药后痊愈。

分析:本案为肝郁所致。治宜理气解郁,扶土益血,标本兼治,故而病愈。

(高新彦,袁惠霞.古今名医妇科医案赏析[M].北京:人民军医出版社,2006.)

四、月经过多

月经过多是指月经量较正常明显增多,而周期基本正常者,亦称"经水过多"。正常月经总量以 50~80ml 为适宜,若行经总量超过 100ml,为月经过多。

西医学的功能失调性子宫出血、宫内节育器放置等引起的月经过多,均可参照本病治疗。

【诊断要点】

1. 临床表现 经量较以往明显增多,或超过 100ml,月经周期、经期一般正常,可伴有月经先期、后期或经期延长等。

2. 妇科检查 无明显器质性病变。

3. 辅助检查 卵巢功能测定、子宫内膜活检、B 超、宫腔镜、血液检查等有助于诊断。

【鉴别诊断】

1. 崩漏 周期、经期、经量均发生严重紊乱,无规律可循。辅助检查:生殖器官无明显器质性病变,BBT 呈单相型。

2. 癥瘕 月经过多的同时还伴有器质性病变,通过妇科检查、B 超可鉴别。

注意排除因血液病、肝功能损害等所致的类似症状。

【辨证论治】

辨证主要根据经血色、质的变化,结合全身证候、舌脉进行综合分析,辨其虚、热、瘀。

治疗原则经期重在固冲调经,平时重在调理气血,消除病因。

1. 气虚

主要证候:经行量多,色淡红,质稀;面色㿠白,神疲肢倦,少气懒言,小腹空坠;舌淡,苔薄,脉细弱。

证候分析:冲任气虚,经血失约,故经行量多;气虚火衰,不能化血为赤,则色淡红,质稀;气虚中阳不振,故神疲肢倦,少气懒言;气虚失于升提,则小腹空坠;面色㿠白,舌淡,苔薄,脉细弱均为气虚之象。

治法:补气摄血,固冲调经。

方药:举元煎(《景岳全书》)。

黄芪　人参　白术　升麻　炙甘草

方中黄芪、人参、白术、炙甘草补气健脾摄血;升麻助黄芪、人参升阳举陷,气升则血升,自有摄血调经之功。全方有补气升阳,固冲摄血之功。

若正值经期,量甚多,加藕节炭、艾叶炭、乌贼骨、棕榈炭固涩止血;经期延长,夹有血块,加炒蒲黄、益母草化瘀止血。

2. 血热

主要证候:经行量多,色鲜红或深红,质黏稠,或夹小血块;伴口渴心烦;尿黄便结;舌红,苔黄,脉滑数。

证候分析:阳热内盛,迫血下行,故经行量多;血为热灼,则经质黏稠,或夹小血块,色鲜红或深红;热盛伤津扰神,故口渴心烦,尿黄便结;舌红,苔黄,脉滑数,均为血中蕴热之证。

治法:清热凉血,止血调经。

方药:保阴煎(《景岳全书》)加地榆、槐花、茜草。

保阴煎:黄芩　黄柏　生地　山药　续断　熟地　白芍　甘草

方中黄芩、黄柏清热泻火;生地滋阴清热;山药、续断调补肝肾、固摄冲任;熟地、白芍养血敛阴;甘草调和诸药;地榆、槐花、茜草清热凉血止血。全方共奏清热凉血,固冲止血之功效。

若经血黏稠,伴恶臭,带黄者,重用黄芩、黄柏,酌加马齿苋、红藤、败酱草清热解毒;若乳胀,口苦心烦者,酌加郁金、炒栀子、醋炒川楝、丹皮疏肝清热止血。

3. 血瘀

主要证候:经行量多,色紫黑,有血块;伴腹痛拒按;舌质紫黯,有瘀斑或瘀点,脉细涩。

证候分析:瘀阻冲任,新血难安,离经妄行,故经行量多;瘀血下行,故色紫黑有块;瘀血内阻,胞脉不通,故腹痛拒按;舌紫黯,有瘀斑或瘀点,脉细涩均为瘀血阻滞之证。

治法:活血化瘀,止血调经。

方药:失笑散(《太平惠民和剂局方》)加益母草、三七、茜草。

失笑散:五灵脂　蒲黄

方中五灵脂祛瘀止血;蒲黄活血止血;益母草、三七、茜草加强祛瘀活血止血之效。共奏活血祛瘀止血之功。

若经行腹痛甚,加香附、乌药、延胡索理气化瘀止痛;经行小腹冷痛,加炮姜、艾叶炭温经止痛。

【预后转归】

治疗得当多可治愈;调护不当或治疗不及时,可发展为崩漏,并继发贫血。

【预防调摄】

1. 避免精神刺激,保持心情舒畅。

2. 经期注意休息,避免剧烈运动及过度劳累。

3. 调理饮食,忌食辛辣温燥之品。

五、月经过少

月经过少是指月经周期正常,经量明显少于平时正常经量1/2,或少于20ml,甚或点滴即净;或行经不足2天,经量少于平常者,又称"经水涩少""经量过少"。

西医学中子宫发育不良、性腺功能低下或长期服用避孕药物导致的经量减少,均可参照本病治疗。

【诊断要点】

1. 临床表现 经量较平常明显减少,甚或点滴即净,周期正常;或行经不足2天。

2. 妇科检查 无明显盆腔器质性病变或子宫体小于正常。

3. 辅助检查 性激素测定、诊断性刮宫、B超检查、宫腔镜检查等有助诊断。

【鉴别诊断】

1. 经间期出血 在两次月经之间(排卵期)出现规律性出血,血量明显少于经量,基础体温测定可资鉴别。

2. 激经 受孕初期仍按月有少量月经,无损于胎儿。妊娠试验、B超检查可资鉴别。

【辨证论治】

辨证主要根据月经色、质的变化,并结合全身证候、舌脉进行综合分析,辨其虚、实。

治疗原则重在补肾养血,活血调经。虚者补之,实者泻之。

1. 血虚

主要证候:经行量少,甚或点滴即净,色淡、质稀;或伴小腹隐痛,头晕眼花,心悸怔忡,面色萎黄;舌淡,苔薄,脉细。

证候分析:阴血匮乏,冲任血海不盈,故月经量少,甚或点滴即净,色淡、质稀;血虚心神、胞脉失养,则心悸怔忡,小腹隐痛;血虚不能上荣清窍、头面,故头晕眼花,面色萎黄;舌淡,苔薄,脉细,均为血虚之证。

治法:养血益气调经。

方药:滋血汤(《证治准绳·女科》)。

当归 川芎 白芍 熟地 人参 黄芪 山药 茯苓

方中当归、川芎、白芍、熟地四物行血养血;人参、黄芪、山药、茯苓益气健脾,以资气血生化之源,气血双补。全方有益气养血,行血调经之功。

若经来点滴即净,加香附、山茱萸、阿胶、枸杞、制首乌、丹参滋养肝肾,养血填精。

2. 肾虚

主要证候:经量素少或渐少,色淡黯,质稀;头晕耳鸣,腰酸膝软,足跟痛,或小腹冷,夜尿多;舌淡,苔薄,脉沉弱或沉迟。

证候分析:肾虚精血不足,血海难溢,故行经量少,色淡黯,质稀;肾虚脑髓、外府失养,故头晕耳鸣,腰酸膝软,足跟痛;肾阳亏虚,小腹、膀胱失温,故小腹冷,夜尿多;舌淡,苔薄,脉沉细,均为肾虚之证。

治法:补肾填精,养血调经。

方药:归肾丸(《景岳全书》)。

菟丝子　杜仲　熟地　枸杞　山茱萸　当归　山药　茯苓

方中菟丝子、杜仲补益肾气;熟地、枸杞、山茱萸滋肾养肝;当归养血调经;山药、茯苓健脾益肾。全方有养血填精,补肾调经之功。

若形寒肢冷,加巴戟天、淫羊藿、补骨脂温肾助阳;夜尿频多,加桑螵蛸、益智仁固肾缩尿。

3. 血瘀

主要证候:经行量少,色紫黯,有块,腹痛拒按,块下痛减;胸胁胀痛;舌紫黯或有瘀点、瘀斑,苔薄,脉沉涩。

证候分析:瘀血内停,冲任阻滞,故经行量少,色紫黯有块;瘀在胸胁,气机受阻,故胸胁胀痛;瘀阻小腹,故腹痛拒按;块下瘀缓则痛减;舌紫黯或有瘀点、瘀斑,苔薄,脉沉涩,均为血脉瘀滞之征。

治法:养血活血,祛瘀调经。

方药:桃红四物汤(《医宗金鉴》)。

川芎　当归　熟地　白芍　桃仁　红花

方中四物汤养血活血,为补血调经基本方;桃仁、红花入血分,活血祛瘀,行血调经。全方活血祛瘀不耗血,补血不滞血,共奏养血活血,祛瘀调经之效。

若小腹、胸胁胀痛,加乌药、枳壳、川楝子、香附理气行滞;小腹冷痛,得热痛减,酌加吴茱萸、小茴香、肉桂温经止痛。

4. 痰湿

主要证候:经行量少,色淡红,质黏腻如痰;形体肥胖,胸闷呕恶,带下量多;舌淡,苔白腻,脉滑。

证候分析:痰湿阻滞经脉,气血运行不畅,故经行量少,色淡红,经质黏腻;痰湿壅盛,湿困中焦,脾失健运,故形体肥胖,胸闷呕恶;痰湿下注,带脉失约,则带下量多;舌淡、苔白腻,脉滑均为痰湿内停之征。

治法:健脾燥湿,化痰调经。

方药:苍附导痰丸(《叶氏妇科证治》)。

法半夏　茯苓　陈皮　甘草　香附　枳壳　苍术　胆南星　生姜　神曲

方中二陈汤燥湿化痰,健脾和中;胆南星清热化痰;枳壳、香附理气行滞;苍术燥湿健脾;神曲、生姜健脾和胃,温中化痰。全方健脾燥湿,化痰调经。

湿痰夹瘀,加益母草、泽兰、川芎活血调经。

【预后转归】

经行量少,持续时间短,及时治疗多可痊愈;月经过少伴见月经后期,常可发展为闭经,甚者不孕。服用避孕药引起者,停药后,多可恢复;贫血所致者,纠正贫血后,可逐渐恢复。

【预防调摄】

1. 调畅情志,避免精神刺激,保持心情愉悦。

2. 经前经期适寒温,勿冒雨涉水。

3. 调整饮食,勿过食生冷寒凉。

4. 计划生育,避免产乳众多,反复人流,伤精耗血。

六、经期延长

月经周期基本正常,行经时间超过 7 天以上,甚至淋漓半月方净,称为"经期延长",又称"经事延长""月水不绝"等。

西医学"功能失调性子宫出血""子宫肌瘤"及放置宫内节育器引起的经期延长,均可参照本病治疗。

【诊断要点】

1. 临床表现 月经周期基本正常,经期超过 7 天以上,甚至半月方净,或伴有经量增多。病程日久,可伴贫血貌。

2. 妇科检查 一般无明显器质性病变。

3. 辅助检查 基础体温测定、B 超、性激素测定、诊断性刮宫等有助于诊。

【鉴别诊断】

1. 漏下 漏下除出血时间延长之外,尚伴月经周期紊乱,甚至出血不能自止。基础体温测定、诊断性刮宫等有助于诊断。

2. 妊娠病下血 有停经史,伴腹痛,子宫增大,甚至有妊娠物排出,B 超、妊娠试验可资鉴别。

【辨证论治】

本病的辨证主要是根据经血的量、色、质的变化,再结合全身症状和舌脉来综合分析。本病的治疗原则重在调经止血,缩短经期,以止血为要。

1. 气虚

主要证候:经期过期不净,量多,色淡红,质稀,小腹空坠;面色㿠白,神疲乏力,少气懒言,食少纳呆。舌淡、苔白,脉细弱。

证候分析:气虚冲任不固,故经期持续时间延长,量多;气虚火衰不能化血为赤,则色淡质稀;中阳不振,故神疲乏力,气短懒言,面色㿠白,小腹空坠;脾失健运,则食少纳呆。舌淡、苔白,脉细弱,均为气虚之征。

治法:补气健脾,摄血调经。

方药:举元煎(《景岳全书》)加炒艾叶、阿胶、乌贼骨。

举元煎:人参 黄芪 升麻 白术 炙甘草

方中以人参、黄芪、白术、炙甘草补脾益气摄血;升麻升举中气;炒艾叶暖宫止血;阿胶养血止血;乌贼骨固冲止血。全方补气健脾,摄血调经。

若伴有经行腹痛,有血块者,酌加三七、益母草、茜草根以化瘀止血。

2. 虚热

主要证候:经期时间延长,量少,色鲜红,质稠;口燥咽干,或颧红潮热,五心烦热。舌红、苔少,脉细数。

证候分析:阴虚内热,热扰冲任,故经期延长;血为热灼,阴亏血少,故量少,色红质稠;热灼津亏,虚火内扰,故口燥咽干,颧红潮热,五心烦热;舌红、苔少,脉细数,均为阴虚内热之象。

治法:养阴清热,止血调经。

方药:两地汤(《傅青主女科》)合二至丸(《医方集解》)加益母草、茜草、乌贼骨。

两地汤:生地　地骨皮　白芍　玄参　麦冬　阿胶

二至丸:女贞子　旱莲草

方中以两地汤滋阴清热;女贞子、旱莲草补肾养肝;益母草、茜草活血祛瘀止血;乌贼骨固涩止血。全方共奏养阴清热止血之功。

若形瘦阴亏,口燥咽干,加天花粉、石斛以滋阴生津止渴。

3. 血瘀

主要证候:行经时间延长,量或多或少,色紫黯有块,小腹疼痛拒按;舌质紫黯或有瘀点,脉弦涩。

证候分析:瘀阻冲任,血不归经,故经期延长,量少,色紫黯有块;瘀血阻滞,气血不畅,故小腹疼痛拒按;舌质紫黯或有瘀点,脉弦涩,均为血瘀之征。

治法:活血祛瘀,止血调经。

方药:桃红四物汤(《医宗金鉴》)合失笑散(《太平惠民和剂局方》)。

桃红四物汤:桃仁　红花　当归　川芎　白芍　熟地

失笑散:蒲黄　五灵脂

方中以桃红四物汤活血祛瘀,养血调经;失笑散化瘀止血。全方活血祛瘀,止血调经。

若小腹冷痛,加香附、炮姜以温经止痛;若瘀久化热,苔黄,脉数,酌加生地、黄芩、马齿苋、藕节炭以清热化瘀止血。

知识链接

黄体萎缩不全

西医学中有排卵型功血的黄体萎缩不全,以月经周期正常,但经行持续时间延长为主症,属经期延长范畴,易致不孕或受孕后易流产。黄体不能按期萎缩退化或不完全退化,持续分泌少量孕激素,使得子宫内膜不能按时剥落,表现为月经周期正常,但经期延长,可达9~10天甚至更长,基础体温双相,但下降缓慢。妇科检查无明显器质性改变,内分泌检查提示孕酮、促黄体生成激素低于正常值;月经来潮第5天行诊断性刮宫,病理检查提示:分泌期与增生期内膜并存。

【预后转归】

治疗及时多可治愈;调护不当,可致崩漏,甚至影响受孕或发生自然流产。

【预防调摄】

1. 调畅情志,避免精神刺激,保持心情舒畅。

2. 调理饮食,不可过食辛燥助阳之品。

3. 经期、产褥期注意局部卫生,禁房事。

4. 经期注意休息,避免剧烈运动及过度劳累。

病案分析

钱某,女,34岁,已婚。

初诊:2005年4月14日。人流术后阴道不规则出血2个月余。患者1月21日行人流术后,阴道出血7天干净。2月4日出现无诱因阴道出血,量时多时少,无腰腹疼痛,至今未净。现感头昏,偶有心烦,易疲劳,舌红,苔黄,脉沉。月经初潮 12 岁,7/30 天,量中,色深红,无血块,无痛经。

证属脾虚阴伤。拟健脾坚阴,以健脾固冲汤加味治疗。黄芩 9g,白芍 15g,白术 12g,熟地炭 15g,姜炭 6g,甘草 3g,赤石脂 30g,阿胶(烊化)9g,炒贯众 30g,7 剂。

二诊:诉服药后血止,现面部色斑较多,喜出汗,余可。舌红,苔灰,脉搏 72 次/分。予八珍汤加金银花 15g,连翘 15g,牡丹皮 9g,14 剂,温服。

分析:健脾固冲汤是刘云鹏先生的自拟验方,是在《金匮要略》黄土汤的基础上去其辛温之品,增其养阴之味,用于治疗脾虚阴伤,冲任不固的崩漏、经期延长等,辨证既准,效如桴鼓。

(黄缨. 刘云鹏妇科医案医话[M]. 北京:人民卫生出版社,2010.)

第二节 经间期出血

在两次月经之间,氤氲之时,出现少量周期性阴道出血者,称为"经间期出血"。本病西医学称之为"排卵期出血"。

【病因病机】

主要病机是阴阳不调,气血失和,湿热瘀血损伤冲任。

1. 肾阴虚 素体阴虚或房劳多产,耗伤精血,虚热内生,热伏冲任,氤氲之时,阳气内动,迫血妄行,导致出血。

2. 湿热 外感湿热或肝郁脾虚,湿热内生,蕴于冲任,氤氲之时,阳气内动,引动湿热,迫血妄行,导致出血。

3. 血瘀 经期产后,余血未尽,瘀留于内;或情志内伤,气滞血瘀,瘀阻冲任,氤氲之时,阳气内动,引动瘀血,血不循经,遂致出血。

【诊断要点】

1. 临床表现 在两次月经中间出现规律性的少量阴道出血,历时数小时或 1~3 天;或伴腰酸,少腹胀痛,带下量多,质清透明,或呈赤白带下。

2. 妇科检查 一般无明显器质性病变。

3. 辅助检查 基础体温呈双相型,出血发生在低温、高温相交替时。

【鉴别诊断】

1. 月经先期 月经周期提前 1 周及以上,经量正常或较多,连续 2 个周期以上。

2. 月经过少 月经周期正常,经量减少,甚或点滴即净;或经期持续时间缩短,不足 2 天。

3. 赤带 无周期性,持续或反复出现似血非血的黏液,多有接触性出血,妇科检查可鉴别。

【辨证论治】

本病的辨证主要是根据出血的量、色、质的变化,再结合全身症状和舌脉来综合分析。

本病的治疗以滋肾养血为主,兼热者清之,兼湿者除之,兼瘀者化之;出血期间,可适当添加一些固冲止血之品,使阴阳平和,气血调和。

1. 肾阴虚

主要证候:经间期出血,量少或稍多,色鲜红,质黏;头晕耳鸣,腰膝酸软,五心烦热,夜寐不宁,便结尿黄;舌红、苔少,脉细数。

证候分析:肾阴虚损,氤氲之时,阳气内动,冲任不固,故经间期出血,血量少,色鲜红;内热伤津扰神,故五心烦热,夜寐不宁,便结尿黄;阴虚脑髓、腰府失养,则头晕耳鸣,腰膝酸软;舌红、苔少,脉细数,均为肾阴虚损之征。

治法:滋益肾阴,固冲止血。

方药:两地汤(《傅青主女科》)合二至丸(《医方集解》)。

两地汤:生地　地骨皮　玄参　麦冬　白芍　阿胶

二至丸:旱莲草　女贞子

方中以生地、地骨皮滋阴清热;玄参、麦冬补益肾阴;白芍养阴敛阴;阿胶滋阴养血止血;旱莲草、女贞子滋阴止血。全方滋益肾阴,固冲止血。

若阴损及阳,治宜益阴助阳,固涩止血,方用毓麟珠(《景岳全书》)加减。

2. 湿热

主要证候:经间期出血量少或多,色深红,质黏腻,或见赤带、赤白带;神疲乏力,胸闷纳呆,平素带下量多,色黄,质黏;舌红、苔黄腻,脉滑数。

证候分析:湿热内动,扰动血海,则出血量少,色深红;湿浊与血俱下,故质黏腻,或见赤带、赤白带;热重于湿,则血量多,湿重于热,则血量少,神疲乏力,胸闷纳呆;舌红、苔黄腻,脉滑数,均为湿热之征。

治法:清利热湿。

方药:清肝止淋汤(《傅青主女科》)去阿胶、红枣,加茯苓、小蓟。

清肝止淋汤:白芍　当归　生地　丹皮　制香附　黄柏　牛膝　黑豆　阿胶　红枣

方中以白芍、当归、生地、黑豆补肾,养血柔肝;丹皮清肝泻火;香附疏肝解郁;黄柏清热燥湿;茯苓利水渗湿;小蓟清热止血;牛膝引药下行。方中阿胶、红枣,因湿热困脾,故去之。全方共奏清热除湿之功。

若湿盛带黄量多,去白芍、生地,酌加苍术、马齿苋、薏苡仁以健脾除湿;若出血多,宜去牛膝、当归,酌加茜草根、地榆、乌贼骨等固涩止血。

3. 血瘀

主要证候:经间期出血量少或多,色紫黑,有血块,小腹疼痛拒按,胸闷烦躁;舌质紫黯或有瘀点、瘀斑,脉弦涩。

证候分析:瘀血阻滞,新血难安,胞脉损伤,故经间期出血,色紫黑,有血块;瘀阻胞脉,气机不畅,则小腹疼痛拒按,胸闷烦躁。舌质紫黯或有瘀点、瘀斑,脉弦涩,均为血瘀之征。

治法:化瘀止血。

方药:逐瘀止血汤(《傅青主女科》)。

生地　大黄　桃仁　丹皮　赤芍　当归尾　枳壳　龟板

方中以生地、大黄凉血祛瘀止血;桃仁、丹皮活血祛瘀;赤芍、当归尾养血活血;枳壳行气,助祛瘀止血;龟板养阴止血。全方有活血祛瘀,养阴止血之功。

若出血偏多,去当归尾、赤芍,酌加三七、五灵脂、炒蒲黄以化瘀止血;若腹痛较剧,酌加香附、延胡索以理气止痛。

【其他疗法】

1. 针灸疗法

(1)体针:血海、阴陵泉、三阴交、关元、气海、膀胱俞、肾俞。每次取3~4穴。

（2）耳针：子宫、卵巢、内分泌、肾、膀胱。每次取 2～3 穴，以王不留行籽贴压，每日按压 2～3 次，每次 10 分钟。

2. 中成药 六味地黄丸，适用于肾阴虚型经间期出血；云南白药，适用于血瘀型经间期出血；知柏地黄丸，适用于阴虚火旺之经间期出血；乌鸡白凤丸，适用于肾阳虚之经间期出血。

【预后转归】

若及时治疗，多可治愈；若反复出血，治疗不及时，可发展为崩漏、不孕症等。

【预防调摄】

1. 体虚或有宿疾者，及时调治。

2. 避免精神刺激，调畅情志，保持心情愉快。

3. 出血期间注意休息，避免过劳和紧张情绪，保持局部清洁，禁房事。

4. 调理饮食，排卵前后禁食辛燥肥甘之品，以免助湿生热。

病案分析

李某某，女，24 岁。近 3 天来时值月经中期，阴道少量出血。经前腹痛，外阴瘙痒，口渴，月经先后不定，行经第 1 天腹痛剧烈。舌红，苔黄，脉弦滑。西医诊断：排卵期出血。中医辨证：湿热下注，热伤血络。治宜清热利湿，行气活血。方药：瞿麦四钱，萹蓄三钱，木通一钱，车前子三钱（包），赤、白芍各一钱，草薢四钱，延胡索二钱，川楝子三钱，黄芩二钱，柴胡一钱，荆芥穗一钱半。服 4 剂，痊愈。

分析：本病治疗，以调理冲任、摄血止血为大法，采取分期论治。治拟清热利湿、行气活血。方用刘老的经验方清肝利湿汤加减，符合通因通用之法则，使湿热得清，气血得通，血脉疏达，冲任调和，则血止病除。

（高新彦，袁惠霞. 古今名医妇科医案赏析［M］. 北京：人民军医出版社，2006.）

第三节 闭　　经

女子年逾 16 周岁，虽有第二性征发育但无月经来潮，或年逾 14 岁，尚无第二性征发育及月经未初潮，为称"原发性闭经"，占闭经的 5%；或已建立月经周期而后又中断 3 个周期或 6 个月以上者，称"继发性闭经"，占闭经的 95%。古称"女子不月""月事不来""经闭"等。

妇女由于妊娠、哺乳，或进入围绝经期，月经停闭，属生理现象。少女初潮 1 年内偶尔月经停闭，无其他不适，亦无需治疗。

西医学的病理性闭经，可参照本病辨证论治。

【病因病机】

主要病机为冲任气血失调，有虚实两方面，虚者精血不足，血海空虚，无血可下；实者经隧阻隔，血不得下。

1. 肝肾不足 先天禀赋不足，或后天房劳、多产、久病伤肾，肾精亏耗，无精化血，精血匮乏，冲任空虚，无血可下，则经闭不行。

2. 气血虚弱 素体脾胃虚弱；或饮食劳倦，思虑过度，损伤心脾，化源不足；或大病久病,数耗于血,致冲任血少,血海空虚,无血可下,故成经闭。

3. 阴虚血燥　素体阴虚或失血伤阴,或久病耗血;或过食辛燥,灼烁阴血,致血海干涸,无血可下,而成经闭。

4. 气滞血瘀　素性抑郁,或郁怒伤肝,气血瘀滞,冲任瘀阻,胞脉不通,经血不得下行,乃致月经停闭。

5. 痰湿阻滞　形体肥胖,痰湿内盛;或脾虚失运,聚湿成痰,脂膜痰湿壅塞冲任,气血运行受阻,经血不得下行,而致月经停闭。

　　　　　　　　　　　　　知识链接

西医闭经的病因及分类

月经的周期性来潮,有赖于下丘脑-垂体-卵巢轴的神经内分泌调节,以及子宫内膜对性激素的周期性反应。任何一个环节发生障碍,均可发生闭经。

根据病变部位不同,闭经可分为:下丘脑性闭经、垂体性闭经、卵巢性闭经、子宫性闭经以及下生殖道发育异常性闭经。

WHO将闭经归纳为3种类型:Ⅰ型:无内源性雌激素产生,卵泡刺激素(FSH)水平正常或低下,催乳素(PRL)水平正常,无下丘脑、垂体器质性病变的证据;Ⅱ型:有内源性雌激素产生,FSH、PRL水平正常;Ⅲ型:FSH水平升高,提示卵巢功能衰竭。

【诊断要点】

1. 临床表现　年逾16岁,月经尚未初潮;或已行经,月经停闭超过6个月。

2. 妇科检查　注意阴毛分布及内外生殖器官发育情况,排除畸形及器质性病变的存在;注意第二性征发育情况及营养状况,以及乳房有无乳汁分泌等。

3. 辅助检查　性激素水平测定、基础体温测定、B超、宫颈黏液结晶检查、阴道脱落细胞检查、诊断性刮宫、宫腔造影、CT、MRI及甲状腺、肾上腺功能检查等均有助于诊断。

【鉴别诊断】

1. 避年　避年者月经一年一行,可正常生育。而闭经,往往不孕,伴有全身不适表现。

2. 早孕　与月经稀发者早孕鉴别。月经不行,伴厌食、择食、恶心等早孕反应。妊娠试验、B超及妇科检查可资鉴别。

【辨证论治】

闭经的辨证应首先分清是经病还是他病所致。他病者,当先治他病;经病者,当先治经病,再辨病之虚实。一般月经初潮迟,或由月经后期,量少渐至停闭,伴其他虚象,多属虚证;如骤然停经,并伴有其他实象,多为实证。

治疗原则为虚者补而通之;实者泻而通之。虚实夹杂者当攻中有养、补中有通。切不可不分虚实,滥用通破之药,以通经见血为快;亦不可频用滋腻,呆滞脾胃,影响气血生化。本病虚证多实证少,切忌妄行攻破之法。

1. 肝肾不足

主要证候:年逾16岁尚未行经,或经期延后,量少,渐至经闭不行。兼见形体瘦弱,面容憔悴,肌肤不荣,头晕耳鸣,腰膝酸软,阴中干涩,阴毛、腋毛稀疏脱落,性欲淡漠。舌淡红、苔少,脉沉弦细。

证候分析:肝肾虚损,精血亏乏,血海空虚,无血可下,故月经延迟不潮,量少渐至经闭;精血不荣肌肤、脑髓,则形体瘦弱,面容憔悴,肌肤不荣,头晕耳鸣,腰膝酸软;阴血不润前阴,故阴中干涩,阴毛稀疏脱落。舌淡红、苔少,脉沉弦细,均为肝肾亏损之象。

治法:补益肝肾,养血调经。

方药:归肾丸(《景岳全书》)。

熟地　山药　枸杞　山茱萸　茯苓　当归　杜仲　菟丝子

方中以熟地、山茱萸补肾益精;杜仲、菟丝子、枸杞填精益血,强腰健肾;当归补血活血;茯苓、山药健脾益气。全方补肾阴,养肝血,兼以健脾,有养血调经之功。

若精血不足,面色㿠白,肌肤不荣,酌加阿胶、何首乌、鸡血藤以益精养血;若疲乏无力,酌加人参、白术以补中益气;若小腹凉、夜尿多,酌加仙茅、淫羊藿、益智仁以温肾助阳。

2. 气血虚弱

主要证候:周期逐渐延后,量少、色淡、质稀,渐至经闭不行。兼见面色㿠白或萎黄,神倦乏力,食欲不振,头晕目眩,心悸气短,失眠多梦或见毛发不泽,唇舌淡而无华。舌淡、苔薄,脉细无力。

证候分析:气虚血弱,冲任不充,血海不盈,故月经由稀少渐至停闭不行;血虚不荣于肌肤,则面色㿠白或萎黄,毛发不泽;脾虚失运,故神倦乏力,食欲不振;脑髓、心神失养,故头晕目眩,心悸气短,失眠多梦;舌淡、苔薄,脉细无力,均为气血虚弱之象。

治法:补中益气,养血调经。

方药:人参养荣汤(《太平惠民和剂局方》)。

白芍　当归　熟地　人参　黄芪　白术　陈皮　茯苓　远志　桂心　五味子
炙甘草

方中以人参大补元气,黄芪、白术、陈皮、茯苓、炙甘草补中益气;白芍、当归、熟地养血调经;五味子益气养心,远志宁心安神,桂心温阳和营。全方有补气养血之功。

若他病所致营养不良性气血虚弱,应先治愈他病,贫血纠正后再酌加牛膝、卷柏、山楂等行血通经;若性欲低下,子宫萎缩,毛发脱落,酌加紫河车、鹿角胶等血肉有情之品以大补气血。

3. 阴虚血燥

主要证候:月经由量少渐至停闭不行。五心烦热,颧红唇干,盗汗,甚至劳热骨蒸,咳唾痰血。舌红、苔少,脉细数。

证候分析:阴血耗损,血海干涸,故月经由量少渐至停闭不行;虚火内炽,扰及心神,故五心烦热,颧红唇干;虚热内扰,蒸津外泄,则劳热骨蒸,盗汗不止;热伤肺络,则咳唾痰血;舌红、苔少,脉细数,均为阴虚血燥之候。

治法:滋阴润燥,养血调经。

方药:加减一阴煎(《景岳全书》)加黄精、女贞子、丹参、制香附。

加减一阴煎:生地　白芍　麦冬　熟地　知母　地骨皮　炙甘草

方中以生地、知母滋肾阴;麦冬养心阴;白芍养肝阴;熟地益精养血;地骨皮凉血清虚热;炙甘草调和诸药。女贞子、黄精滋补精血;丹参、制香附理气活血。全方滋阴润燥,益精养血,使经血自调。

若虚热不解,潮热时有,酌加青蒿、鳖甲以清虚热;若盗汗不止,酌加煅龙固、煅牡蛎、浮小麦以固涩止汗;若咯血,酌加桑叶、百合、白及以凉血止血;若结核病未愈,应坚持抗结核治疗。

4. 气血瘀滞

主要证候:月经渐至停闭或骤然停闭。少腹胀痛拒按,情志抑郁,心烦易怒,胸胁、乳房胀痛,嗳气叹息。舌质紫黯或有瘀点、瘀斑,苔白,脉沉弦或弦涩。

证候分析:肝郁气滞,血瘀内停,瘀阻冲任,胞脉不通,则月经渐至停闭或骤然停闭;气血阻滞,不通则痛,故少腹胀痛拒按;气滞不宣,故情志抑郁,心烦易怒,胸胁、乳房胀痛,嗳气叹息;舌质紫黯或瘀斑,苔白,脉沉弦或弦涩,均为气滞血瘀之象。

治法:活血理气,祛瘀通经。

方药:血府逐瘀汤(《医林改错》)。

当归 生地 桃仁 红花 川芎 赤芍 柴胡 枳壳 牛膝 桔梗 甘草

方中以桃红四物汤活血化瘀,养血调经;柴胡、枳壳疏肝理气,气行则血行;桔梗开胸宣气;牛膝引血下行,祛瘀通经;甘草调和诸药。全方活血祛瘀,行气止痛而通经。

若少腹痛甚拒按,酌加香附、郁金、延胡索、三棱以化瘀止痛;若腰腹冷痛,去生地,加小茴香、肉桂、吴茱萸、五灵脂以温经止痛;若小腹疼痛灼热兼便结,加丹皮、知母、败酱草、大黄以清热通便。

5. 痰湿阻滞

主要证候:月经由稀发量少,渐至停闭不行。形体肥胖,胸脘满闷,或呕恶痰多,神疲倦怠,纳少便溏,带下量多、色白。舌淡、苔白腻,脉滑。

证候分析:痰湿下注,闭阻胞脉,则月经由稀发量少,渐至停闭不行;痰湿内盛,溢于肌肤,则形体肥胖;痰湿阻于胸脘,则胸脘满闷,呕恶痰多;湿邪困脾,则神疲倦怠,纳少,便溏;痰湿下注,则带下量多、色白;舌淡、苔白腻,脉滑,为痰湿内盛之象。

治法:豁痰除湿,活血通经。

方药:丹溪治湿痰方(《丹溪心法》)。

苍术 半夏 茯苓 白术 滑石 香附 当归 川芎

方中以苍术、半夏燥湿化痰;茯苓、白术健脾利湿;滑石渗湿利水;香附、当归、川芎行气活血。全方化痰除湿,理气健脾,活血通经。

若痰湿已化,月经未行,酌加牛膝、卷柏、泽兰、红花等行血通经;若胸脘满闷重者,酌加枳壳、瓜蒌以宽胸顺气;若面浮肢肿,酌加益母草、泽兰、泽泻以活血利水消肿。

【其他疗法】

1. 针灸疗法 用于虚证,主穴选足三里、三阴交、神阙,配穴选气海、血海、关元。用补法,留针10~15分钟,每日1次。

2. 中成药

(1)大黄䗪虫丸:适用于血瘀证,每次1丸,一日2次,黄酒或温水送服。

(2)乌鸡白凤丸:适用于气血两虚,精血不足者,每次1丸,一日2次,温开水送服。

【预后转归】

一般闭经时间短,年龄轻,属实证者,预后则好;闭经时间长,年龄大,属虚证者,尤其是阴虚血燥者,治疗比较困难,预后差。其病情也容易受到情志、环境、饮食或其他因素的影响。闭经病因复杂,会影响生育。

【预防调摄】

1. 平衡饮食,控制体重,避免营养不良。

2. 积极治疗可能导致闭经的疾病,以防发展成闭经。

3. 计划生育,避免节育手术对子宫内膜的损伤。

4. 正确处理产程,避免产后大出血及感染。

5. 哺乳期不宜过长。

6. 保持心情愉快,避免精神刺激,稳定情绪,积极治疗。

 病案分析

病案:王某,32 岁。产后闭经 1 年余。因胎盘早剥行剖宫产术,出血多,且新生儿夭折。症见形寒肢冷,头晕眼花,有飞蚊感,多梦,腰膝酸软,性欲减退,头发稀疏,枯黄,面色萎黄,眼眶黯黑,舌质淡黯,苔白,脉沉细。

妇检:阴毛稀疏,阴道潮红,分泌物少,宫颈光滑,子宫后倾,略小,附件未见异常。

辨证为肾阳虚衰,血枯经闭。治以温肾壮阳,峻补血气。

处方:淫羊藿 15g,仙茅、吉林参、炙甘草各 12g,当归 30g,怀山药 25g。每日 1 剂,煎 2 次,温服。另炖服人参 10g。

按方连续治疗 1 个月后来诊:期间月经来潮,量少,色淡,5 天净。现精神好转,畏寒减轻,带下稍增,面色略改善,舌淡黯,苔白,脉沉细。

处方:仙茅 15g,淫羊藿、炙甘草各 12g,当归、党参各 30g,熟地 20g,橘红 6g,另炖吉林参 6g 和药。

分析:本例阴阳气血俱虚之继发性闭经,以二仙汤加减,大补先后二天之本,峻补气血冲任,则经血下。

(罗颂平. 中国百年百名中医临床家丛书·妇科专家卷·罗元恺[M]. 北京:中国中医药出版社,2012.)

附:多囊卵巢综合征

多囊卵巢综合征(PCOS)是一种以雄激素过高的临床或生化表现、稀发排卵或无排卵、卵巢多囊改变为特征的病变。多见于青春期及育龄期女性。主要临床表现为月经周期不规律、月经稀发或闭经,多毛,痤疮,肥胖,不孕等。

属于中医学的闭经、不孕症、癥瘕等病的范畴。

【病因病理】

本病的病因不明,目前认为可能与内分泌功能紊乱、下丘脑-垂体-卵巢平衡失调有关。典型的病理变化如下:

1. 卵巢变化 双侧卵巢较正常增大 2~5 倍,表面光滑,包膜增厚,灰白色,坚韧。镜下见许多大小不等的囊性卵泡,包膜较正常厚 2~4 倍,包膜下见各不同发育期及萎缩的卵泡,无排卵迹象。

2. 子宫内膜变化 因持续无排卵,子宫内膜长期受雌激素刺激,呈现出不同程度的病理改变,可表现为单纯型增生、复杂型增生、不典型增生,甚至提高子宫内膜癌的发病率。

【临床表现】

1. 月经不调　主要表现为月经周期不规律、月经稀发、渐致闭经。

2. 不孕　由月经不调和无排卵所致。

3. 肥胖　40%~60%患者出现肥胖,常呈中心型肥胖。

4. 多毛、痤疮　由雄激素过高所致。毛发分布有男性化倾向。

【诊断】

根据病史、临床表现,一般可明确诊断。临床表现不典型的,则需要进行相关的辅助检查以明确诊断。

【治疗】

1. 中医治疗　可参照闭经、不孕症等病证进行辨证论治,不再赘述。

2. 西医治疗

(1)一般治疗:肥胖型患者,可通过节制饮食和增加运动的方法减轻体重,促进排卵,促使受孕。

(2)药物治疗

1)调整月经周期:口服避孕药是相对安全的方法。口服短效避孕药,3~6个月为一个疗程,可重复使用。能抑制毛发生长,治疗痤疮。

2)降低雄激素:能降低高雄激素血症和治疗高雄激素体征。地塞米松每晚口服0.25mg。

3)改善胰岛素抵抗:对肥胖或有胰岛素抵抗者用胰岛素增敏剂。二甲双胍口服500mg,每天2~3次。

4)促排卵:有生育要求的患者,在上述治疗之后,再行促排卵治疗。于月经第5天,每日口服氯米芬50mg,连服5天。停药后5~10天出现排卵。若无效,于下周期将药量加大至每日100mg。连续使用3个周期。不宜长期服用,以免导致卵巢过度刺激综合征。在治疗过程中密切观察排卵情况。对闭经患者,先用黄体酮引起撤药性出血,出血的第5天开始用药。

(3)手术治疗:腹腔镜手术或卵巢楔形切除术。

第四节　崩　　漏

崩漏是指经血非时暴下不止或淋漓不尽,前者称之崩中,后者称之漏下;崩与漏虽出血情况不同,然两者常交替出现,且病因病机基本一致,故统称崩漏。本病属妇科常见病,亦属疑难急重病证。是因肾-天癸-冲任-胞宫生殖轴严重紊乱,导致月经的周期、经期、经量严重失调。

西医学称为"无排卵性功能失调性子宫出血"。

【病因病机】

崩漏之本在肾,病位在冲任,变化在气血。主要病机为冲任不固,不能制约经血,血海蓄溢失常,经血非时而下。

1. 血热　有实热和虚热之分。

(1)实热:素体阳盛血热;或素性抑郁,久郁化火;或外感热邪;或过食辛燥助阳之品,热伏冲任,迫血妄行,发为崩漏。

（2）虚热:素体阴虚;或久病、失血伤阴,虚火内炽,扰动血海,冲任失约,故经血非时妄行。

2. 肾虚　有肾阴虚和肾阳虚之分。

（1）肾阴虚:房劳多产,伤精耗血,肾阴亏损,虚火内生,热扰冲任,迫血妄行,可致崩漏。

（2）肾阳虚:先天禀赋不足,或绝经前后肾气渐衰,或久病伤肾,肾阳虚衰,封藏失职,冲任不固,经血失约,亦可致崩漏。

3. 脾虚　素体脾虚,或思虑、劳倦过度,或饮食不节,损伤脾气,致脾虚气弱,统摄无权,冲任不固,经血失约,而成崩漏。

4. 血瘀　素性抑郁,肝气郁结,气滞血瘀;或经期、产后余血未尽,复感寒邪,寒凝血瘀;或久漏成瘀,冲任瘀阻,新血难安,离经妄行,而致崩漏。

【诊断要点】

1. 临床表现　月经周期、经期、经量严重紊乱。发病前常伴有不同程度的停经史,或量多暴下如注,或量少淋漓不尽。量多,或迁延日久,常伴有不同程度的贫血。

2. 妇科检查　出血来自子宫腔,无明显器质性病变。

3. 辅助检查　B超、诊断性刮宫、血液检查、基础体温测定、宫腔镜检查等有助于诊断,并排除器质性疾病、全身性疾病等原因引起的阴道出血。

 知识链接

无排卵性功能失调性子宫出血子宫内膜的病理改变

崩漏属西医学中无排卵性功能失调性子宫出血,以月经周期紊乱,经行时间长短不一,量多少不定为主症。由于子宫内膜持续受雌激素作用,而无孕激素拮抗,可发生不同程度的增生性变化,少数呈萎缩性改变。病理改变为:

1. 子宫内膜增生症　①单纯型增生;②复杂型增生;③不典型增生:为子宫内膜癌前期病变。

2. 增生期子宫内膜。

3. 萎缩型子宫内膜。

【鉴别诊断】

1. 月经不调　月经周期,或经期、经量发生异常,不会同时发生紊乱。

2. 赤带　带下呈血性,月经正常。妇科检查多能鉴别。

3. 外阴、阴道损伤出血　有相关外伤史,妇科检查可见伤口,有活动性持续出血,色鲜红。

4. 生殖器官肿瘤　阴道流血,或有小腹压痛,妇科检查:子宫增大。结合B超、宫腔镜检查等有助于鉴别。

5. 其他　由肝脏疾病、血液病等导致的不规则阴道出血,通过询问病史、血液检查、骨髓细胞检查等,不难鉴别。

【辨证论治】

辨证主要是根据出血的量、色、质变化,结合全身证候、舌脉及起病的久暂,辨其寒、热、虚、实。久崩久漏,或暴崩不止,色淡黯,质稀,多属寒;经血非时暴下,量多势急,血色鲜红或深红,质稠,多属实热;淋漓难尽,色紫红,质稠,多属虚热。经血淋漓不尽或非时暴下不止,色淡,质稀,多属虚;时来时止,时多时少,色黯夹块,多属瘀。

崩漏虚多实少,热多寒少。青春期多肾气不足,冲任未充;育龄期多肝郁血热,冲任受损;绝经过渡期多脾气虚弱或肝肾亏损,冲任不固。

崩漏的治疗,本着"急则治其标,缓则治其本"的原则,灵活运用塞流、澄源、复旧三法。

(1)塞流:即止血。暴崩之际,急当防脱止血,首选补气摄血。若出血量多势急,需行中西医结合治疗。

(2)澄源:即正本清源,亦是求因治本。暴血缓减后需行辨证论治,常用补肾、疏肝、益气、健脾、清热、化瘀等法。

(3)复旧:即固本善后,调理恢复。青春期重在补益肾气,固摄冲任;育龄期重在舒肝养肝,调理冲任;绝经期重在滋肾扶脾,调摄冲任。调经以肾为本,故宜补肾固冲调经,本固血充则经水自调。

治崩三法不可截然分开,塞流需澄源,澄源当固本,复旧须求因。须结合病情相互参合,灵活运用,因证施治。

1. 血热

(1)虚热

主要证候:经行无期,量少淋漓不尽或量多势急,色鲜红,质稠;两颧潮红,烦热少寐,咽干口燥,便结尿黄;舌红,少苔,脉细数。

证候分析:阴虚失守,冲任不固,故经行无定期;血为热灼,阴血亏虚,故经行量少,淋漓不尽;虚热煎熬,则色鲜红,质稠;虚热上浮,故两颧潮红;虚火灼津扰神,故烦热少寐,咽干口燥;舌红,少苔,脉细数,均为阴虚内热之象。

治法:养阴清热,固冲止血。

方药:保阴煎(《景岳全书》)加沙参、麦冬、阿胶。

黄柏　黄芩　生地　熟地　白芍　续断　山药　甘草

方中黄柏、黄芩清热泻火;生地养阴清热;熟地、白芍养血敛阴;续断、山药补肝肾、固冲任;甘草调和诸药。另加沙参、麦冬清热养阴;阿胶滋阴补血。全方共奏养阴清热,止血调经之效。

若出血量多,酌加女贞子、旱莲草滋肾养肝;五心烦热,加银柴胡、白薇、生龟板平肝潜阳。

(2)实热

主要证候:经血非时暴下,或淋漓不尽又时而增多,质稠有块,色深红;烦热口渴,便结尿黄;舌红,苔黄,脉滑数。

证候分析:阳盛血热,热伏冲任,扰动血海,迫血妄行,故经血非时暴下,或淋漓不尽;血为热灼,则经质稠夹有血块,经色深红;热扰心神伤津,则烦热、口渴、便结尿黄;舌红,苔黄,脉滑数,均为实热内蕴之证。

治法:清热凉血,止血调经。

方药:清热固经汤(《简明中医妇科学》)。

黄芩　栀子　生地　地骨皮　阿胶　龟板　地榆　棕榈炭　藕节　牡蛎　生甘草

方中阿胶、龟板滋阴潜阳,补肾养血;黄芩、栀子、生地清热凉血;合地骨皮以增强养阴、清热、凉血之功;地榆、棕榈炭、藕节清热凉血,收涩化瘀;牡蛎育阴潜阳;生甘草调和诸药,清热解毒。方中诸药各司其职,共奏清热凉血,止血调经之功。

若兼见两胁、少腹胀痛,加夏枯草、柴胡、龙胆草清肝泄热;湿热阻滞冲任,少腹疼痛,去阿胶,酌加黄柏、红藤、忍冬藤、茵陈清热利湿。

2. 肾虚

(1)肾阴虚

主要证候:多见青春期或经断前后女性出现经乱无期,淋漓不尽或闭经数月后,突然暴崩不止,色鲜红,质稠;头晕耳鸣,腰酸膝软,五心烦热;舌偏红,苔少,脉细数。

证候分析:肾阴匮乏,封藏失司,冲任不固,故经乱无期,淋漓不尽或暴崩不止;阴虚血热,则经色鲜红,质稠;阴虚腰府、脑髓失养,则腰酸膝软,头晕耳鸣;水不济火,故五心烦热;舌偏红,苔少,脉细数,均为肾阴亏虚之象。

治法:滋肾益阴,固冲止血。

方药:左归丸(《景岳全书》)去牛膝,合二至丸(《医方集解》)。

左归丸:熟地 山茱萸 山药 枸杞 菟丝子 龟板胶 鹿角胶 川牛膝

二至丸:女贞子 旱莲草

方中重用熟地滋肾填精,大补真阴;山茱萸养肝滋肾,涩精敛汗;菟丝子益肝肾,强腰膝,健筋骨;山药滋补肝肾;枸杞补肾益精,养肝明目;龟板胶育阴止血,鹿角胶补肾填精,两胶合用,取其阳中求阴之义;女贞子益肝补肾;旱莲草入肾益精;牛膝活血并引血下行,故去之。全方共奏滋肾益阴,固冲止血之效。

若肝阴失养,兼见咽干、眩晕者,选加生牡蛎、玄参、夏枯草养阴清热,平肝潜阳;心阴不足,心烦不寐,酌加柏子仁、五味子、夜交藤养心安神。

(2)肾阳虚

主要证候:经乱无期,出血量多,或暴下不止或淋漓不尽,色淡,质稀;面色晦暗,畏寒肢冷,腰膝酸软,小便清长,大便溏薄,小腹空坠;舌淡,苔白,脉沉细。

证候分析:肾阳虚衰,肾气不足,封藏失职,冲任不固,故经行无期,淋漓不尽或暴下不止;阳虚火衰,血失温煦,则质稀,色淡;阳虚失煦,命门火衰,故腰膝酸软,畏寒肢冷,面色晦暗,小腹空坠;脾肾阳虚,则大便溏薄,小便清长;舌淡,苔白,脉沉细,均为肾阳不足之象。

治法:温肾固冲,止血调经。

方药:右归丸(《景岳全书》)去肉桂,加补骨脂、淫羊藿。

右归丸:肉桂 附子 熟地 山药 山茱萸 枸杞 杜仲 鹿角胶 菟丝子 当归

方中制附子、鹿角胶、淫羊藿为君药,温肾壮阳,填精补髓;熟地、山茱萸、补骨脂、枸杞、山药滋肾益阴,养肝补脾;杜仲补益肝肾,强筋健骨;菟丝子补阳益阴,固精缩尿;当归养血和血;肉桂性温活血,血量多时宜去之。全方共奏温补肾阳,固冲止血之效。

若出血量多,加黄芪、人参补气摄血;年少肾气不足,加淫羊藿、紫河车,补肾益冲;量多色黯有块,伴小腹疼痛,寒凝血瘀者,酌加炒蒲黄、乳香、没药、炮姜温经祛瘀止血。

3. 脾虚

主要证候:经血非时而下,崩中暴下继而淋漓不尽,色淡,质稀;面色㿠白,或面浮肢肿,四肢不温,神疲气短;舌淡,苔薄白,脉细弱。

证候分析:脾虚气陷,血失统摄,则经血非时暴下不止,日久渐成漏下;脾虚火衰,血失温煦,故经血质稀,色淡;脾阳不振,故面色㿠白,四肢不温;中气不足,故神疲气短;水湿内停,则面浮肢肿。舌淡,苔薄白,脉细弱,均为气虚之征。

治法:健脾益气,摄血固冲。

方药:固本止崩汤(《傅青主女科》)去当归,加升麻、山药、大枣、乌贼骨。

固本止崩汤:黄芪 人参 白术 炮姜 熟地 当归

方中黄芪、人参、白术补气培元,固冲摄血;升麻升提气机;炮姜温中止血;山药、大枣健脾补血;熟地养血滋阴;乌贼骨涩血固冲。当归药性温热,走而不守,故不用。全方共奏气血双补,摄血固冲之功。

若崩中量多者,重用黄芪、人参、白术益气摄血,加侧柏叶、仙鹤草、棕榈炭敛阴涩血止血;若久漏不止,或少腹胀痛者,选加炒蒲黄、益母草化瘀止血。

4. 血瘀

主要证候:经血非时而下,量时多时少,时下时止,或淋漓不断,或停闭日久又突然崩中,继而漏下,色紫黯有块;小腹疼痛;舌质紫黯或有瘀斑、瘀点,苔薄白,脉弦涩。

证候分析:胞脉瘀阻,新血难安,则经乱无期,或暴崩不止,或淋漓不尽;离经之血时流时瘀,故出血时下时止,经色紫黯有块;瘀阻气血不畅,故小腹疼痛;舌质紫黯或有瘀斑、瘀点,脉弦涩,均为血瘀之征。

治法:活血化瘀,止血调经。

方药:四物汤(《太平惠民和剂局方》)合失笑散(《太平惠民和剂局方》)加益母草、三七、茜草炭、乌贼骨。

四物汤:熟地 川芎 当归 白芍

失笑散:炒蒲黄 五灵脂

四物汤和血补血调经;失笑散祛瘀活血止血;加益母草、三七、茜草炭增强活血祛瘀之功;乌贼骨涩血不留瘀。全方共奏活血化瘀,止血调经之功。

若出血量多色红,兼见口苦者,选加丹皮、夏枯草、地榆、仙鹤草化瘀泄热;若兼有少腹冷痛者,加乌药、炮姜温经散寒止痛。

【急症处理】

崩漏属妇科急重证,暴崩不止,致气随血脱,阴阳离绝,甚至脱证厥证,危及生命。故暴崩之际,当止血防脱,需采取中西医结合抢救措施。

1. 药物治疗

(1)宫血宁胶囊:适用于血热崩漏,每次2粒,每日3次。

(2)三七胶囊:适用于血瘀崩漏,每次3粒,每日2~3次。

(3)止血中药的选择:为提高止血疗效,可在辨证的基础上,酌加相应的止血药。益气补虚:人参、黄芪、山药、党参、大枣等;清热止血:黄芩、黄柏、败酱草、蒲公英、贯众、大黄、夏枯草、红藤等;凉血止血:地榆、槐花、大蓟、小蓟、紫草、丹皮、侧柏叶、白茅根等;化瘀止血:三七、益母草、炒蒲黄、炒五灵脂、茜草根(炭)等;温经止血:炒艾叶、炮姜炭、炒续断、伏龙肝等;固涩止血:龙骨、牡蛎、乌贼骨、棕榈炭、金樱子、仙鹤草、血余炭等;养血止血:阿胶、鹿角胶、龟板胶、当归炭、生地等。

(4)性激素止血:常用雌、孕、雄激素。

2. 针灸治疗

(1)断红穴(在手背第二、三掌骨间),先针后灸,留针 20 分钟。

(2)隐白、百会、神阙、关元,艾灸,每日 2~3 次,每次 20 分钟。

3. 对症及手术治疗

(1)抗休克:输液、输血补充血容量(见附:功能失调性子宫出血)。

(2)已婚妇女和围绝经期妇女,首选诊断性刮宫,刮取组织送病理检查,明确诊断的同时可达到止血的效果。

(3)年龄较大或其他治疗无效者,可选择电凝切除子宫内膜或子宫切除术。

【预后转归】

治疗得当,崩漏多可在短时间内治愈;治疗不当可导致贫血、休克、继发感染,如抢救不及时可危及生命。

【预防调摄】

1. 计划生育,积极治疗有出血倾向的月经不调。

2. 调畅情志,避免精神刺激,保持心情愉快。

3. 暴崩下血时,应卧床休息,勿冒雨涉水。

4. 出血期间保持局部清洁,禁房事及盆浴。

5. 加强营养,多进高蛋白及含铁高的饮食,忌辛辣生冷之品。

 病案分析

熊某,女,29 岁,已婚。

患者阴道间断出血 2 月余,经消炎、止血治疗无效。量多,色红,无血块;阵发性腹痛,食欲欠佳,口干欲冷饮,经期腹泻日 2 次;舌红,苔黄腻,脉软滑。证属湿热瘀阻。治以清热利湿,凉血止血,拟清利固冲汤治疗。生地 9g,当归 10g,白芍 15g,黄芩 9g,黄连 9g,益母草 15g,通草 9g,大黄炭 12g,蒲黄炭 10g,滑石 30g,白茅根 30g,炒贯众 30g,7 剂。

药后血止。白带量多,异味,外阴瘙痒,尿黄;舌红,苔薄黄。止带汤。茯苓 9g,猪苓 9g,泽泻 9g,茵陈 20g,赤白芍各 15g,牡丹皮 9g,炒栀子 9g,黄柏 9g,牛膝 9g,车前子 9g,7 剂。

分析:该患者阴道不规则出血 2 月余,经西医抗感染、止血治疗无效。系湿热瘀血积聚于胞宫所致。经清利固冲汤治疗,湿去热消,瘀血消散,血循常道而崩漏得治。但湿热余邪为患,故予止带汤以清热除湿止带,7 剂而诸症痊愈。

附:功能失调性子宫出血

由于生殖内分泌轴功能紊乱引起的异常子宫出血,称为功能失调性子宫出血,简称功血。功血可分为无排卵性和有排卵性两大类。

全身检查及生殖器官无器质性改变。

【病因】

无排卵性功血是由于机体内外因素(如:精神紧张、气候骤变、环境改变、过度劳累、营养不良及全身疾病等),通过大脑皮质和中枢神经系统,引起下丘脑-垂体-卵巢轴功能调节或靶细胞效应异常,而出现异常子宫出血;排卵性功血是因为卵巢虽有排卵,但卵泡发育不良或下丘脑、垂体功能不足,导致月经过多或月经周期间出血。

一、无排卵性功能失调性子宫出血

好发于青春期和绝经过渡期妇女。中医治疗可参照崩漏进行辨证论治。

【临床表现】

月经周期紊乱,经期长短不一,血量多少不定。出血量多或时间长时,可继发贫血。

【诊断】

依据病史,体格检查及辅助检查,才能明确诊断。

1. 询问病史　了解异常出血情况,及诊疗经过,并结合患者的年龄、月经史、婚育史、一般健康情况,排除他病的可能。

2. 妇科检查　无明显器质性病变。

3. 辅助检查

(1)诊断性刮宫:适用于已婚妇女,可以明确诊断,且有止血作用。

(2)激素测定:有助于诊断,并排除其他内分泌疾病。

(3)基础体温测定:基础体温呈单相型,提示无排卵。

(4)其他:血常规、凝血功能等,排除凝血功能异常导致的出血。

【治疗】

治疗原则是止血,调整周期,促排卵(绝经过渡期除外),纠正贫血,预防感染。

1. 一般治疗　加强营养,适当休息,纠正贫血,预防感染。

2. 止血　对大量出血者,要求 8 小时内见效,24~48 小时内基本止血。

(1)诊断性刮宫:可迅速止血,并明确诊断,已婚妇女首选。未婚女子,若有必要行诊刮术,患者或家属应事先知情且同意。

(2)性激素治疗

1)雌激素:适用于急性大出血患者。大剂量雌激素,可促使子宫内膜再生,修复创面而止血。每日用己烯雌酚 6~8mg,分 2~4 次口服,血止后开始减量,每 3 天减量一次,每次不超过总量的 1/3,直至每日 1mg 维持至用药 20 天左右,停药 3~7 天内出现撤退性出血。对有血液高凝或血栓性病史的患者,应禁用。

2)孕激素:适用于体内有一定雌激素水平的患者。孕激素使增生期的子宫内膜发生分泌期改变而止血。停药后 3~5 天,子宫内膜彻底脱落,又称为药物性刮宫。常用甲羟孕酮、地屈孕酮和炔诺酮等。如:地屈孕酮,每日 10~20mg,连续 10 天,停药3~7 日出现撤药性出血。此法不宜用于出血量多或贫血者。

3)雌孕激素联合用药:止血效果优于单一激素。治疗青春期无排卵性功血,口服避孕药有效。

4)雄激素:适用于围绝经期妇女。雄激素能拮抗雌激素,减少盆腔充血,减少出血量,可与孕激素同时使用。如:甲睾酮 5mg,舌下含服,每日 2~3 次,血止后减量或停药;或丙酸睾酮 25mg~50mg,肌内注射,每日 1 次,连用 3 日,血止后每周 2 次,每月总量不超过 200mg。单独使用效果不佳。

(3)止血药:氨甲环酸 1g,2~3 次/日,或维生素 K、酚磺乙胺等,用于辅助治疗,减少出血。

3. 调整月经周期　血止以后,建立和控制月经周期,是功血治疗的关键。

1）雌、孕激素序贯疗法（人工周期）：适用于青春期功血。模拟自然月经周期中卵巢激素变化，使子宫内膜发生周期性改变。于撤药性出血第 5 天开始，用结合雌激素 1.25mg 或戊酸雌二醇 2mg，每晚 1 次，连服 21 天，最后 10 天加服醋酸甲羟孕酮，每天 10mg。连续 3 个周期为 1 个疗程。

2）雌、孕激素联合法：尤其适合有避孕要求的患者。于撤药性出血第 5 天开始，口服避孕药，每天 1 片，连服 21 天。连续 3 个周期为一个疗程。有血栓性疾病、心脑血管疾病高危因素及 40 岁以上吸烟女性不宜使用。

4. 促进排卵　氯米芬促排卵。有生育要求的无排卵不孕患者，针对病因促排卵；青春期不提倡使用促排卵药物。

5. 手术治疗　年龄较大不易随访，经诊断性刮宫及药物治疗无效，或不宜用药、无生育要求，或出血量多危及生命的患者，可选择子宫切除或子宫内膜切除术。

二、排卵性功能失调性子宫出血

排卵性功能失调性子宫出血多发生在育龄期妇女，患者有排卵，月经周期正常。临床以出血时间与基础体温曲线对照，将本病分为月经量多和经间期出血两类。中医治疗可参照月经过多、月经先期、经期延长和经间期出血等病证进行辨证论治。

（一）月经过多

【诊断】

月经周期规则，经期正常，经量增多>80ml；妇科检查无器质性病变；子宫内膜活检呈分泌反应；性激素测定正常。

【治疗】

止血药、孕激素内膜萎缩法、口服复方短效避孕药。

（二）月经周期间出血

可分为黄体功能异常和围排卵期出血。

1. 黄体功能异常　分黄体功能不足和子宫内膜不规则脱落两类。

（1）黄体功能不足

【诊断】

月经周期缩短，不孕或孕早期流产；妇科检查，无器质性病变；基础体温呈双相型，高温相少于 11 天；子宫内膜活检，分泌反应至少落后 2 天。

【治疗】

促使卵泡发育和排卵、补充孕激素、绒促性素、口服避孕药。

（2）子宫内膜不规则脱落

【临床表现】

经期延长。

【诊断】

月经周期正常，经期延长，达 9~10 天，血量多。基础体温呈双相型，但下降缓慢；于月经第 5 天行诊断性刮宫，病理检查可诊断。

【治疗】

补充孕激素、绒促性素、口服复方短效避孕药。

2. 围排卵期出血

【诊断】

在两次月经之间,即排卵期,有规律性的阴道出血;妇科检查,无器质性病变;基础体温,呈双相型;出血发生在低温、高温相交替之时。

【治疗】

口服复方短效避孕药、抑制排卵、控制周期。

第五节　痛　经

妇女正值经期和经行前后,出现周期性小腹疼痛,或痛引腰骶,甚至剧痛晕厥者,称为"痛经",亦称"经行腹痛"。痛经的记载最早见于《金匮要略·妇人杂病脉证并治》。

知识链接

西医学关于痛经的认识

痛经分为原发性和继发性两类,原发性痛经是指生殖器官无器质性病变的痛经,又称为功能性痛经,占痛经90%以上,其发生主要与月经时子宫内膜前列腺素含量增高有关,常见于青年女性;继发性痛经是指由盆腔器质性疾病引起的痛经,如盆腔子宫内膜异位症、盆腔炎性疾病后遗症、子宫腺肌症、妇科肿瘤、宫颈口粘连狭窄等病变所致,多见于育龄期妇女。

本节所述主要指原发性痛经。

【病因病机】

痛经主要病机为冲任、胞宫气血阻滞"不通则痛";或冲任胞宫失养,"不荣则痛"。其病之所以伴随月经周期而发生,是与经期冲任气血变化有关。非行经期间,由于冲任气血平和,致病因素尚不足以引起冲任、胞宫气血瘀滞或失养,故不发生疼痛。而值经期前后,血海由满盈到溢泄,气血骤虚,冲任、胞宫气血变化较平时急骤,故易受致病因素干扰,导致痛经。

1. 气滞血瘀　平素抑郁,或忿怒伤肝,肝郁气滞血瘀;或经期产后,余血内留,瘀滞冲任。每值经前经期,气血下注冲任,胞脉气血更加壅滞,而经血运行不畅,"不通则痛",发为痛经。

2. 寒凝胞中　多因经期产后外感寒邪;或过食生冷,内伤于寒,血为寒凝;或素体阳虚,阴寒内盛,冲任虚寒,使血滞不行,"不通则痛",发为痛经。

3. 湿热蕴结　素有湿热内蕴,或经期、产后,感受湿热之邪,与血搏结,阻滞气血,流注下焦,蕴结胞中,气血凝滞,"不通则痛",发为痛经。

4. 肝肾亏损　禀赋不足,肝肾素虚;或多产房劳,伤及肝肾,以致精亏血少,冲任失养,加之经行阴血下泻,血海更虚,冲任、子宫失于濡养,"不荣则痛",发为痛经。

5. 气血虚弱　素体虚弱,气血不足,或大病久病,耗伤气血,或脾胃虚弱,化源不足,以致气虚血少,冲任失养,经后气血更虚,冲任、胞宫失于濡养,"不荣则痛"。加上气虚无力行血,亦可发为痛经。

【诊断要点】

1. 临床表现　经行小腹痛,伴随月经周期性发作。腹痛多发生在经期第1~2天,行经第 1 天达高峰,疼痛可呈阵发性、痉挛性,痛甚时波及腰骶或全腹,可伴恶心、呕吐、腹泻等症状,严重者面色苍白,肢冷汗出,甚至晕厥等;疼痛持续 2~3 天后缓解,偶有少数腹痛延续至经净,或为经血将净时始觉小腹隐痛。

2. 妇科检查　功能性痛经者,检查多无明显异常体征,部分患者有子宫体过度屈曲或宫颈口狭窄。器质性痛经者,阳性体征明显:如子宫内膜异位症者多有触痛性结节、子宫活动受限,或伴有卵巢囊实性包块;子宫腺肌症者,多有子宫均匀性增大,经期检查时子宫压痛明显等。

3. 辅助检查　盆腔 B 超、腹腔镜、宫腔镜等检查,对明确器质性痛经有诊断意义。

【鉴别诊断】

1. 异位妊娠　异位妊娠多有停经史及早孕反应,腹痛不呈周期性,妊娠试验阳性;妇科检查、B 超及阴道后穹窿穿刺等可助鉴别。

2. 胎动不安　有停经史,阴道少量流血,腰酸腹痛或下腹坠胀。妇科检查,子宫体增大与停经月份相符;妊娠试验阳性;B 超可见宫腔内有孕囊、胚芽,或见胎心搏动。痛经无妊娠征象。

【辨证论治】

痛经的辨证,应根据痛经发生的时间、部位、性质和程度,再结合月经的期、量、色、质的变化及全身证候、舌脉来辨其虚实寒热。一般痛在经前、经初者多属实,痛在经后或经行将净者多属虚;腹痛拒按多为实,隐痛喜按多为虚。痛在少腹者病多在肝,痛连腰骶者病多在肾,痛在小腹正中者多为胞宫瘀滞。得热痛减多属寒,得热痛增多属热。胀甚于痛多为气滞,痛甚于胀多为血瘀。本病以实证居多,虚证较少,也有虚实夹杂者。

痛经的治疗原则,以调理气血为主,以止痛为核心。具体实施分两步:经期重在调血止痛以治标,及时缓解、控制疼痛,于经前 3~7 天用药为宜;平时辨证求因以治本。连续 3 个月 1 个疗程。

1. 气滞血瘀

主要证候:经前或经期,小腹胀痛拒按,经量少,血色紫黯有块,块下痛减;胸胁、乳房胀痛,平素抑郁或易怒。舌紫黯、或有瘀点,脉弦涩。

证候分析:肝失条达,经期冲任气血瘀滞,不通则痛,故经行小腹胀痛拒按,经行量少,经色紫黯有块;血块排出,气血稍畅,故腹痛减轻;肝气郁滞,乳络不畅,故乳房、胸胁胀痛;舌紫黯或有瘀点,脉弦涩,均为气滞血瘀之征。

治法:活血化瘀,行气止痛。

方药:膈下逐瘀汤(《医林改错》)。

当归　川芎　赤芍　桃仁　红花　枳壳　延胡索　五灵脂　乌药　香附　丹皮　甘草

方中桃仁、红花、川芎、赤芍活血化瘀;延胡索、五灵脂化瘀止痛;当归、丹皮养血凉血活血;香附、乌药、枳壳理气行滞;甘草调和诸药。全方具理气活血,祛瘀止痛之功。

若见肝郁化热之象,酌加栀子、黄柏、夏枯草以清泄肝热;若痛剧伴见恶心呕吐者,酌加吴茱萸、生姜、半夏以和胃降逆。

2. 寒凝胞中

(1)寒湿凝滞

主要证候:经前或经期,小腹冷痛,得热痛减,经行量少,色黯有块;畏寒肢冷,面色青白,带下淋漓。舌黯、苔白或白滑,脉沉紧。

证候分析:寒湿客于胞宫,冲任气血不畅,故经前或经期小腹冷痛;得热则寒散,故得热痛减;血为寒凝,故经血量少,色黯有块;寒湿伤阳,故畏寒肢冷,面色青白;寒湿下注,任带损伤,故带下淋漓;舌黯、苔白或白滑,脉沉紧,为寒湿凝滞之征。

治法:温经除湿,化瘀止痛。

方药:少腹逐瘀汤(《医林改错》)加苍术、茯苓。

少腹逐瘀汤:小茴香　干姜　延胡索　没药　当归　川芎　官桂　赤芍　蒲黄　五灵脂

方中肉桂、干姜、小茴香温经散寒;延胡索、蒲黄、五灵脂、没药化瘀止痛;当归、川芎、赤芍养血活血行瘀;加茯苓、苍术健脾燥湿。全方共奏散寒除湿,化瘀止痛之功。

若小腹冷痛甚者,加艾叶、吴茱萸散寒止痛;四肢逆冷,加附子、细辛、巴戟天回阳散寒;伴带下量多,肢体酸重者,宜加薏苡仁、羌活以增强散寒除湿之功。

(2)阳虚内寒

主要证候:经期或经后,小腹冷痛,喜揉喜按,得热痛减,经量少,色黯淡;腰酸腿软,大便溏薄,小便清长。舌淡胖、苔白润,脉沉。

证候分析:胞脉系于肾而络于胞中,肾阳虚弱,虚寒凝血,运行不畅,故经期或经后小腹冷痛,经量少,色黯淡;寒得热化,故得热痛减;脾肾阳虚,故腰膝酸软,小便清长,大便溏薄;舌淡胖、苔白润,脉沉为阳虚内寒之象。

治法:扶阳暖宫,温经止痛。

方药:温经汤(《金匮要略》)加艾叶、附子、小茴香。

温经汤:吴茱萸　当归　芍药　川芎　人参　生姜　麦冬　半夏　丹皮　阿胶　甘草　桂枝

方中吴茱萸、桂枝温经散寒止痛;当归、川芎养血活血;人参、半夏、生姜益气温中和胃;芍药、甘草缓急止痛;阿胶、麦冬补血益阴;丹皮化瘀行血;加艾叶、附子、小茴香温肾扶阳,散寒止痛。全方共奏温经暖宫止痛之功。

若腰痛者,加杜仲、川断、菟丝子以补肾壮腰。

3. 湿热蕴结

主要证候:经前或经期,小腹灼热胀痛,拒按,痛连腰骶,经行量多或经期延长,经色黯红,质稠有块;平素带下量多,黄稠臭秽,小便黄赤。舌红、苔黄腻,脉滑数或濡数。

证候分析:湿热蕴结冲任,不通则痛,故经行小腹灼热胀痛,拒按;胞脉系于肾,故痛连腰骶;湿热扰血,故经行量多,或经期长,经色黯红,质稠有块;湿热下注,故带下量多,黄稠臭秽,小便黄赤;舌红、苔黄腻,脉滑数或濡数,均为湿热内蕴之征。

治法:清热除湿,化瘀止痛。

方药:清热调血汤(《古今医鉴》)加红藤、败酱草、薏苡仁。

清热调血汤:丹皮　黄连　生地　当归　白芍　川芎　红花　桃仁　延胡索　莪术　香附

方中黄连清热燥湿;当归、川芎、桃仁、红花、丹皮活血祛瘀通经;香附、莪术、延胡索行气化瘀止痛;生地、白芍清热凉血,缓急止痛。加红藤、败酱草、薏苡仁增强清热除湿之功。全方共具清热除湿,化瘀止痛之效。

若月经过多或经期延长,酌加槐花、地榆、仙鹤草以止血;若带下量多,酌加黄柏、土茯苓、樗白皮以清热止带。

4. 肝肾亏损

主要证候:经期或经后,小腹绵绵作痛,喜按,经行量少,色黯淡,质稀;头晕耳鸣,或有潮热,腰骶酸痛。舌淡、苔薄白或薄黄,脉细弱。

证候分析:肝肾精亏,胞宫于经期更失濡养,故经期或经后小腹绵绵作痛,喜按,经行量少,色黯淡,质稀;肝肾精亏,腰骶、清窍失养,故腰骶酸痛、头晕耳鸣;阴虚内热,故潮热;舌淡、苔薄白或薄黄,脉细弱,均为肝肾亏损之征。

治法:补肾益精,调肝止痛。

方药:调肝汤(《傅青主女科》)。

当归 白芍 山茱萸 巴戟天 阿胶 山药 甘草

方中巴戟天、山茱萸补肾填精;阿胶滋阴益血;当归、白芍养血柔肝,缓急止痛;山药、甘草补脾肾生精血。全方滋肾养肝,缓急止痛。

若伴有潮热、心烦者,酌加青蒿、地骨皮、鳖甲以滋阴清热。

5. 气血虚弱

主要证候:经期或经后,小腹隐痛喜按,或小腹及阴部坠痛,月经量少,色淡,质稀;神疲乏力,头晕心悸,失眠多梦,面色无华。舌淡、苔薄,脉细弱。

证候分析:气血本虚,加之经期胞宫更加失于濡养,故经期或经后,小腹隐痛喜按,月经量少,色淡,质稀;气虚脾阳不振,故神疲乏力;血虚心神、头面失养,故心悸,失眠多梦,头晕,面色无华;舌淡,脉细弱,均为气血虚弱之征。

治法:益气补血,和营止痛。

方药:圣愈汤(《兰室秘藏》)去生地,加白芍、香附、延胡索。

圣愈汤:人参 黄芪 熟地 生地 当归 川芎

方中人参、黄芪补脾益气;熟地、生地、当归、川芎补血和血,加白芍既能养血又可缓急止痛;加香附、延胡索理气止痛。全方益气补血,胞宫复得濡养,则疼痛自除。

若失眠多梦者,酌加茯神、远志、五味子养心安神;腰酸肢冷者,酌加杜仲、川断以补养肝肾。

【急症处理】

1. 针灸治疗

(1)体针:主穴:足三里、三阴交、中极、次髎;配穴:寒者,加归来、地机;气滞者,加太冲穴;腹胀者,加天枢、气海;胁痛者,加阳陵泉、光明。

(2)耳针:选取子宫、交感、内分泌、肾等穴。

2. 前列腺素合成酶抑制剂 布洛芬(芬必得)200~400mg,2~3次/日。

【其他疗法】

1. 穴位敷贴 用麝香痛经膏外敷穴位,取穴子宫、三阴交、气海或腹部痛点,痛经发作时敷贴,1~3天更换1次,痛经消失后除去。适于气滞血瘀证。

2. 推拿按摩 在气海、关元穴各加麝香风湿油2~3滴,然后按摩3~5分钟。用于经行腹痛。

3. 中成药 田七痛经胶囊,每次2g,3次/日。

【预后转归】

痛经的预后与痛经的类型有关,原发性痛经患者若得到有效的治疗,常能痊愈。

继发性痛经患者的预后常与引起痛经的原发疾病有关,有的盆腔器质性病变用药物治疗疗效不佳时,则需手术治疗。

【预防调摄】

1. 宣传月经生理常识,消除恐惧焦虑心理,注意调节情绪,保持心情舒畅。

2. 经期注意保暖,忌冒雨涉水、游泳等以免受寒。

3. 经期禁房事,以免发生子宫内膜异位症及盆腔感染。

4. 不宜食用生冷、寒凉、油腻之品,以免妨碍气血畅行。

病案分析

苏某,女,20岁,未婚,学生。2007年6月24日初诊。

初诊:患者经行腹痛6年余。13岁初潮,7/30~35日,病起于初潮后一年的经期淋雨。经行第1~2天腹痛较剧,夹有血块,温按痛减,伴畏寒肢冷,经期便溏。平时带下绵绵,量一般。诊时适值月经来潮前两天,少腹隐痛,胸闷烦躁,乳房胀,腰骶酸楚,舌质淡,苔薄,脉细弦。

诊断:痛经(肾虚瘀阻) 治则:补肾助阳,化瘀止痛。

方药:当归、丹皮、丹参、赤芍、川断、紫石英(先煎)各10g,广木香、延胡索各12g,五灵脂、山楂、茯苓各9g,益母草15g。8剂。

二诊:诉经行第1~2天疼痛有所减轻,第3天疼痛消失,5天经净。现症见头昏腰酸,夜寐不沉,脉细弦。前方加山药、山茱萸、熟地、女贞子、丹皮、茯苓、桑寄生、怀牛膝各10g。7剂。服药后月经来潮,痛经未作。

分析:肾虚瘀阻,不通则痛。初诊时用补肾助阳,化瘀止痛的方法,用毓麟珠合痛经汤加减治疗。二诊拟滋肾养阴,佐以健脾和胃,用归芍地黄汤加减而愈。

(夏桂成.夏桂成实用中医妇科学[M].北京:中国中医药出版社,2009.)

附:子宫内膜异位症

具有活性的子宫内膜组织(腺体和间质)出现在子宫腔被覆内膜及宫体肌层以外部位时,称为子宫内膜异位症(endometriosis,EMT),简称内异症。本病是引发继发性痛经与不孕症的主要原因之一。异位内膜可侵犯全身任何部位,但绝大多数出现在盆腔内生殖器官和其邻近器官的腹膜面,以卵巢及宫骶韧带最常见。该病多发于育龄期妇女,以25~45岁居多。与卵巢周期性变化有关,为性激素依赖性疾病。近年来发病率呈明显上升趋势。

中医学古文献中并无"子宫内膜异位症"的病名记载,根据其临床表现,可归属在"痛经""不孕""癥瘕"等病证中。

【病因病理】

1. 病因 西医学对本病的发病机制尚不完全清楚,主要有下列几种学说:异位种植学说、淋巴及静脉播散学说、体腔上皮化生学说、诱导学说、遗传因素、免疫与炎症因素等。

2. 病理 主要病理变化为异位内膜随卵巢激素的周期性变化而发生周期性出血,使周围纤维组织增生和粘连,形成大小不等的紫蓝色结节或包块。病位主要在盆腔,其中以卵巢最为常见,可形成单个或多个囊肿型的典型病变,因囊肿内含暗褐色黏糊状陈旧血,状似巧克力液体,故又称为卵巢巧克力囊肿。病变可因发生部位和程度不同而有所差异。

【诊断要点】

1. 临床表现

（1）症状：因病变部位不同而症状有异，约25%患者无明显不适。

本病的主要症状是疼痛，最典型的症状是继发性痛经，进行性加重。往往于经前1~2天开始，经期第1天最剧，常持续整个经期。疼痛多位于下腹或腰骶部，可放射至阴道、会阴、肛门或大腿内侧。疼痛的严重程度与病灶大小不一定成正比，有的盆腔内小的散在病灶可能引起剧痛。但亦有部分患者无痛经史。此外，患者有月经不调，多表现为周期短、经期长和经量多；性交痛，经前尤为明显；不孕等症状。盆腔外有异位内膜种植生长时，可在局部出现周期性疼痛、出血和肿块及相应症状。如肠道子宫内膜异位症可出现腹痛、腹泻、周期性便血等；位于膀胱、肺部的子宫内膜异位症，多发生周期性尿血、咯血。

（2）体征：本病病变多局限于盆腔。双合诊检查可见子宫多后倾固定，活动受限，在子宫后壁下方、宫骶韧带或子宫直肠窝处可扪及一个或数个触痛性结节。病变累及卵巢者，可于一侧或双侧附件触及囊实性包块，活动度差，有压痛。病变累及直肠阴道间隙时，可在阴道后穹窿触及，或直接看到局部隆起的小结节或紫蓝色斑点。病变在宫颈者，可见宫颈表面有稍突出的紫蓝色小点或出血点。

2. 辅助检查

（1）B超检查：可诊断卵巢子宫内膜异位症和膀胱、直肠子宫内膜异位症，能确定异位囊肿的位置、大小和形状。

（2）腹腔镜检查：是目前诊断子宫内膜异位症的最佳方法。疑为内异症的不孕症患者，妇科检查及B超检查均无阳性发现的慢性腹痛及痛经进行性加重者，应选腹腔镜检查。在腹腔镜下对可疑病变进行活检，有助诊断。

【鉴别诊断】

1. 盆腔炎性包块　有盆腔炎性疾病病史或反复感染发作史，腹痛为持续性，不限于月经期。可伴有发热和白细胞增高，抗感染治疗对盆腔炎性疾病有效，但对内膜异位症无效。

2. 子宫腺肌病　痛经症状与子宫内膜异位相似，甚至更剧烈。检查可见子宫呈均匀性增大，质较硬，有压痛，经期尤为显著。应注意此病可与子宫内膜异位症合并存在。

【治疗】

1. 期待疗法　对于病变轻微、无症状或症状轻微、体征不明显患者，一般数月随访1次。

2. 药物治疗　目的是缩小和去除病灶、缓解疼痛、促进生育等。主要采用激素使患者假孕或假绝经。此法不适于卵巢异位囊肿。

（1）口服避孕药：用法为口服复方炔诺酮片，每日1片，连续6~9个月。造成类似妊娠的人工闭经，称为假孕疗法。适用轻度子宫内膜异位症患者。

（2）孕激素：口服甲羟孕酮30mg/d，连续服用6个月。通过抑制垂体促性腺激素分泌，使子宫内膜及异位内膜萎缩而闭经。停药数月后月经恢复正常。

（3）达那唑（danazol）：达那唑200mg，每日2~3次，从月经第1天开始服用，连续服 6 个月。本药可暂时减少卵巢激素的分泌,使子宫内膜萎缩,导致闭经,因 FSH、LH呈低水平,又称为假绝经疗法。适用于病变轻、中度内异症痛经明显的患者。此药大部分在肝脏代谢,服药期间应定期查肝功能。

(4)孕三烯酮(gestrinone):也是一种假绝经疗法。每周仅需用药 2 次,每次2.5mg,于月经第 1 日开始服药,6 个月为 1 个疗程。孕三烯酮与达那唑相比,疗效相近,但副反应较低,用药量少。

(5)促性腺激素释放激素激动剂(GnRH-α):此疗法称为药物性卵巢切除。抑制垂体分泌促性腺激素,导致卵巢激素水平明显下降,出现暂时性闭经。目前常用药物有亮丙瑞林、戈舍瑞林等。

3. 手术治疗 腹腔镜手术是治疗本病的首选手术方法。对于病变较重者,可根据病灶的基本性质和范围,是否希望保留生育能力等情况,选择手术方案。

4. 手术与药物联合 即术前给予 3~6 个月的药物治疗,使病灶缩小、软化后,手术治疗;或术后可能复发者,术后给予 6 个月的药物治疗,防止复发。

第六节 月经前后诸证

月经前后诸证是指女子在经行前后或行经期间,周期性反复出现乳房胀痛、泄泻、头痛、身痛、吐衄、瘙痒、发热、肢体浮肿、口舌糜烂、情志异常等一系列症状者。这些症状可单独出现,也可二三症同见,多在月经前 1~2 周出现,月经来潮后症状即减轻或消失。以 25~45 岁的妇女多见,发病率 30%~40%。

西医学的可参照本病治疗。代偿性月经可参照经行吐衄治疗。

知识链接

经前期综合征

是指在黄体期出现周期性以情感、行为和躯体障碍为特征的综合征。月经来潮后,症状自然消失。本病确切病因尚不清楚,可能与精神社会因素、卵巢激素失调和神经递质异常有关。主要症状可归纳为:①躯体症状;②精神症状;③行为改变。

【病因病机】

本病的发生,与经前、经期的生理变化、患者情志因素和体质因素有密切关系。脏腑功能失调,气血失和是导致本病的基本病机。常见的病因病机有:

1. 肝气郁结 素体情志抑郁,经前或行经之时,肝失血养,肝气更郁,脉络壅滞,则致经行乳房胀痛、经行头痛、经行情志异常;肝郁化热,营卫失调,则经行发热;肝火夹冲气上逆,灼伤血络,则经行吐衄;肝郁脾湿,水湿内停,溢于肌肤,则致经行浮肿。

2. 脾肾亏虚 禀赋不足,房劳多产伤肾,或劳倦伤脾,致脾肾亏虚,脾失运化,肾失化气行水,水湿内停,溢于肌肤,则致经行浮肿;湿渗大肠,水走肠间,则致经行泄泻。

3. 阴虚 素体阴虚,或房劳多产,或久病大病,损伤阴血。经期阴血下注胞宫,营阴愈虚,乳络失养,则致经行乳房胀痛;阴虚火热,虚火上炎,灼伤肺络,则致经行吐衄;

灼伤口舌,则致经行口糜;阴虚不能敛阳,虚热内生,则致经行发热;阴虚不制阳,肝阳上亢,则致经行头痛。

4. 血虚 素体血虚,或大病久病,或经行量多耗伤气血,或脾虚气血化源不足,行经时阴血下注冲任,阴血愈虚。血虚清窍失养,则致经行头痛;营血亏虚,肢体筋脉失养,则致经行身痛;禀赋不足,阴血亏虚,营卫失调,则致经行发热。

5. 血瘀 头部损伤,或宿有瘀血,或情志不畅,气滞血瘀等,皆可致血行不畅。行经时气血下注胞宫,瘀血阻络,气血运行受阻,加重脑络阻滞,则致经行头痛;情志内伤,肝失疏泄,经期冲任气血更滞,气机升降失常,水湿运化不利,泛溢肌肤,则经行浮肿。

6. 风热 素体阳盛,或内有伏热或痰热,经行血下,腠理疏松,风热之邪得以乘虚入侵,或风邪与内热相结,郁于肌表,发为风热感冒。

【诊断要点】

1. 临床表现 伴随月经周期反复发作,如乳房胀痛、头晕、头痛、身痛、感冒、发热、吐血衄血、口舌糜烂、泄泻、肿胀、情志异常、痤疮等症状。症状多出现在月经前1~2周,经前2~3天症状加重,经净后症状逐渐消失。

2. 体格检查 每随月经周期出现乳房有触痛性结节,或口腔溃疡,或颜面及下肢凹陷性水肿,或出现痤疮等,月经干净后逐渐消失。妇科检查一般无器质性病变。

3. 辅助检查 B超、血清性激素测定、乳腺B超或红外线检查、BBT、血常规、尿常规、CT、MRI、胸部X线检查等均有助于诊断。

【鉴别诊断】

月经前后诸证与某些内、外科疾病的症状相似,如头痛、乳房胀痛、水肿、吐衄、感冒等,需加以鉴别。鉴别要点是月经前后诸证的症状均与月经关系密切,有明显周期性,相关辅助检查可助鉴别。

一、经行乳房胀痛

每于行经前后或正值经期,出现乳房作胀,甚则胀满疼痛,或乳头痒痛,称"经行乳房胀痛"。

【辨证论治】

本病病性有虚、实之分。一般实证多痛于经前,乳房按之胀满,经后胀痛渐止;虚证多痛于经后,乳房按之柔软无块。

治疗以疏肝养肝,通络止痛为主。实者宜疏肝理气通络,常于经前用药;虚者宜滋补肝肾,佐以通络,并注意平时调治。

1. 肝气郁结

主要证候:经前或经期乳房胀满疼痛,或乳头痒痛,甚则痛不可触衣。胸胁胀闷,精神抑郁,善太息,经行不畅,血色黯红,小腹胀痛。舌淡红、苔薄白,脉弦。

证候分析:乳房、乳头及胸胁为肝胃二经分布之处,肝郁气滞,经前经期冲气偏盛,循肝脉上逆,肝郁更甚,乳络不畅,故经行乳房胀痛,或乳头痒痛,胸胁胀闷,精神抑郁,善太息;肝气郁结,冲任阻滞,故经行不畅,血色黯红,小腹胀痛;舌淡红、苔薄白,脉弦,均为肝郁之象。

治法:疏肝解郁,理气止痛。

方药:柴胡疏肝散(《景岳全书》)加生麦芽。

柴胡疏肝散:柴胡　枳壳　炙甘草　芍药　川芎　香附　陈皮

方中柴胡疏肝解郁;芍药柔肝养肝,配甘草缓急止痛;枳壳、陈皮、香附理气行滞;川芎活血,加生麦芽消滞散结。全方共奏疏肝解郁,理气止痛之功。

若乳房胀硬有结节者,则加橘叶、穿山甲以理气通络、软坚散结。

2. 肝肾阴虚

主要证候:经期或经后两乳胀痛,按之柔软无块。腰膝酸软,两目干涩,咽干口燥,五心烦热,月经量少。舌质红、苔薄或少苔,脉细数。

证候分析:精血同源,素体肝肾不足,经期肝血亏虚,乳络失养,故经期或经后两乳胀痛,按之柔软无块;肝肾精血不足,肝目腰府失养,则腰膝酸软,两目干涩;虚热内扰,故见五心烦热,口燥咽干;阴血虚,故月经量少;舌红、少苔,脉细数,皆肝肾阴虚之征。

治法:滋养肝肾,理气通络。

方药:一贯煎(《柳州医话》)。

沙参　麦冬　当归　生地　川楝子　枸杞

方中重用生地滋养阴血;沙参、麦冬、当归、枸杞滋肾养肝;川楝子疏肝理气。全方重在滋养肝肾,使肝气调达,乳络通畅,则乳胀自消。

二、经行头痛

每值经期或行经前后,出现以头痛为主要症状者,称为"经行头痛"。

【辨证论治】

本病病性有虚、实之分。一般实证多于经前或经期头痛,多为胀痛或刺痛;虚证多于月经将净时或经后头痛,多为隐痛。同时还应结合头痛部位进行辨证。

本病治疗以调理气血为主。

1. 血虚

主要证候:经期或经后,头痛绵绵。心悸失眠,面白无华,月经量少、色淡、质稀。舌淡、苔薄白,脉细无力。

证候分析:素体血虚,行经则血更虚,不能上荣清窍,故头痛绵绵,面白无华;血虚心神失养,则心悸失眠;冲任血虚,则月经量少、色淡质稀;舌淡、苔薄白,脉细无力,皆为血虚之象。

治法:补血益气止痛。

方药:八珍汤(《正体类要》)加枸杞、何首乌。

八珍汤:当归　川芎　白芍　熟地　人参　白术　茯苓　炙甘草

方中当归、熟地、白芍养血补血;人参、白术、茯苓、炙甘草益气健脾;川芎入血分而理气,使归、地补而不滞;加枸杞、首乌养肝血,滋肾精。全方共奏补血益气止痛之功。

2. 肝火

主要证候:经行头痛,甚或巅顶掣痛。头晕目眩,烦躁易怒,口苦咽干,月经量偏多、色红、质稠。舌质红、苔薄黄,脉弦细数。

证候分析:素体肝阳偏亢或肝郁化火,行经时冲气偏旺,冲脉附于肝,肝经与督脉上会巅顶,肝火随冲气上逆,而致经行头痛,甚或巅顶掣痛;肝火循经上攻头目,则头晕目眩,口苦咽干;肝失条达,则烦躁易怒;火扰冲任,故月经量稍多、色红、质稠;舌红、苔薄黄,脉弦细数,均为阴虚肝热之象。

治法:养阴清热,柔肝息风。

方药:杞菊地黄丸(《医级》)加钩藤、夏枯草、白蒺藜。

杞菊地黄丸:熟地黄　山茱萸　山药　泽泻　丹皮　茯苓　枸杞　菊花

方以六味地黄汤滋肾养肝;辅以枸杞、菊花养血平肝,加钩藤、夏枯草、白蒺藜以助清肝熄风之力。诸药共用,肝肾得养,肝火平息,则头痛自除。

若肝火炽盛,头痛剧烈如劈,面红目赤者可选用羚角钩藤汤加龙胆草、石决明以清泻肝火。平时服杞菊地黄丸滋养肝肾以治本。

3. 血瘀

主要证候:每逢经前、经期头痛剧烈,痛如锥刺。经色紫黯有块,伴小腹疼痛拒按。舌黯或边尖有瘀斑、瘀点、苔薄白,脉细涩或弦涩。

证候分析:素有瘀血内停,阻塞清窍,每逢经期,瘀随血动,欲行不得,故头痛剧烈,痛如锥刺;瘀阻胞宫,则经色紫黯有块,小腹疼痛拒按;舌黯或边尖有瘀斑、瘀点,脉细涩或弦涩,均为血瘀之象。

治法:活血化瘀,通络止痛。

方药:通窍活血汤(《医林改错》)。

赤芍　川芎　桃仁　红花　老葱　麝香　生姜　红枣

方中赤芍、川芎、桃仁、红花活血化瘀通络;老葱、麝香香窜以通上下之气,气通则血活;姜、枣调和营卫。诸药合用,共奏调气活血,化瘀通络之功。

三、经行身痛

每遇经行前后或正值经期,出现身体疼痛为主症者,称"经行身痛"。

【辨证论治】

辨证要分清虚实。一般痛在经后者,多血虚证;痛在经前或经期,多血瘀证。

治疗以调气血,和经脉为主。

1. 血虚

主要证候:经期或经后,肢体疼痛麻木,肢倦无力。面白无华,心悸失眠,月经量少、色淡、质稀。舌淡、苔薄白,脉细弱。

证候分析:平素血虚,经期更虚,筋脉失养,则肢体疼痛麻木;血虚气弱,不能荣面养心,故肢软乏力,面白无华,心悸失眠;血虚冲任不足,则月经量少、色淡、质稀;舌淡、苔薄白,脉细弱,皆血虚气弱之象。

治法:补益气血,柔筋止痛。

方药:黄芪桂枝五物汤(《金匮要略》)加鸡血藤。

黄芪桂枝五物汤:黄芪　桂枝　白芍　生姜　大枣

方中黄芪、白芍益气养血;桂枝和营通痹;生姜、大枣调和营卫;加鸡血藤补血通络。全方共奏补益气血,柔筋止痛之功。

2. 血瘀

主要证候:经前或经期腰膝关节疼痛,屈伸不利,得热痛减,遇寒痛甚。月经后期、量少、色黯红,或有血块。舌紫黯或有瘀斑、瘀点、苔薄白,脉沉迟而涩。

证候分析:经期寒邪凝滞经络,气血不畅,故腰膝关节疼痛,屈伸不利;血得热则行,故得热痛减,遇寒痛甚;寒邪阻滞胞络,则月经推迟、经量少、色黯红有块;舌紫黯或有瘀斑、瘀点、苔薄白,脉沉迟而涩,皆为寒凝血瘀之象。

治法:活血化瘀,散寒通络。

方药:身痛逐瘀汤(《医林改错》)。

当归　川芎　桃仁　红花　甘草　秦艽　羌活　没药　五灵脂　地龙　牛膝　香附

方中桃仁、红花、当归、川芎活血祛瘀,秦艽、羌活祛风除湿,没药、灵脂、香附行气血、止痛,牛膝、地龙疏通经络以利关节,甘草调和诸药。

四、经行感冒

每值行经前后或正值经期,出现感冒症状,经后逐渐缓解者,称"经行感冒"。

【辨证论治】

发病虽有风寒、风热、邪入少阳之不同,但病本为虚。

治疗在经期解表祛邪之时,不宜发散太过。平时注意益气和血,扶正固表。

1. 风寒

主要证候:每于行经之际,恶寒,发热,无汗,头痛身疼,鼻塞流涕,咽痒咳嗽,痰白清稀。舌淡红、苔薄白,脉浮紧。经血净后,诸证缓解。

证候分析:素体虚弱,经行正气更虚,卫气不固,风寒之邪乘虚反复侵袭肌表腠理,卫阳被遏,故经行感冒反复发作,恶寒,发热,无汗;寒凝络脉,则头痛身疼;风寒袭肺,肺失宣降,则鼻塞流涕,咽痒咳嗽,痰白清稀。苔薄白,脉浮紧为表寒之象。经后气血恢复,正安邪去,则经后渐愈。

治法:解表散寒,和血调经。

方药:荆防四物汤(《张皆春眼科证治》)。

荆芥　防风　白芍　熟地黄　当归　川芎

方中含四物汤养血和血,此为妇科调经之良剂;荆芥、防风辛温解表。诸药合用,有共奏散寒解表,和血调经之效。

2. 风热

主要证候:每于经期,发热,微恶风,头痛汗出,鼻塞浊涕,咳痰黄稠,咽痛或红肿,口渴欲饮。舌边尖红、苔薄黄,脉浮数。经血净后,诸证渐愈。

证候分析:素体阳盛,或内有伏热,经行正气相对不足,内热易动,或外邪乘虚入侵犯表,发为风热表证。风热犯表,故发热,微恶风寒;风热上扰则头痛汗出;风热犯肺,肺失宣降,则鼻塞流浊涕,咽喉肿痛,咳痰黄稠;舌边尖红、苔薄黄,脉浮数均为风热犯表之征。经净气血平和,正气恢复,则诸证渐愈。

治法:疏风清热,和血调经。

方药:桑菊饮(《温病条辨》)。

桑叶　菊花　连翘　薄荷　桔梗　杏仁　芦根　甘草

方中桑叶、菊花、连翘、薄荷辛凉解表;桔梗、杏仁宣降肺气,化痰止咳;芦根清热生津;甘草调和药性。本方有疏风清热,宣肺止咳之功。

3. 邪入少阳

主要证候:每于行经之际即出现寒热往来,胸胁苦满,不欲饮食,口苦咽干,心烦欲呕,头晕目眩。舌红、苔薄白或薄黄,脉弦或弦数。经净即愈。

证候分析:素体虚弱,行经之时,气血更虚,外邪犯表,客于半表半里之间,邪正交争,而寒热往来;邪犯少阳,胆胃不和,则胸胁苦满,不欲饮食,口苦咽干,心烦欲呕,头晕目眩;舌红,脉弦均为邪入少阳之征。

治法:和解表里。

方药:小柴胡汤(《伤寒论》)。

柴胡　黄芩　人参　半夏　甘草　生姜　大枣

方中柴胡疏邪透表;黄芩善清少阳相火;人参、半夏、甘草益气和胃;生姜、大枣调和营卫,全方具和解少阳之功。

五、经行吐衄

每逢行经前后或正值经期,出现吐血或衄血者,称"经行吐衄",亦称"倒经""逆经"。最初载自清代《医宗金鉴·妇科心法要诀》。出于口者为吐,出于鼻者为衄。临床以鼻衄为常见。

本病类似于西医学的"代偿性月经"。

【辨证论治】

本病是因血热气逆而发,但证有虚、实之分。

治疗以清热降逆,引血下行为主。但不可过用苦寒克伐之剂,以免耗伤气血。

1. 肝经郁火

主要证候:经前或经期吐血、衄血,量较多,色鲜红。烦躁易怒,或乳胁胀痛,口苦咽干,头晕耳鸣,月经常先期、量少甚或不行。舌红、苔黄,脉弦数。

证候分析:肝郁化火,行经冲气偏盛,冲气夹肝火上逆,灼伤血络,血随气升,故上逆而为吐血、衄血,量较多,色鲜红;热扰冲任,冲血上行,则经期超前,经行量少,甚或不行;肝郁化火,乳络不畅,则急躁易怒,乳胁胀痛;肝火炎上,上攻头目,故口苦口干,头晕耳鸣;舌红、苔黄,脉弦数,皆肝火内盛之象。

治法:疏肝清热,引血下行。

方药:清肝引经汤(《中医妇科学》4 版教材)。

丹皮　栀子　当归　白芍　生地　黄芩　川楝子　茜草　牛膝　白茅根　甘草

方中当归、白芍养血柔肝;生地、丹皮清热凉血;栀子、黄芩清热泻火;川楝子疏肝理气;茜草、白茅根佐生地以增凉血止血之功;牛膝引血下行;甘草调和诸药。全方具清肝泻火,引血下行之功。

2. 肺肾阴虚

主要证候:经前或经期吐血、衄血,量少。腰膝酸软,咳嗽少痰,手足心热,颧红盗汗,咽干鼻燥,月经常先期而至,量少、色红。舌红、少苔,脉细数。

证候分析:经期冲脉气盛,冲气夹肺肾虚火上逆,损伤肺络,故为吐衄;腰府失养,故腰膝酸软;肺失清肃,则咳嗽少痰;虚热内扰冲任,故月经先期,经量少;虚热伤津,则手足心热,颧红盗汗,咽干鼻燥;舌红、少苔,脉细数,皆阴虚内热之象。

治法:滋肾润肺,引血下行。

方药:顺经汤(《傅青主女科》)加牛膝、侧柏叶、白茅根、旱莲草。

顺经汤:当归　熟地　沙参　白芍　茯苓　黑芥穗　丹皮

方中当归、白芍养血调经;沙参润肺;熟地滋肾养肝,丹皮清热凉血;茯苓健脾宁心;黑荆芥引血归经;牛膝引血下行,加侧柏叶、白茅根、旱莲草凉血止血。全方具滋阴润肺,平冲降逆,凉血止血之功。

【急症处理】

出血量多时应及时止血。吐血可口服三七粉,或云南白药;衄血者,可用纱条压迫鼻腔部止血,加用1%麻黄素滴鼻。

六、经行口糜

每值临经或经行时,口舌糜烂,如期反复发作,经后渐愈者,称"经行口糜"。

【辨证论治】

本病以热证为主。治疗以清热为主;实者清热泻火;虚者养阴清热。

1. 阴虚火旺

主要证候:经期口舌生疮、糜烂。五心烦热,形体消瘦,口干咽燥,月经量少、色红。舌红、少苔,脉细数。

证候分析:阴虚火旺,经期冲脉气盛,夹虚火上犯,灼伤口舌,则发口舌糜烂;虚热内扰,滋养不足,故见形体消瘦,口干咽燥,五心烦热;阴血不足,则月经量少;舌红苔少,脉细数,乃阴虚内热之象。

治法:滋阴降火。

方药:知柏地黄丸(《医宗金鉴》)。

熟地黄　山茱萸　山药　泽泻　茯苓　丹皮　知母　黄柏

方以熟地、山茱萸、山药滋补阴液;知母、黄柏、丹皮滋阴清肾中伏火;茯苓、泽泻引热由小便而解。全方滋养阴津,清降虚火。

2. 胃热熏蒸

主要证候:经前、经期口舌生疮,糜烂疼痛。渴喜冷饮,或口臭,大便秘结,小便短赤,月经量多、色深红。舌红、苔黄,脉滑数。

证候分析:口为胃之门户,胃有伏火,经前冲脉气盛,夹胃热熏蒸于上,则见口舌生疮、糜烂疼痛、口臭;热伤津液,则渴喜冷饮,大便秘结,小便短赤;热盛迫血妄行,故月经量多、色红;舌红、苔黄,脉滑数,皆胃热炽盛之象。

治法:清胃泻热。

方药:凉膈散(《太平惠民和剂局方》)。

大黄　朴硝　甘草　山栀　薄荷叶　黄芩　连翘　竹叶

方中朴硝、大黄清热泻火;连翘、栀子、黄芩清热解毒;竹叶清心利尿,甘草缓急和中,薄荷辛凉散热。全方配伍,清上与泻下并行,共奏清泻胃热之功。

七、经行泄泻

每值行经前后或经期,即见大便溏薄,甚或清稀如水,日解数次,经净即止者,称"经行泄泻",亦称"经行而泻"。

【辨证论治】

本病病机有脾虚、肾虚之别。治疗原则是健脾温肾,除湿止泻。

1. 脾虚

主要证候:月经将潮或正值经期,大便溏薄。脘腹胀满,神疲乏力,少气懒言,或面浮肢肿,月经量多、色淡、质稀。舌淡、苔白或白腻,脉濡缓。

证候分析:素体脾虚,经行脾气益虚,水湿内停,下渗大肠,泛溢肌肤,则大便溏薄,脘腹胀满,面浮肢肿;脾气虚,故神疲乏力,少气懒言;脾虚无力化血为赤,无力统血,则月经量多、色淡、质稀;舌淡、苔白或白腻,脉濡缓,均为脾虚湿停之候。

治法:健脾益气,渗湿止泻。

方药:参苓白术散(《太平惠民和剂局方》)。

人参 白术 扁豆 茯苓 甘草 山药 莲子肉 桔梗 薏苡仁 砂仁

方以人参、白术健脾益气燥湿;辅以扁豆、薏苡仁、茯苓、山药、莲子肉健脾渗湿止泻;甘草益气和中,砂仁和胃醒脾,理气宽胸;桔梗宣肺利气,载药上行。诸药合用,益气健脾,和胃渗湿,则泄泻自止。

2. 肾虚

主要证候:经前或经期,大便泄泻,或五更泄泻。腰膝酸软,头晕耳鸣,畏寒肢冷,经色淡、质稀。舌淡、苔白,脉沉迟无力。

证候分析:素体肾阳虚衰,命火不足,经行肾气益虚,不能上温脾阳,水湿不运,下注大肠,而成泄泻;五更之时,阴寒较盛,故为五更泄泻;阳虚腰府、脑髓失于温养,则腰膝酸软,头晕耳鸣,畏寒肢冷;阳虚脏腑失于温养,故经色淡而质稀;舌淡、苔白,脉沉迟无力,均为肾阳虚衰之候。

治法:温肾健脾,除湿止泻。

方药:健固汤(《傅青主女科》)合四神丸(《校注妇人良方》)。

健固汤:党参 白术 茯苓 薏苡仁 巴戟天

四神丸:补骨脂 吴茱萸 肉豆蔻 五味子

方中补骨脂温肾壮阳涩肠;巴戟天、吴茱萸、党参、白术温肾健脾,益气和胃;茯苓、薏苡仁健脾渗湿;肉豆蔻、五味子固涩止泻。二方合用,共奏温肾健脾止泻之功。

八、经行浮肿

每逢经行前后,或正值经期,出现头面四肢浮肿者,称"经行浮肿"。《叶氏妇科证治》称"经来遍身浮肿"。

【辨证论治】

本病宜辨虚、实。若经行面浮肢肿,按之凹陷不起,为脾肾阳虚;若经行肢体肿胀,按之随手而起,则为肝郁气滞。

治疗原则,虚者温肾健脾利水,实者行气活血利水。

1. 脾肾阳虚

主要证候:经行面浮肢肿,按之没指。脘闷腹胀,纳呆,便溏,腰膝酸软,小便不利,畏寒肢冷,经行量多、色淡红、质稀。舌淡胖、苔白滑,脉沉迟或濡细。

证候分析:脾肾阳虚,水湿内停,经行脾肾益虚,水湿外溢肌肤,则见面浮肢肿,按之没指;脾病及胃,则见脘闷腹胀,纳呆,便溏;肾虚腰府失养,则腰膝酸软;阳虚不布,膀胱气化不利,则畏寒肢冷,小便不利;脾肾虚损,冲任不固,故经行量多、色淡红、质稀;舌淡胖、苔白滑、脉沉细,皆脾肾阳虚之候。

治法:温肾健脾,利水消肿。

方药:苓桂术甘汤(《伤寒论》)加补骨脂、川芎、巴戟天。

苓桂术甘汤:茯苓　白术　桂枝　甘草

方中茯苓健脾渗湿,桂枝温阳化气行水,二药合用,消其已停之饮;白术健脾除湿;甘草益气和中;加补骨脂、巴戟天温补元阳,川芎行血中之滞。诸药合用,共奏温补脾肾,行气利水之功。

2. 气滞血瘀

主要证候:经行肢体肿胀,尤以下肢为甚。胸胁胀闷,善太息,月经延后,经量少、色紫黯有块。舌紫黯或有瘀斑、瘀点,脉弦涩。

证候分析:肝司冲脉血海,若素有肝郁,经行时冲任气滞益甚,水湿运化不利,溢于肌肤,则肢体肿胀;湿性重浊趋下,故以下肢为甚;肝气不舒,故胸胁胀闷,善太息;冲任阻滞,则经行后期、色黯有块;舌紫黯,脉弦涩,均为气滞血瘀之征。

治法:理气行滞,活血消肿。

方药:八物汤(《济阴纲目》)加泽兰、茯苓皮。

八物汤:当归　川芎　芍药　熟地　延胡索　川楝子　炒木香　槟榔

方中川楝子、木香、槟榔疏肝理气;四物汤养血活血;延胡索行血中之滞;加泽兰活血消肿,茯苓皮利水消肿。诸药合用,气血通畅,共奏理气活血,利水消肿之效。

九、经行情志异常

每值经行前后,或正值经期,出现烦躁易怒,或情志抑郁,悲伤啼哭,喃喃自语,或彻夜不眠,经后复如常人者,称"经行情志异常"。早在《陈素庵妇科补解·经行发狂谵语论》一书中,就对本病有所论述。

西医学的经前期综合征可参照本病诊治。

【辨证论治】

本病应根据经前或经期,周期性出现情志异常,月经后自行消失的特点,结合兼症、舌、脉以辨是属肝郁或痰火所致。

本病的治疗是以养心安神为主。因于肝郁者,当养血舒肝;发于痰火者,宜清热涤痰。

1. 肝气郁结

主要证候:经前或经期,精神抑郁不乐,坐卧不宁,或烦躁易怒,胸闷胁胀,心烦失眠。不思饮食,月经先后无定期,量或多或少,夹有血块。苔薄腻,脉弦细。

证候分析:素体肝郁,经行肝气更失条达,故经前或经期精神抑郁,情绪不宁;肝郁化火,扰动心神,则烦躁易怒,心烦失眠;肝经布胁肋,故胸闷胁胀;肝郁乘脾,则不思饮食;肝郁疏泄无常,冲任失调,故经行前后不定、量或多或少、夹有血块;苔薄腻,脉弦细,乃肝郁之象。

治法:疏肝理气,解郁安神。

方药:逍遥散(《太平惠民和剂局方》)加柏子仁、郁金、胆南星。

逍遥散:柴胡　当归　茯苓　白芍　白术　炙甘草　煨姜　薄荷

方中柴胡疏肝解郁;当归、白芍养血柔肝;茯苓、白术、煨姜健脾和中;薄荷助柴胡调达肝气;甘草调和诸药;加郁金、胆南星疏肝利胆,柏子仁养心定志。全方配伍,气血兼顾,肝脾同治,共奏舒肝解郁安神之功。

2. 痰火上扰

主要证候:经前或经期,狂躁不安,烦躁谵语,心烦不寐。面红目赤,经量多、色红、质稠。舌红、苔黄腻,脉滑数。

证候分析:痰火素盛,经期冲气旺盛,夹痰火上逆,蒙蔽心窍,扰动心神,则狂躁不安,烦躁谵语,心烦不寐;痰火上扰头面,则面红目赤;痰火扰于冲任,迫血妄行,故经量多、色红、质稠。舌红、苔黄腻,脉滑数,均为痰火内盛之象。

治法:清热涤痰,宁心安神。

方药:生铁落饮(《医学心悟》)。

天冬　麦冬　贝母　胆南星　橘红　远志　连翘　茯苓　茯神　玄参　钩藤　丹参　辰砂　石菖蒲　生铁落

方中生铁落重镇降逆;胆南星、贝母、橘红清热涤痰;菖蒲、远志、钩藤、辰砂宣窍安神;茯苓、茯神、丹参宁心安神;二冬、玄参、连翘养阴清热。诸药合用,有清心安神,除痰定志之功。

【预后转归】

月经前后诸证,一般预后较好;但若症状较重者,不及时治疗者,会严重影响到工作和生活。中医对此类病症标本兼顾,临床疗效较好,远期效果亦较肯定。

【预防调摄】

1. 了解月经生理知识,做到经前精神放松,避免紧张。

2. 生活规律,经前注意劳逸结合,避免剧烈运动。

3. 及时心理疏导,消除患者对经前、经期出现症状的紧张及恐惧的心理。

4. 饮食宜清淡,忌食辛辣香燥,或生冷寒凉之品。

 病案分析

杜某,女,39岁,已婚,2003年6月29日初诊。

近年于前头顶痛,口舌生疮,经后面目虚浮,胃纳差。月经周期常提前4~5天,量中等。末次月经6月24日。现月经净,面色较黄,舌质淡红,苔薄白,脉细弱。

诊断:经行头痛,经行口糜。

证型:血虚肝旺,虚火上炎,兼有脾虚。

治法:滋肾养肝,健脾益气。

方药:熟地15g,生地15g,女贞子15g,山药25g,党参15g,太子参15g,甘草6g,生龙骨30g。3剂,每日1剂,水煎2次,早晚分服。

冰硼散1瓶,蜜调外涂口舌溃烂处。

二诊:本次月经刚净2天,口舌生疮较前减轻,但头痛仍剧,至今未止,舌心红,脉弦细。前方加黄精30g,枸杞15g,白芍15g,杭菊花10g,钩藤15g。4剂,平肝泻火,每天1剂。

三诊:巅顶痛减轻,脉弦细。守二诊方7剂后,而病愈。

按语:本病案以阴血虚肝气旺为主,故始终以滋肾养血柔肝为主治,佐以龙骨、钩藤等以祛风镇阳,滋水涵木,故头痛、口糜诸症悉除。

(罗颂平,许丽绵,邓高丕.中医妇科名家医著医案导读[M].北京:人民军医出版社,2006.)

第七节　绝经前后诸证

妇女在绝经前后,围绕月经紊乱或绝经出现如烘热汗出、烦躁易怒、潮热面红、眩晕耳鸣、心悸失眠、腰背酸楚、情志不宁、皮肤蚁行感等症状,称为绝经前后诸证,亦称“经断前后诸证”。这些症状往往是三三两两、轻重不一,参差出现,持续时间或长或短,短者仅数月,长者迁延数年。甚者可影响生活和工作,降低生活质量,危害妇女身心健康。

古代医籍无此病名,多散见于“年老血崩”“脏躁”“百合病”等病证中进行辨证施治。

西医学的“绝经综合征”,包括切除双侧卵巢、卵巢功能损伤等,可参照本病治疗。

知识链接

绝经综合征

绝经综合征是指妇女绝经前后出现性激素波动或减少所致的一系列躯体及精神心理症状。绝经分为自然绝经和人工绝经两类。自然绝经是指卵巢内卵泡生理性耗竭所致的绝经;人工绝经是指双侧卵巢被切除或接受放射治疗后所致的绝经。临床以出现月经改变、血管舒缩症状、精神神经症状、泌尿生殖道症状、心血管疾病、骨质疏松为特征,其发病率为82.73%。

【病因病机】

女性将届经断之年,肾气渐衰,冲任虚衰,精血不足,月经逐渐停闭而致绝经,这是正常的生理衰退变化。部分妇女由于体质较弱,或产育、疾病、外界环境、精神因素等方面的影响,难以适应这一时期生理变化,易致肾阴阳平衡失调而导致本病。故肾之阴阳失调是本病病机之关键,也易波及其他脏腑,致使本病证候。

1. 肾阴虚　妇女将届经断之年,肾阴不足,天癸渐竭。若素体阴虚,或房劳、多产、久病等,皆可致阴血益亏,致脏腑功能紊乱,遂发绝经前后诸证。

2. 肾阳虚　绝经前后,肾气渐衰,肾阳虚衰,虚寒内盛,脏腑失于温煦,冲任失养,则出现绝经前后诸证。

3. 肾阴阳两虚　绝经前后,肾精亏虚,天癸渐竭,肾气不充,或肾阴损及肾阳,或肾阳损及肾阴,真阴真阳均不足,不能温煦、濡养脏腑,机体的生理活动失调,则出现阴阳俱虚诸证。

【诊断要点】

1. 临床表现　发病年龄多在45~55岁,主要症状有月经不规律和与雌激素下降有关的症状,如潮热出汗、易怒激动、焦虑抑郁、记忆力减退、性交困难、阴道炎、排尿困难、心脑血管疾病、骨质疏松等。

2. 妇科检查　外阴、阴道、子宫有不同程度的萎缩,阴道黏膜变薄,阴道分泌物减少。

3. 辅助检查　血清FSH>40U/L且E_2<10~20pg/ml,则提示卵巢功能衰竭。

【鉴别诊断】

妇科恶性肿瘤　子宫内膜癌、宫颈癌等妇科恶性肿瘤好发于围绝经期,至中、晚期时多出现不规则阴道出血,易与绝经前后月经紊乱混淆。但恶性肿瘤还有下腹疼痛,或五色带下,气味臭秽,或身体短时期内消瘦明显等症状。通过妇科检查、阴道镜、宫腔镜、宫颈组织或子宫内膜活体组织检查等,可助鉴别。

【辨证论治】

本病以肾虚为本,治疗以平调肾之阴阳为大法,若涉及他脏者,则兼而治之。

1. 肾阴虚

主要证候:经断前后,头晕耳鸣,阵发性烘热汗出,五心烦热,腰膝酸痛,足跟疼痛,月经紊乱,量或多或少,经色鲜红,或皮肤干燥、瘙痒,口干,大便干结,小便短赤。舌红、少苔,脉细数。

证候分析:肾阴虚,头面、腰膝、足跟失养,故见头晕耳鸣,腰膝足跟疼痛;阴不敛阳,阳亢于上,故头面烘热,汗出;内热扰神,津液不足,则五心烦热,口干,便结,小便短赤;肾虚天癸渐竭,冲任失调,则月经周期紊乱,量或多或少,色鲜红;血燥生风,故皮肤干燥或瘙痒;舌红、少苔,脉细数,均为阴虚之象。

治法:滋养肾阴,佐以潜阳。

方药:左归丸(《景岳全书》)合二至丸(《医方集解》)。

左归丸:熟地 山药 枸杞 山茱萸 川牛膝 菟丝子 鹿角胶 龟甲胶

二至丸:女贞子 旱莲草

方中熟地、龟甲胶滋阴养血;枸杞、山茱萸、菟丝子补肾养肝、益精血;山药健脾益精;鹿角胶温养精血;川牛膝引血下行;二至丸养血补肾。诸药合用,共奏滋肾潜阳之效。

若头痛、眩晕较甚者,加天麻、钩藤平肝息风;若烘热汗出明显,五心烦热者,加鳖甲、地骨皮、五味子、浮小麦收涩止汗。

2. 肾阳虚

主要证候:经断前后,腰膝酸软冷痛,面色晦暗,神疲乏力,形寒肢冷,大便溏薄,或经行量多,经色淡黯,或崩中漏下,或面浮肢肿,或夜尿多,小便频数或失禁,或带下清稀。舌淡或胖嫩边有齿印、苔薄白,脉沉迟无力。

证候分析:肾虚冲任不固,则经血量多,经色淡黯,或崩中漏下;肾阳虚衰,经脉失于温煦,故腰膝酸软冷痛,面色晦暗,神疲乏力,形寒肢冷;肾脾阳虚,水湿下注,则大便溏薄,夜尿多,小便频数或失禁;水湿泛溢肌肤,则面浮肢肿;舌淡或胖嫩边有齿印、脉沉细无力均为肾阳虚衰之象。

治法:温肾扶阳。

方药:右归丸(《景岳全书》)去当归、附子,加仙茅、淫羊藿、覆盆子。

右归丸:肉桂 附子 山药 枸杞 熟地 杜仲 山茱萸 鹿角胶 菟丝子 当归

方中肉桂温补肾阳;熟地、山茱萸、山药、枸杞、杜仲滋阴益肾,养肝补脾;鹿角胶、菟丝子温肾填精;当归养血调经,若便溏者,可去之;加仙茅、淫羊藿、覆盆子温肾扶脾,固涩止泻。

若兼见纳呆便溏,甚或五更泄泻等脾肾阳虚证时,治宜温肾健脾,方用右归丸合理中丸去当归。

3. 肾阴阳两虚

主要证候:绝经前后,月经紊乱,量或多或少,腰背冷痛,头晕耳鸣,健忘,乍寒乍热,烘热汗出。舌淡、苔薄白,脉沉细。

证候分析:肾阴阳俱虚,冲任失调,则月经紊乱,量或多或少;肾阳不足,失于温煦,则腰背冷痛;肾精亏虚,脑髓失养,则头晕耳鸣,健忘;阴阳不调,营卫失和,则乍寒乍热,烘热汗出;舌淡、苔薄白,脉沉细,皆肾阴阳两虚之候。

治法:阴阳双补。

方药:二至丸(《医方集解》)合二仙汤(《中医方剂临床手册》)加生龙骨、生牡蛎。

二至丸:旱莲草　女贞子

二仙汤:仙茅　淫羊藿　巴戟天　知母　黄柏　当归

方中仙茅、淫羊藿、巴戟天温补肾阳;旱莲草、女贞子补肾益阴;知母、黄柏滋肾清热;当归养血和血;加生龙骨、生牡蛎滋阴潜阳敛汗;诸药合用,共奏阴阳双补之效。

若腰背冷痛较重者,加川椒、桑寄生、川断、杜仲以补肾强腰。

【其他疗法】

1. 中成药　六味地黄丸,适用于肾阴虚证;杞菊地黄丸,适用于肝肾阴虚证;知柏地黄丸,适用于肝肾阴虚;坤泰胶囊,适用于阴虚火旺者。

2. 针灸

(1)针刺:肾阴虚者主穴取肾俞、足三里、三阴交;配穴:太冲、百会、膻中。肾阳虚者取关元、肾俞、脾俞、章门、足三里。毫针平补平泻,留针 20～30 分钟,中间用小幅度捻转手法行针 2 次,每天针刺 1 次,连续 6 天,中间休息 1 天,连针 4 周为 1 个疗程。

(2)灸法:阳虚型患者可隔姜片艾灸神门、足三里、三阴交,1 次 3～5 壮,每天 1 次。月经过多者可针灸断红穴,先针后灸,留针 20 分钟,有减少血量的作用。

知识链接

西 医 治 疗

西医学对绝经综合征的治疗主要有:①一般治疗:注意心理疏导,必要时服用适量镇静药、谷维素等。②激素补充治疗(HRT):如尼尔雌醇、替勃龙、醋酸甲羟孕酮等;可有效缓解绝经相关症状,从而改善患者生活质量,治疗期需定期检查。③非激素类药物:钙剂、维生素 D 等。

【预后转归】

绝经前后是妇女一生中的大转变时期,应注意饮食调节,加强营养,定期检查。约2/3 围绝经期约妇女会出现或轻或重的症状,但通过调治,大多可控制症状,预后较好。

【预防调摄】

1. 注意劳逸结合,避免过度劳累和紧张,保持心情舒畅。

2. 进行盆腔手术时,应尽量保留或不损伤无病变的卵巢组织。

3. 定期进行妇科检查及防癌检查,发现问题,及早防治。绝经后应及时取出宫内节育器。

4. 饮食适当限制高脂、高糖类物质的摄入,注意补充钙、钾等矿物质。

病案分析

曾某某,女,49 岁,干部,已婚,2003 年 4 月 6 日初诊。

自 2001 年开始经行紊乱,往往 2～3 月一行,量或多或少,头晕目眩,肢软乏力,行路不稳,夜难入寐,心烦易怒,似热非热,偶或汗出,胃纳尚可,大小便正常。脉细数,苔薄白,舌尖红。

诊断:绝经前后诸证。治法:滋养肝肾,佐以祛风。

处方：北沙参9g,麦冬9g,归身9g,生地15g,枸杞9g,熟地15g,白蒺藜9g,沙苑子9g,夜交藤15g,蝉蜕2g,甘草5g。5剂,每日1剂,水煎2次,早晚分服。

二诊：诸症减轻,脉舌如平。加太子参20g,黄精15g,桑椹9g,怀山药15g,5剂,每日1剂,水煎2次,早晚分服。

三诊：除夜寐多梦外,余无不适。守上方加浮小麦20g,再服5剂而愈。

分析：肝肾阴虚,水亏不能济火,故用沙参、麦冬、当归、熟地、枸杞、沙苑子滋养肝肾之阴;夜交藤苦涩甘平,养心宁神;白蒺藜、蝉蜕祛风;甘草调和诸药。

（班秀文. 班秀文妇科医论医案选[M]. 北京:中国医药科技出版社,2014.）

第八节　绝经后骨质疏松症

妇女绝经后由于雌激素水平下降,骨量减少,骨微结构损坏,导致骨脆性增加,易发生骨折为特征的全身性骨病,称为绝经后骨质疏松症,属原发性骨质疏松。中医学有"骨痿"之病名,最早见于《素问·痿论》。

绝经后5~10年为本病的发病高峰期

知识链接

骨质疏松症的分类

第一类原发性骨质疏松症:Ⅰ型,绝经后骨质疏松症。Ⅱ型,老年性骨质疏松症。

第二类继发性骨质疏松症:①内分泌性疾病;②骨髓增生性疾病;③药物性骨量减少;④营养缺乏性疾病;⑤慢性疾病(明显的实质器官疾病,结缔组织疾病);⑥先天性疾病;⑦废用性骨丢失;⑧其他能引起骨质疏松的疾病和因素。

第三类特发性骨质疏松症:主要发生在青少年,病因尚不明。

【病因病机】

本病的主要病机是肾精亏虚,骨骼失于充养。绝经后肾气渐衰,肾精亏虚,骨髓化生乏源,无以充养骨髓,致髓枯骨脆,筋骨不坚,发为本病。

1. **肾虚肝郁**　肝肾同源,肾精亏虚,致肝肾同亏,筋骨失养;或水不涵木,致肝郁不舒,气血运行不畅,血脉受阻,筋骨失养,发为本病。

2. **脾肾亏虚**　脾胃虚弱,水谷不运,气血生化乏源,后天之精不能充养先天,以致骨骼失于充养,发为本病。

【诊断要点】

1. **临床表现**　绝经后妇女出现腰背或腰腿疼痛,可因咳嗽、弯腰而加重,不耐久立和劳作;严重时活动受限,甚至卧床不起。部分可见脊柱侧弯或后凸畸形,身高变矮。

2. **检查**

(1)骨密度测定:骨密度值低于本地区正常年轻人平均值1个标准差以内属正常,处于平均值-2.5~-1个标准差之间为骨量减少,低于平均值2.5个标准差以上为骨质疏松症,若同时伴有一处或多处骨折时为严重骨质疏松症。

(2)放射线检查:提示骨密度降低,脊柱、股骨颈或长骨端更为明显,或见胸腰椎有 1 至数个椎体压缩性骨折。

（3）实验室检查：骨钙素、尿钙、尿羟脯氨酸、尿 I 型胶原吡啶胶联物及末端肽、抗酒石酸酸性磷酸酶等升高。血、尿生化检查一般正常。

【鉴别诊断】

1. 继发性骨质疏松症　指因疾病或长期服用某些药物导致的骨质疏松症。借助病史、体检及实验室检查可以鉴别。

2. 骨软化症　又称成人佝偻病，其特点是骨有机基质增多及钙化障碍引起骨质软化，患者血钙、血磷降低，血清碱性磷酸酶高，可与骨质疏松症鉴别。

3. 退变性骨质增生症　又称骨性关节炎，是以骨质增生导致关节疼痛、功能障碍、活动不利为特征的疾病，多发生在腰椎，其次在四肢关节。可作放射线检查鉴别。

【辨证论治】

主要病机是肾虚精亏，可偏于阴虚内热或阳虚外寒，涉及肝、脾两脏。治疗以补肾益精，强腰壮骨为主，酌情疏肝理气、活血化瘀、健脾益气等。

1. 肾虚肝郁

主要证候：绝经后妇女腰背疼痛，不耐久立和劳作，胫酸膝软，头晕耳鸣，面色晦暗，心烦易怒。舌质黯红，苔薄白，脉沉细涩。

证候分析：肾精亏虚，不能生髓充骨，滋养腰膝，故腰背疼痛，胫酸膝软；肾精不足，髓海空虚则头晕耳鸣，面色晦暗；水不涵木，肝郁化火，则心烦易怒。舌质黯红，苔薄白，脉沉细涩均为肾虚肝郁之征象。

治法：补肾填精，疏肝解郁。

方药：左归丸（《景岳全书》）加柴胡、炒香附、炒续断。

左归丸：熟地　山药　枸杞　山茱萸　菟丝子　鹿角胶　龟板胶　川牛膝

方中熟地、山药、枸杞、山茱萸补肝肾，益精血；菟丝子补肾固精；鹿角胶、龟板胶滋补精血，补益冲任；川牛膝补益肝肾，活血化瘀，引血下行。加柴胡、炒香附疏肝解郁；炒续断补肝肾，壮筋骨。全方共奏补肾填精，疏肝解郁之功。

2. 脾肾亏虚

主要证候：绝经后妇女腰背疼痛，不耐久立和劳作，胫酸膝软，发脱枯悴，齿摇稀疏，溺有余沥或失禁。舌淡红，苔薄白，脉沉细无力。

证候分析：肾精亏虚，兼脾虚无以化生水谷之精以充养骨髓，故腰背疼痛，胫酸膝软；肾其华在发，齿为骨之余，肾精亏虚则发脱枯悴，齿摇稀疏；溺有余沥或失禁，舌淡红，苔薄白，脉沉细无力均为脾肾亏虚之征象。

治法：补肾健脾，养血生髓。

方药：右归丸（《景岳全书》）加炒白术、砂仁、陈皮。

熟地　制附子　肉桂　山药　山茱萸　枸杞　菟丝子　鹿角胶　当归　杜仲

方中熟地、鹿角胶补肾而温督脉，兼生精血，强筋骨；山药、山茱萸、枸杞滋养肝肾而涩精；菟丝子补阳益阴，固精缩尿；肉桂、附子温肾助阳；当归、杜仲养血强筋。加炒白术健脾益气，砂仁、陈皮理气健脾化湿。全方共奏补肾健脾，养血生髓之功。

【其他疗法】

1. 光照疗法　人工紫外线或日光疗法，促进体内维生素 D 的合成。

2. 埋线法　首选肾俞穴，埋线时间为每次 15~30 天，3~6 个月为 1 个疗程。

3. 运动疗法　进行定期的有氧负重等练习可有效改善骨密度。

【预后转归】

轻度或中度骨质疏松症,若注意预防、调护,不发生骨折,一般预后良好。然而,许多骨质疏松症患者往往在骨折后才被发现,如胸、腰椎体压缩性骨折,导致脊柱后弯、胸椎畸形、驼背,进而影响脏腑功能,预后不良。如骨折后患者活动受限,长期卧床,常并发感染,则预后差。

【预防调摄】

1. 营养　调整饮食,适当增加富含蛋白质、钙、磷、维生素及多种微量元素(镁、锰、锌、硼等)的食物。

2. 运动　适度运动,通过肌肉活动产生对骨的应力,刺激骨形成,增强机体的骨矿含量,使生理性骨量丢失减少。

3. 日光浴　晒太阳可以促进维生素 D 的生成,有助于钙、磷的吸收,促进骨骼的形成。

病案分析

陈某某,女,56 岁。以腰背部疼痛不适两年余,绝经 6 年,前臂骨密度(DEXA)测定报告:骨质疏松症。间断服用钙尔奇 D 片,症状改善不明显,要求中药治疗。就诊时腰背部疼痛不适,伴双下肢酸困乏力,头晕心烦,睡眠差,视物模糊,二便调;舌淡红,苔薄白,脉细弦。中医辨证肝肾不足,治以滋补肝肾、健脾温阳;处方:制何首乌 300g,菟丝子、枸杞、鳖甲、怀牛膝、茯苓各 150g,续断、补骨脂各 120g,丹参 100g,炒枣仁 200g,打粉,炼蜜为丸,每丸 10g,每次 1 丸,每天 2 次;配合中药离子导入治疗,3 次/周。2 月后复诊,腰背部疼痛明显减轻,离子导入治疗停止,继服上方。3个月后再次复诊,腰背部疼痛及双下肢乏力症状基本消失,睡眠改善。复查骨密度测定报告:骨密度较前明显增加。继服上方 2 月,巩固疗效,一年后随访,症状未复发。

分析:中医认为,肾藏精,主骨,生髓,以使骨坚齿固。中医理论认为以脾虚、肝肾不足,使筋骨失养是绝经后妇女骨质疏松症发生的根本原因。治疗中,以补肾健脾、养肝通络药为治疗,制丸服用。全方共奏补肝肾、强筋骨、活血络之功效,故收效良好。

(王丹. 首乌二子丸配合中药离子导入治疗肝肾不足型绝经后骨质疏松病 61 例[J]. 陕西中医杂志,2015,36(7):787)

(杨红星　王 秀　徐 莹)

复习思考题

1. 月经病的治疗原则是什么?

2. 何为月经过多? 血热型月经过多的主证及治疗如何?

3. 清经散和两地汤的药物组成各是什么? 其功效如何?

4. 试述闭经的辨证要点及分类。

5. 什么情况的闭经适合中医药来辨证论治? 如何辨证论治?

6. 试述治崩"三法"的含义。

7. 试述气滞血瘀型痛经的主要证候及治疗。

8. 试述肾阴虚绝经前后诸证的主证及治疗。

第八章

带 下 病

🔍 学习要点

　　带下病的定义、分类、治疗原则;带下过多和带下过少的定义、病因病机、诊断要点、辨证论治。

　　带下是指带下量明显增多或减少,色、质、味发生异常,或伴有全身或局部症状者,亦称为带下病。包括带下过多和带下过少。但妇女在月经期前后、经间期、妊娠期带下量稍有增多;绝经前后带下量减少而无明显不适者,均为生理现象,不作病论。

　　带下有广义、狭义之分。广义带下泛指妇产科疾病,因其多发生于带脉之下,故古人称妇产科医生为带下医。狭义带下,有生理与病理之分。生理性带下属女性阴道排出的一种阴液,为色白或透明,无特殊气味的黏液,其量不多,有润泽阴道的作用。病理性带下即本章的带下病。带下一词,首见于《素问·骨空论》:"任脉为病……女子带下瘕聚"。

第一节　带下过多

　　带下量明显增多,色、质、气味异常,或伴有局部及全身症状者,称为带下过多。

　　西医学的阴道炎、宫颈炎、盆腔炎性疾病、生殖器肿瘤、内分泌功能失调(尤其雌激素水平偏高)等引起的阴道分泌物异常与带下量多,可参考本节论治。

　　【病因病机】

　　本病的主要病因是湿邪为患,基本病机为湿邪伤及任带二脉,使任脉不固,带脉失约。脾肾功能失调,水湿失运,是发病的内在条件;感受湿热、湿毒之邪是重要的外在病因。

　　1. 脾虚　饮食所伤,或忧思气结,或劳倦过度,损伤脾气,运化失司,水湿内生,流注下焦,伤及任带而致带下过多。

　　2. 肾阳虚　素体肾阳虚,或年老体虚,或久病伤肾,或房劳多产,致肾阳亏虚,气化失常,水湿下注,任带失约;或因肾气不固,封藏失职,精液滑脱而致带下过多。

　　3. 阴虚夹湿热　素体阴虚,或年老阴亏,或久病伤阴,相火偏旺,阴虚失守,复感湿热邪气,伤及任带而致带下过多。

4. 湿热下注　经期产后,摄生不洁,湿热侵袭;或淋雨涉水,或久居湿地,外感湿邪,蕴而化热;或脾虚生湿,湿蕴化热;或肝郁乘脾,脾虚湿盛,湿郁化热,湿热注于下焦,伤及任带而致带下过多。

5. 热毒蕴结　摄生不洁,或性交不洁,或手术不慎,热毒乘虚直犯下阴、胞宫;或湿热蕴久成毒,热毒损伤任带二脉,而致带下过多。

【诊断要点】

1. 病史　妇产科术后感染史,盆腔炎性疾病史,急、慢性宫颈炎病史,各类阴道炎病史,房事不洁史。

2. 临床表现　带下量明显增多,色、质、味异常,或伴有阴部瘙痒、灼热、疼痛,或兼有尿频、尿痛、小腹痛、腰骶痛等局部及全身症状。

3. 检查

(1)妇科检查:可见各类阴道炎、宫颈炎及盆腔炎性疾病的体征。

(2)辅助检查:阴道分泌物涂片、宫颈刮片、B超及血常规检查等。

【鉴别诊断】

1. 经间期出血、漏下　经间期出血是指月经周期基本正常,在两次月经中间,出现周期性阴道少量出血,来自胞宫。赤带则出现无周期性,为似血非血的黏液,来自阴道,但其月经正常。漏下是经血非时而下,量少,淋漓不尽,无正常月经周期可言。

2. 子宫黏膜下肌瘤　子宫黏膜下肌瘤突入阴道伴感染时,可见带下呈脓性白带或赤白带,伴臭味,通过妇科检查和B超可以鉴别。

【辨证论治】

本病的辨证要点主要是依据带下的量、色、质、味等异常,结合全身证候、舌脉来辨别寒、热、虚、实。如带下色淡、质稀者为虚、为寒;色黄、质稠、有秽臭者为实、为热。

本病的治疗以除湿止带为基本原则。一般治脾宜运、宜燥、宜升;治肾宜补、宜固、宜涩;湿热和热毒宜清、宜利;阴虚夹湿热则补清兼施。另外,还可配合外治法、中成药口服等以提高疗效。

1. 脾虚

主要证候:带下量多,色白或淡黄,质稀薄,或如涕如唾,绵绵不断,无臭;面色㿠白或萎黄,四肢倦怠,纳少便溏,或四肢水肿。舌淡胖,苔白或腻,脉细缓。

证候分析:脾虚失运,水湿下注,致任脉不固,带脉失约而致带下过多;脾虚中阳不振,则面色㿠白或萎黄,四肢倦怠;脾虚失运,则纳少便溏,或四肢水肿。舌淡胖,苔白或腻,脉细缓,均为脾虚之征。

治法:健脾益气,升阳除湿。

方药:完带汤(《傅青主女科》)。

人参　白术　白芍　山药　苍术　陈皮　柴胡　车前子　黑荆芥　甘草

方中人参、白术、山药、甘草健脾益气止带;苍术、陈皮燥湿健脾,行气和胃;白芍、柴胡疏肝解郁,升阳除湿;车前子利水渗湿;黑荆芥入血分,祛风胜湿。全方共奏健脾益气,升阳除湿之功。

若带下滑脱不止者,加芡实、金樱子、龙骨、牡蛎、乌贼骨固涩止带。若脾虚湿蕴化热,症见带下量多,色黄,质黏稠,味臭者,治宜健脾祛湿,清热止带,方用易黄汤(《傅青主女科》)。

2. 肾阳虚

主要证候:带下量多,绵绵不断,质清稀如水;腰酸如折,畏寒肢冷,小腹冷感,面色晦暗,小便清长,或夜尿多,大便溏薄。舌质淡,苔白润,脉沉迟。

证候分析:肾阳不足,气化失常,寒湿内盛,任带失约,而致带下量多,绵绵不断,质清稀如水;肾阳虚衰,不能温煦,则腰酸如折,小腹冷痛,畏寒肢冷,面色晦暗,大便溏薄,小便清长,或夜尿多。舌质淡,苔薄白,脉沉迟,为肾阳虚之征。

治法:温肾培元,固涩止带。

方药:内补丸(《女科切要》)。

鹿茸　肉苁蓉　菟丝子　潼蒺藜　肉桂　制附子　黄芪　桑螵蛸　白蒺藜　紫菀茸

方中鹿茸、肉苁蓉、菟丝子温肾阳,益精血,固冲任;黄芪益气助阳;肉桂、制附子补火壮阳,温养命门;潼蒺藜、桑螵蛸涩精止带;白蒺藜祛风胜湿;紫菀茸温肺益肾。全方共奏温肾培元,固涩止带之功。

若便溏者,去肉苁蓉,加补骨脂、肉豆蔻温肾健脾;小便清长或夜尿频多者加益智仁、覆盆子温肾固涩。

3. 阴虚夹湿热

主要证候:带下量多,色黄或赤白相兼,质稠,有气味,阴部灼热感,或阴部瘙痒;腰酸腿软,头晕耳鸣,五心烦热,咽干口燥,或烘热汗出,失眠多梦。舌质红,苔少或黄腻,脉细数。

证候分析:肾阴不足,复感湿邪,损伤任带二脉,致带下量多,色黄或赤白相兼,质稠,有气味,阴部灼热或瘙痒;腰府失养,则腰酸腿软;虚热内灼,则五心烦热,咽干口燥;虚阳上扰,则头晕耳鸣,烘热汗出;水火失济,则失眠多梦;舌红,苔少或黄腻,脉细数均为阴虚夹湿之征。

治法:滋阴降火,利湿止带。

方药:知柏地黄丸(《医宗金鉴》)。

熟地黄　山茱萸　山药　丹皮　茯苓　泽泻　知母　黄柏

方中知母、黄柏滋阴降火;熟地黄、山茱萸、山药滋补肝肾,健脾涩精;泽泻清泻肾火;丹皮清肝泻火;茯苓健脾利湿。全方共奏滋阴降火,利湿止带之功。

若失眠多梦者,加酸枣仁、茯神养心安神;咽干口燥者,加玄参、石斛、麦冬养阴生津;头晕目眩者,加菊花、钩藤滋阴清热,平肝潜阳。

4. 湿热下注

主要证候:带下量多,色黄或呈脓性,质黏稠,有臭气,或带下色白质黏,呈豆渣样,外阴瘙痒;小腹作痛,口苦口腻,胸闷纳呆,小便短赤。舌质红,苔黄腻,脉滑数。

证候分析:湿热下注,损伤任带二脉,致带下量多,色黄或如脓,或浊如豆渣样,有秽臭,外阴瘙痒;湿热蕴结,阻遏气机,则小腹作痛;湿困中焦,则口苦口腻,胸闷纳呆;小便短赤,舌红,苔黄腻,脉滑数均为湿热之征。

治法:清利湿热,佐以解毒杀虫。

方药:止带方(《世补斋·不谢方》)。

猪苓　茯苓　车前子　泽泻　茵陈　赤芍　丹皮　黄柏　栀子　牛膝

方中猪苓、茯苓、车前子、泽泻利水渗湿止带;赤芍、丹皮清热凉血;黄柏、栀子、茵陈清热解毒,燥湿止带;牛膝利水通淋,引诸药下行,使热清湿除带自止。

若肝经湿热下注,症见带下量多,色黄或黄绿,质黏稠,有臭气,治宜清肝利湿止带,方用龙胆泻肝汤(《医宗金鉴》)。

若湿浊偏甚,症见带下量多,色白,如豆渣状或凝乳状,阴部瘙痒,治宜清热利湿,疏风化浊,方用萆薢渗湿汤(《疡科心得集》)加苍术、藿香。

5. 热毒蕴结

主要证候:带下量多,黄绿如脓,或赤白相兼,或五色杂下,质黏腻,臭秽难闻;小腹疼痛,腰骶酸痛,烦热头晕,口苦咽干,小便短赤,大便干结。舌红苔黄或黄腻,脉滑数。

证候分析:热毒损伤任带,致带下赤白,或五色带下,质黏如脓样,臭秽难闻;热毒瘀阻,胞脉不通,则小腹、腰骶疼痛;热毒伤津,则烦热头晕,口苦咽干,尿黄便秘;舌红,苔黄或黄腻,脉滑数均为热毒之征。

治法:清热解毒。

方药:五味消毒饮(《医宗金鉴》)加土茯苓、败酱草、鱼腥草、薏苡仁。

五味消毒饮:蒲公英　金银花　野菊花　紫花地丁　紫背天葵

方中蒲公英、金银花、野菊花、紫花地丁、紫背天葵清热解毒;加败酱草、土茯苓、鱼腥草、薏苡仁清热解毒,利水除湿。

若腰骶酸痛,带下臭秽难闻者,加穿心莲、半枝莲、鱼腥草清热解毒除秽;若小便淋痛,兼有白浊者,加萆薢、车前子、虎杖、甘草梢清热解毒,除湿通淋。

【其他疗法】

1. 外洗法　酌情选用洁尔阴、肤阴洁等洗剂。

2. 阴道纳药法　洁尔阴泡腾片、保妇康栓等,适用于各类阴道炎;双料喉风散、珍珠层粉等,适用于宫颈糜烂及老年性阴道炎。

3. 热熨法　火熨、电灼、激光等作用于病变组织,使其凝固、坏死、脱落、修复、愈合,从而达到治疗的目的,适用于宫颈炎。

4. 中成药　乌鸡白凤丸,适用于脾肾虚弱者;愈带丸,10 天为 1 个疗程,适用于湿热下注者。知柏地黄丸,适用于阴虚夹湿者。

【预后转归】

带下过多经过及时治疗多可痊愈,预后良好。若失治误治,致邪毒上客胞宫、胞脉,可导致月经病、癥瘕和不孕症等。若带下病日久不愈,且五色带下,气味秽臭,伴癥瘕或形瘦者,多为宫颈及宫内膜恶性病变,预后差。

【预防调摄】

1. 保持外阴、阴道清洁,勤换内裤。经期或产后避免盆浴、游泳,防止交叉感染。

2. 杜防湿邪,饮食有节,调畅情志。

3. 避免房劳多产及多次人工流产等。

4. 定期进行妇科普查,发现疾病及早治疗。

5. 进行妇科检查或手术操作时,应严格执行无菌操作,防止医源性感染。

病案分析

陈某,女,36岁,教师,于2008年10月6日初诊。

患者自诉白带量多,质稀,腰困腰痛,少腹隐痛,全身乏力,纳食减少,时心悸,睡眠欠佳,月经后期,经行量少色淡,大便干结,小便正常,舌质淡苔白,舌体胖大边有齿痕,脉缓而滑。B超检查提示:盆腔少量积液。

辨证属脾虚湿盛之白带,治以健脾益气、升阳除湿之法,方用完带汤加味治疗。处方:炒白术15g,苍术12g,陈皮12g,党参15g,车前子15g(包),炒薏苡仁15g,柴胡9g,炒山药15g,黑芥穗9g,炒芍药15g,焦三仙各15g,川续断15g,怀牛膝15g,焦枣仁15g,益母草18g,丹参12g,炙甘草6g。3剂,嘱咐患者忌食油腻生冷之物。

二诊:药后自诉白带量明显减少,全身症状减轻,微觉大便干结,上方中去焦三仙加肉苁蓉15g,服9剂后于10月20日B超检查示盆腔积液消失。

按:本病属脾虚湿盛,带脉失约之白带,治以完带汤健脾益气、升阳除湿,遣方用药得当,故疗效非常显著,后加入肉苁蓉补肾润肠通便,故服9剂后诸症好转,B超检查示盆腔积液消失而痊愈。

(毛丽.带下病常见辨证分型及治疗方法[J].光明中医,2010,25(12):2299-2301)

附:子宫颈炎症

子宫颈炎症是常见的女性下生殖道炎症。包括子宫颈阴道部炎症及子宫颈管黏膜炎症。临床多见的子宫颈炎为急性子宫颈管黏膜炎,若未及时诊治,可致慢性子宫颈炎,也可引发上生殖道炎症,重者可诱发子宫颈癌。

本病属于中医的带下过多等。

【病因病理】

1. 病因 本病多由病原体感染、机械性刺激或损伤引起。

2. 病理

(1)急性子宫颈炎:子宫颈红肿、子宫颈黏膜充血水肿、带下量多。

(2)慢性子宫颈炎:子宫颈糜烂、子宫颈管黏膜炎、子宫颈息肉和子宫颈肥大。最常见的为宫颈糜烂。

【诊断要点】

1. 病史 常有因分娩、流产、刮宫等,使子宫颈损伤或感染史;或经期卫生不当、不洁性生活等,致使病原体感染病史。

2. 临床表现 主要症状是白带增多,呈黏液脓性或乳白色黏液状,甚至有血性白带或性交后出血,或伴外阴瘙痒,或出现腰骶部疼痛、下腹坠痛及痛经,或伴有尿路感染等。

3. 妇科检查 宫颈充血水肿,白带量多;擦拭宫颈管,易诱发子宫颈管内出血;子宫颈糜烂、肥大,或见息肉。

4. 辅助检查 宫颈刮片不仅可诊断慢性宫颈炎,还可鉴别出淋病奈瑟菌、假丝酵母菌、滴虫等感染。病理检查,以明确病变性质,排除宫颈癌病变。B超检查对诊断深部的宫颈腺囊肿与盆腔情况。还有阴道镜、液基薄层细胞检测(TCT)、核酸扩增试验(NAAT)等检查方法。

【治疗】

1. 抗生素　针对病原体选用抗生素治疗。

(1)急性淋病奈瑟菌性子宫颈炎:头孢菌素类,如头孢曲松钠250mg,单次肌内注射。氨基糖苷类,如大观霉素4g,单次肌内注射。

(2)沙眼衣原体感染所致子宫颈炎:四环素类,如多西环素100mg,每日2次,连服7天;红霉素类,红霉素500mg,每日4次,连服7天。

2. 子宫颈糜烂样改变　局部物理治疗,包括电熨、冷冻、激光、微波治疗及红外线凝结法等。

3. 子宫颈息肉　行息肉摘除术,将切除的息肉送病理组织学检查。

4. 子宫颈肥大　一般无需治疗。

5. 外治法

(1)外洗法:可用1:1000苯扎溴铵溶液或1:5000高锰酸钾溶液灌洗。若轻度表浅者可用棉签蘸5%~10%碘酊溶液局部腐蚀糜烂面。

(2)阴道纳药法:宫颈炎康栓,适用于各类宫颈炎。

第二节　带下过少

带下量明显减少,甚或全无,导致阴中干涩痒痛,甚至阴部萎缩者,称为带下过少。

妇女在自然绝经前后带下减少而无明显不适者,为生理现象,不作疾病讨论。

西医学的卵巢早衰、手术切除卵巢后、盆腔放疗后、严重卵巢炎、席汉氏综合征及长期服用某些药物等导致雌激素水平低落而引起的阴道分泌物过少,明确诊断后,可参考本节论治。

【病因病机】

本病的主要病机是阴精不足,任带失养,阴户失润。肝肾亏损、血枯瘀阻是导致带下过少的主要原因。

1. 肝肾亏损　先天不足,或房劳多产,或大病久病,或年老体弱,或七情内伤,均可致肝肾亏损,精亏血少,任带失养,阴道失于濡润,发为带下过少。

2. 血枯瘀阻　素体脾胃虚弱,或堕胎多产,或大病久病,或产后大出血,或经产感寒,导致精亏血枯且不循常道,瘀血内阻,阴津不得渗润胞宫、阴道而出现带下过少。

【诊断要点】

1. 病史　有卵巢早衰、手术切除卵巢后、盆腔放疗后、盆腔炎性疾病、反复人工流产术后、产后大出血、席汉氏综合征及长期服用抑制卵巢功能药物等病史。

2. 临床表现　带下过少,甚或全无,阴道干涩,甚至阴部萎缩。或伴性欲低下,性交疼痛,烘热汗出,月经后期、稀发、经量偏少,甚则闭经、不孕等。

3. 检查

(1)妇科检查　阴道黏膜皱襞明显减少或消失,或阴道壁薄且充血,分泌物极少,伴有宫体或宫颈萎缩。

(2)辅助检查　阴道脱落细胞涂片及内分泌激素测定等。

知识链接

席汉氏综合征

席汉氏综合征,多由产后大出血,休克时间过长,引起脑垂体缺血性坏死,垂体前叶内分泌功能不足所致垂体前叶机能减退症,出现甲状腺、肾上腺皮质、卵巢功能减退,表现为子宫萎缩,继发闭经,伴有阴道干涩、毛发脱落、性欲降低、全身乏力等一系列症候。本病为临床难治病,疗效较差。西医一般采用对症治疗和激素替代疗法。中医认为本病多由产时损伤,失血过多,引起胞宫失养,肾气亏损,故以益肾填精,补气养血为主要治法。

【鉴别诊断】

育龄期妇女带下过少,一般预示着卵巢功能低下,应进一步检查内分泌激素水平以明确诊断。但自然绝经后出现带下量少属于生理现象。

【辨证论治】

带下过少,其病机在于阴精不足,任带失养,阴户失润,分肝肾亏损、血枯瘀阻两型,治疗重在滋补肝肾之阴精,佐以养血、化瘀之法。

1. 肝肾亏损

主要证候:带下过少,甚至全无,阴部干涩灼痛,或伴阴痒,阴部萎缩,性交疼痛,甚则性交干涩困难;头晕耳鸣,腰膝酸软,烘热汗出,烦热胸闷,夜寐不安,小便黄,大便干结。舌红少苔,脉细数或沉弦细。

证候分析:肝肾亏损,精亏血少,阴道失之润泽,发为带下过少;阴虚内热则带下更少,阴部萎缩、干涩灼痛、阴痒,伴见烘热汗出,烦热胸闷,夜寐不安,小便黄,大便干结;精血两亏,肾失所养,则头晕耳鸣,腰膝酸软;舌脉为肝肾阴虚之征。

治法:滋补肝肾,养血益精。

方药:左归丸(《景岳全书》)加知母、肉苁蓉、紫河车、麦冬等。

左归丸:熟地　山药　枸杞　山茱萸　菟丝子　鹿角胶　龟板胶　川牛膝

方中熟地、山药、枸杞、山茱萸补肝肾,益精血;菟丝子补肾气;鹿角胶、龟板胶滋补精血,补益冲任;川牛膝补益肝肾,活血化瘀,引血下行。加肉苁蓉、紫河车大补精血;麦冬养阴润燥;知母养阴清热。全方共奏滋补肝肾,养血益精之功。

若阴虚阳亢,头痛甚者,加天麻、钩藤、石决明平肝息风;心火偏盛者,加黄连、炒酸枣仁清泻心火;大便干结者,加玄参、何首乌等润肠通便;烘热汗出甚者,熟地改为生地,加龟甲、鳖甲以滋阴清热。

2. 血枯瘀阻

主要证候:带下过少,甚至全无,阴中干涩,阴痒;面色无华,头晕眼花,心悸失眠,神疲乏力,或经行腹痛,经色紫黯,夹有血块,肌肤甲错,或下腹有包块;舌质黯,边有瘀点、瘀斑,脉细涩。

证候分析:精亏血枯,瘀血内阻,胞宫、阴道不得渗润,则带下过少,甚至全无,阴中干涩,阴痒;血虚不能荣养头面心神,则头晕眼花,面色无华,心悸失眠,神疲乏力;瘀血内阻,不通则痛,则经行腹痛;瘀血凝滞,经色紫黯,伴有血块;瘀血内阻,肌肤失养,则肌肤甲错;舌脉均为血枯瘀阻之征。

治法:补血益精,活血化瘀。

方药:小营煎(《景岳全书·新书八阵》)加丹参、桃仁、牛膝等。

小营煎:当归　白芍　熟地黄　山药　枸杞　炙甘草

　　方中当归、白芍养血润燥;熟地、枸杞滋阴养血填精;山药健脾滋肾;炙甘草益气健脾。加丹参、桃仁活血化瘀;牛膝补益肝肾,活血化瘀,引血下行。全方共奏补血益精,活血行瘀之功。

　　若小腹疼痛甚者,加五灵脂、延胡索活血化瘀止痛;大便干结者,加火麻仁润肠通便;下腹有包块者,加鸡血藤、三棱、莪术消癥散结。

【预后转归】

　　非器质性病变者,经过及时正确治疗,一般可好转,预后良好。若因手术切除或放射治疗引起卵巢早衰,可伴见月经过少,甚至闭经、不孕等,则预后较差。

【预防调摄】

1. 及时诊治可能引起卵巢功能减退的原发病。
2. 预防与积极治疗产后大出血,防止脑垂体前叶缺血性坏死。
3. 对卵巢病变尽量采取保护性治疗。
4. 调节情志,保持心情愉悦。
5. 饮食有节,可适当增加豆制品饮食。

 病案分析

　　高某,女,48岁。

　　病发4年,始则月经愆期量少,带下不多,头昏神倦,口干舌燥,常有烦热之感,不甚介意,继则形体消瘦,带下缺少,月经不行,阴道干涩,不能行房,心情烦躁,面容憔悴,口渴唇燥,入夜尤甚。曾服中药数剂,虽亦从阴虚论治,但疗效不显,转西医雌激素治疗,有白带,恢复月经来潮,阴道之干涩亦见好转,性生活正常,但停药后,诸症依然。心急求治夏桂成先生门诊。

　　诊为脾胃尚佳,后天之本未亏,水谷之精尚能涵养阴津,治疗先当抑心肝之火,用滋肾清火汤,药用钩藤、莲子心、青龙齿、怀山药、干地黄、丹皮、山茱萸、枸杞、龟板、乌梅、盐水炒黄柏、柏子仁、炒枣仁等品,同时嘱服杞菊地黄口服液。要求祛除烦恼,安定心神,配合治疗。服药近3月,基本恢复月经,带下亦有,诸症大减。停药观察,尚能稳定。

　　分析:患者肝肾阴虚,不能润泽阴窍,故带下缺少,阴道干涩,不能行房等;证属阴血亏于下,心肝火亢于上,方用滋肾清火汤,以滋养肾阴,清心降火。

　　(谈勇.中国百年百名中医临床家丛书:夏桂成[M].北京:中国中医药出版社,2001)

(胡　盼)

 复习思考题

1. 什么是带下病?如何区分生理性带下和病理性带下?
2. 试述脾虚型带下过多的临床表现、治法及代表方。
3. 试述肾阳虚型带下过多的临床表现、治法及代表方。
4. 带下过少的主要病机和基本治疗方法是什么?

扫一扫
测一测

第九章

妊 娠 病

学习要点

妊娠病的定义、治疗治则、用药禁忌；妊娠恶阻、胎漏、胎动不安、堕胎、小产、滑胎、异位妊娠、子肿、子晕、子痫、妊娠贫血的定义、病因病机、诊断要点、辨证论治。

妊娠期间，发生与妊娠有关的疾病，称为妊娠病，又称"胎前病"。妊娠病常可影响孕妇的身体健康，妨碍胚胎或胎儿的正常发育，甚至造成堕胎、小产等，应积极预防与及时诊治妊娠病。

妊娠病可分三类：一是因孕而病；二是因病动胎；三是因孕加重痼疾。常见的妊娠病有妊娠恶阻、异位妊娠、胎漏、胎动不安、堕胎、小产、滑胎、胎萎不长、子肿、子晕、子痫、妊娠贫血、难产等。

妊娠病的常见病因有外感六淫、情志内伤、劳累过度、房事不节、跌仆闪挫及素体虚弱等。

妊娠病的发病机制有三：一是阴血虚。素体阴虚，孕后阴血聚于胞宫以养胎，阴血更虚，易致阴虚阳亢而发病。二是气滞痰郁。胎儿逐渐长大，胎体上升，影响气机的升降，形成气滞、气逆、痰郁的病理变化。三是脾肾虚弱。素体脾胃虚弱，生化之源不足，胎失所养，或因先天肾气不足，胞失所系，以致胎元不固。

妊娠病的诊断，首先要明确是否妊娠。可根据停经史、早孕反应、乳头乳晕着色、脉滑尺脉尤甚等临床表现，结合辅助检查如妊娠试验、B超、基础体温测定等以判断妊娠。自始至终要注意胎儿的发育情况和母体的健康状况，特别注意胎元已殒与未殒的鉴别，注意排除畸胎。

妊娠病的治疗原则是治病与安胎并举。具体法则有三：一是应依据病情分清母病、胎病。因病而胎动不安者，重在治病，病去则胎自安；因胎动不安而致母病者，重在安胎，胎安则病自愈。二是安胎之法以补肾健脾，疏肝养肝，清热养血为主。补肾为固胎之本，使胎有所系；健脾乃益气血之源，则胎有所养，本固血足则胎自安；疏肝养肝在于调理气血，气血调和则胎有所养。又孕后阴血偏虚，阴虚生内热而热扰胎元，清热养血使血能循经以养其胎。三是若胎元不正，胎堕难留或胎死腹中，则安之无益，宜速下胎以益母。

妊娠期间用药原则。凡峻下、滑利、祛瘀、破血、耗气、散气及一切有毒之品，都应慎用或禁用,以免伤阳气、耗阴血、损胎元。如病情需要可适当选用,但须严格把握剂量与用药时间,掌握"衰其大半而止"的原则,以免伤胎。

附:妊娠忌服药歌

蚖斑水蛭及虻虫,乌头附子配天雄;

野葛水银并巴豆,牛膝薏苡与蜈蚣;

三棱芫花代赭麝,大戟蝉蜕黄雌雄;

牙硝芒硝牡丹桂,槐花牵牛皂角同;

半夏南星与通草,瞿麦干姜桃仁通;

硼砂干漆蟹爪甲,地胆茅根都失中。

第一节 妊 娠 恶 阻

妊娠期间出现严重的恶心呕吐,头晕厌食,甚至食入即吐者,称为"妊娠恶阻",又称"妊娠呕吐""阻病"等,多发于妊娠早期。

若早孕时仅出现恶心,择食,或偶见晨起呕吐等,为早孕反应,一般 12 周后可自行缓解消失,无需治疗。本病治疗及时,护理得当,多数患者能迅速康复,预后良好。本病西医学称之为"妊娠剧吐"。

【病因病机】

主要病机是冲气上逆,胃失和降。病之根本在素体胃虚,诱因是孕后血聚冲任以养胎,冲脉气盛,冲脉隶于阳明,冲气上逆犯胃,两因相感,致使胃气失于和降,病为恶阻。

1. 脾胃虚弱　素体脾胃虚弱,或饮食不节、或忧思过度等损伤脾胃。孕后冲气上逆犯胃,胃失和降,致病恶阻。

2. 肝胃不和　平素性躁易怒,肝火偏旺,孕后血聚养胎,肝血不足,肝火愈旺,冲气并肝火上逆犯胃,胃失和降而发恶阻。

知识链接

妊娠剧吐病因学说

妊娠剧吐的确切病因不明,可能主要与体内激素作用机制和精神状态的平衡失调有关。

临床提示本病与孕妇血中绒毛膜促性腺激素(β-HCG)水平急剧升高有关。分娩后,β-HCG水平下降,呕吐随之迅速消失,所以认为,β-HCG 的水平增高可能是导致妊娠呕吐的原因。精神因素对妊娠剧吐的发生有着较大的关系,精神紧张可加重病情。有调查表明,精神过度紧张、焦虑、忧思及中枢神经系统功能不稳定的妇女,容易发生妊娠呕吐。此外,肾上腺皮质功能降低、维生素 B6 缺乏也被认为可能是发病的原因。

【诊断要点】

1. 病史　有停经史、早期妊娠反应,多发生在 3 个月内。

2. 临床表现　多见于初孕妇,呕吐逐渐加重。起初呕吐于食后多见,渐至呕吐频繁发作,食入即吐,不食也吐。重者呕吐物含胆汁、咖啡样物,精神萎靡,体重减轻,皮肤、黏膜干燥,双眼凹陷,体温升高,脉搏加快,甚至出现黄疸、血压下降、嗜睡或昏迷等。

3. 检查

(1)妇科检查:妊娠子宫。

(2)辅助检查:测定尿酮体、血常规、电解质、二氧化碳结合力及肝肾功能检查等。

【鉴别诊断】

1. 葡萄胎 停经后剧烈呕吐,可伴有不规则阴道出血或有腹痛;子宫增大超出停经月份;血 β-HCG 异常升高;B超显示宫腔内呈落雪状影像,无妊娠囊或胎儿影像,无胎心搏动。

2. 妊娠期合并病毒性肝炎 于恶心呕吐、食欲减退的同时,伴厌油腻、腹胀、腹泻及肝区疼痛等症状,肝功能检查等可资鉴别。

3. 妊娠合并胃炎 急性胃炎多有饮食不节史,或慢性胃炎史,除恶心呕吐外,伴腹痛或有腹泻等,大便常规或胃镜检查可鉴别。

【辨证论治】

本病的辨证主要依据呕吐物的性状(色、质、气味),结合全身证候、舌脉进行综合分析。如口淡,呕吐清水、清涎、无酸腐气味者,多为虚证、寒证;口苦,呕吐酸水或苦水,或黄稠痰涎,气味酸臭者,多为实证、热证。

本病的治疗原则,以调气和中、降逆止呕为主。用药当兼固胎,并注意饮食、情志的调节。对中、重度患者,可采用中西医结合治疗,给予输液,纠正酸中毒及电解质紊乱。如病情仍不见好转,应考虑治疗性终止妊娠。

1. 脾胃虚弱

主要证候:妊娠早期,反复恶心呕吐,吐出清水痰涎。脘腹胀闷,不思饮食,神疲乏力,怠惰思睡。舌淡、苔白,脉缓滑无力。

证候分析:脾胃素虚,孕后冲气上逆犯胃,胃失和降,则反复恶心呕吐;脾胃虚弱,运化失职,故而呕吐清水痰涎,脘腹胀闷,不思饮食;中阳不振,清阳不升,神疲乏力,怠惰思睡。脾胃虚弱则舌淡、苔白,脉缓滑无力。

治法:健脾和胃,降逆止呕。

方药:香砂六君子汤(《名医方论》)。

党参 白术 茯苓 甘草 半夏 陈皮 木香 砂仁 生姜

方中党参、白术、茯苓、甘草健脾养胃;半夏、砂仁、生姜温胃降逆止呕;木香、陈皮理气和中。全方补脾胃,降逆气,使呕吐得止。

若胃中虚寒,脘腹冷痛,加丁香、白豆蔻以温胃止痛;若吐甚伤阴,口干,便秘者,去木香、砂仁,加石斛、麦冬、玉竹、黄芩以养阴清热。

若脾虚夹痰湿,证见胸脘满闷,呕吐痰涎,口淡而腻,方用小半夏加茯苓汤(《金匮要略》)加白术、砂仁、陈皮以和胃化痰止呕。

2. 肝胃不和

主要证候:妊娠期间呕吐酸水、苦水,甚至咖啡样物。胸胁满闷,嗳气叹息,头胀而晕,烦渴口苦。舌红、苔黄燥,脉弦滑数。

证候分析:孕后冲气并肝火上逆犯胃,则呕吐酸水、苦水,甚至咖啡样物;肝气郁结,则胸胁满闷,嗳气叹息;肝火上逆,因而头胀而晕,烦渴口苦。舌红、苔黄燥,脉弦滑数,为肝热之征。

治法:清肝和胃,降逆止呕。

方药:苏叶黄连汤(《温热经纬》)酌加姜半夏、枇杷叶、竹茹、乌梅。

苏叶黄连汤:苏叶　黄连

方中苏叶理气和胃;黄连苦寒清热以降胃气。加竹茹、枇杷叶、半夏佐苏叶降逆止呕;乌梅生津抑肝。全方共奏清肝和胃,降逆止呕之效。

如呕甚伤津,五心烦热,口干舌红者,加沙参、石斛、麦门冬以养阴清热;便秘者,加胡麻仁、生首乌润肠通便。

以上二证,若呕吐不止,出现气阴两亏的重症,宜用生脉散(《内外伤辨惑论》)合增液汤(《温病条辨》)以益气养阴,和胃止呕,并配合西医输液治疗。

【其他疗法】

穴位吸引法:用穴位吸引器或中号火罐,吸住患者中脘穴后10分钟,再进食或服药,食后15～30分钟放去负压。能抵制呕吐,帮助进食。

【预后转归】

本病及时治疗,患者多能康复,妊娠继续;若经治疗无好转,出现持续黄疸,体温升高,持续38℃以上;心率超过120次/分,持续蛋白尿等,可危及孕妇生命,均需要考虑终止妊娠。

【预防调摄】

1. 饮食宜清淡、易消化,少吃多餐,勿空腹或过饱;禁辛辣、油腻及生冷之品;服药应采取少量缓缓呷服之法,以获药力。

2. 保持乐观愉快的情绪,解除思想顾虑,避免精神刺激。

3. 妊娠剧吐,尿酮体阳性者,宜卧床休息,暂禁食,给予输液,记液体出入量,呕吐好转后改服中药浓煎,少量频服,流质饮食。

 病案分析

张某,女,26岁,2013年5月12日初诊。

停经2个月,B超显示宫内早孕。半月前出现恶心呕吐,晨起明显,纳少。一周前症状加重,呕吐不食,吐出清水痰涎,每日4～5次,头晕头痛,神疲乏力,大便软而不畅,舌质淡苔薄白,脉缓滑无力。

诊断:妊娠恶阻。

证型:脾虚夹痰。

治疗:健脾和胃,理气化痰止呕。

方药:温胆汤合香砂六君子汤加减。

处方:法半夏15g,竹茹12g,枳实12g,陈皮9g,茯苓12g,党参15g,白术12g,砂仁6g,木香6g,炙甘草6g,生姜5片,大枣3枚,日1剂,煎水2次服用,每次80ml,多次缓缓服下。服3天后,恶心呕吐明显减少,头晕头痛好转。继服4剂,诸症状悉除,1月后复诊未复发。

分析:该方主治胃失和降,胆失疏泄,气郁生痰,痰湿内扰所致的胆郁痰阻症。半夏燥湿化痰,降逆止呕;陈皮行气和胃止呕,竹茹清热安胎止呕,茯苓健脾除湿,生姜为"呕家圣药",大枣补中益气、缓和药性。共奏健脾和胃,化痰止呕之功。故治疗妊娠恶阻效果较好。

(洪清风. 温胆汤加减治疗妊娠恶阻23例[J]. 实用中医药杂志,2015,5(5):31)

第二节 妊娠腹痛

妊娠期间,因胞脉阻滞或失养,气血运行不畅而发生小腹疼痛者,称为"妊娠腹痛",又称"胞阻"。首见于《金匮要略·妇人妊娠脉证并治》。

妊娠腹痛属于西医学"先兆流产"等疾病的症状之一。

【病因病机】

本病的主要病机是胞脉阻滞,不通则痛;或胞脉失养,不荣而痛。

1. 血虚 素体血虚,或脾虚化源不足等。孕后血聚下以养胎,阴血愈虚,胞脉失养而腹痛。

2. 虚寒 素体阳虚,阴寒内生,寒凝气血,胞脉受阻,不通则痛;或胞脉失于温煦濡养,不荣而痛。

3. 气滞 肝藏血,孕后血聚胞宫养胎,肝血愈虚。若素性忧郁或孕后情志所伤,肝郁气滞,胞脉受阻,不通而痛。

【诊断要点】

1. 临床表现 妊娠期间出现小腹部疼痛为主症,一般痛势较缓,疼痛反复发作。无阴道下血、小腹下坠等现象。

2. 孕期检查 妊娠子宫,大小与停经月份相符,腹部柔软不拒按。

3. 辅助检查 必要时做血常规、B超等检查,以排除其他疾病所致的腹痛。

【鉴别诊断】

1. 异位妊娠 异位妊娠未破损前,也会出现一侧下腹隐痛或伴有阴道不规则出血,行盆腔B超可鉴别。异位妊娠已破损时,突然一侧下腹撕裂样剧痛,可波及至全腹,伴恶心呕吐,甚或休克;行盆腔B超、阴道后穹窿穿刺等可鉴别。

2. 胎动不安 胎动不安的腹痛常伴有腰酸、小腹坠胀,多有阴道少量流血。

3. 妊娠合并卵巢囊肿蒂扭转 多发生在妊娠中期,突然下腹部剧烈疼痛,以一侧为甚,腹痛程度远比本病严重。妇科检查及B超检查可资鉴别。

【辨证论治】

本病以小腹疼痛为主症,辨证应根据腹痛的性质,结合兼证及舌脉辨明寒、热、虚、实。

治疗以养血理气,止痛安胎为主。用药宜平和,以防伤胎。临床上本病与胎动不安很难鉴别,因此妊娠腹痛,又无法与之鉴别时,可按胎动不安进行处理,以免延误病情。

1. 血虚

主要证候:妊娠期间小腹绵绵作痛,按之痛减。面色萎黄,头晕目眩,心悸怔忡,失眠多梦。舌淡、苔薄白,脉细滑。

证候分析:素体血虚,孕后阴血更虚,胞脉失养,而小腹绵绵作痛;血虚肌肤、心神失养,则面色萎黄,头晕心悸,失眠多梦;舌淡、苔薄白,脉细滑,为血虚之象。

治法:补血养血,止痛安胎。

方药:当归芍药散(《金匮要略》)去泽泻,加制首乌、桑寄生。

当归芍药散:当归 白芍 川芎 茯苓 白术 泽泻

方中当归、川芎养血和血;白芍养血敛阴;茯苓、白术健脾以益气血生化之源;泽泻因渗利伤津,故不用;加制首乌、桑寄生养血滋肾固胎。全方共奏补血养血,止痛安胎之效。

若心悸多梦,可加五味子、酸枣仁养血安神;血虚甚者,加枸杞、阿胶、熟地以滋补精血,濡养胞脉。

2. 虚寒

主要证候:孕后小腹冷痛,喜温喜按,得热痛减。形寒肢冷,面色㿠白,纳少便溏,倦怠乏力。舌淡、苔薄白,脉沉弱或迟缓。

证候分析:阳虚内寒,胞脉失于温煦濡养,故小腹冷痛,喜温喜按,得热痛减;阳气不能外达,故形寒肢冷,面色㿠白;脾肾阳虚,则纳少,便溏,倦怠乏力;舌淡、苔薄白,脉沉弱或迟缓,为虚寒之象。

治法:暖宫止痛,养血安胎。

方药:胶艾汤(《金匮要略》)。

阿胶　艾叶　当归　川芎　白芍　干地黄　甘草

方中艾叶暖宫止痛;阿胶、地黄、当归、川芎养血滋阴,和血行滞;白芍、甘草缓急止痛。全方具养血温经,缓急止痛之功。

若腰膝酸痛者,加补骨脂、巴戟天、续断、杜仲以温肾助阳,壮腰固冲。

3. 气滞

主要证候:妊娠期间,小腹胀痛。胸胁胀满,心烦易怒,嗳气叹息。舌红、苔薄黄,脉弦滑。

证候分析:素性忧郁,孕后肝气易郁而气滞,则小腹、胸胁胀痛;肝郁化火,则心烦易怒,嗳气叹息;舌红、苔薄黄,脉弦滑,为肝热之象。

治法:疏肝解郁,理气止痛。

方药:逍遥散(《太平惠民和剂局方》)加苏梗、陈皮。

逍遥散:柴胡　当归　茯苓　白芍　白术　炙甘草　煨姜　薄荷

方中逍遥散疏肝健脾,加苏梗、陈皮理气和中。全方共奏疏肝解郁,理气止痛之效。

若郁而化热,出现口苦、咽干者,加栀子、黄芩以清肝泻火。

【预后转归】

妊娠腹痛,病位在胞脉,尚未损及胎元,病情较轻浅,治疗及时,预后良好。若腹痛不止,病情加重损及胎元则会发展为胎漏、胎动不安甚至堕胎、小产。

【预防调摄】

1. 孕后保持心情舒畅,避免精神刺激。

2. 病后注意休息,避免劳累,保证充足睡眠,妊娠早期禁止房事。

3. 慎避风寒,勿过食生冷,饮食宜清淡、易消化,保持大便通畅。

4. 注意观察病情发展,若腹痛加剧,腰酸腹坠,并见阴道流血,需防流产。

第三节　异位妊娠

异位妊娠是指受精卵在子宫体腔以外着床发育者,俗称"宫外孕"。但两者的含义有所不同,宫外孕仅指子宫以外的妊娠,如输卵管妊娠、卵巢妊娠、腹腔妊娠、阔韧带妊娠。异位妊娠还包括在子宫的宫颈妊娠及子宫残角妊娠,较"宫外孕"的含义更广。

异位妊娠以输卵管妊娠最为常见,约占异位妊娠的95%左右,其中又多见壶腹部妊娠,约占78%(图9-1)。故本节以输卵管妊娠为例论述。当输卵管妊娠破裂或输卵管妊娠流产后,可造成急性腹腔内出血,处理不当可危及生命,是妇产科常见的急腹症之一。

本病散见于中医的"妊娠腹痛""癥瘕"等病证之中。属少腹瘀血证。

图9-1　异位妊娠的发生部位

1. 输卵管壶腹部妊娠;2. 输卵管峡部妊娠;3. 输卵管伞部妊娠;4. 输卵管间质部妊娠;

5. 腹部妊娠;6. 阔韧带妊娠;7. 卵巢妊娠;8. 宫颈妊娠

【病因病机】

中医认为本病病因是少腹宿有瘀滞,胞络通而不畅;或先天肾气不足,冲任虚损,致胎元不能及时移行于胞宫,而在输卵管内发育,以致胀破脉络,阴血内溢于少腹,发生血瘀、血虚、厥脱等一系列证候。

临床根据输卵管妊娠是否破损,分为未破损期和已破损期。未破损期和已破损期的包块型,均属癥证;已破损期的休克型、不稳定型属少腹蓄血证,并可出现气血暴脱,阴阳决离的危候。

1. 胎阻胞络　先天肾气不足,或多产房劳等,致肾气虚弱,冲任虚损,或少腹宿有瘀滞,冲任胞络通而不畅,致胎元不能及时移行于胞宫,种植于胞络之中,尚未破裂,胞络阻滞。

2. 气陷血脱　胎元种植于胞宫之外,发育于胞络之中,胀破胞络,血溢内崩,阴血暴亡,气随血脱。

3. 气虚血瘀　孕卵种植于胞宫之外,发育于胞络之中,异位胎元不固,部分掉落于腹中,脉络损破,阴血内溢,气随血泄,离经之血积聚少腹,以致气虚血瘀。

4. 瘀结成癥　发育于胞络之中的胎元全部掉落腹中,胞络损伤,血内溢积,日久瘀结成癥。

知识链接

异位妊娠西医病因病理

西医学认为异位妊娠的主要病因是慢性输卵管炎。炎症可造成输卵管黏膜粘连、管腔狭窄、纤毛缺损、管形扭曲及管壁肌肉蠕动减弱等,阻碍受精卵的运行,致使受精卵无法抵达宫腔,而在输卵管内着床,形成输卵管妊娠。

输卵管管腔狭小,管壁薄,内膜的蜕膜反应差,限制了孕卵发育,当孕卵发育到一定程度时,即可导致以下结局:

输卵管妊娠流产,多见于妊娠8~12周的输卵管壶腹部妊娠;输卵管妊娠破裂,多见于妊娠6周左右的输卵管峡部妊娠。输卵管妊娠流产或破裂,若血肿机化变硬者,临床上称之陈旧性宫外孕;若囊胚掉入腹腔,继续在腹腔内生长发育者,即形成继发性腹腔妊娠。

【诊断要点】

1. 病史

（1）既往有盆腔炎性疾病、不孕症等病史。

（2）多有停经史。

2. 症状

（1）停经：发病前多有 6~8 周短期的停经史；输卵管间质部妊娠，停经可长达 16 周以上。有时月经过期仅数日或无停经史。

（2）下腹痛：患者突感下腹一侧有撕裂样剧痛，持续或阵发性加剧，亦可全腹疼痛，当血液积聚直肠子宫陷凹处时，可有肛门坠胀感。

（3）阴道出血：不规则阴道出血，量少，色黯，淋漓不净，需待病灶清除后，出血方能完全停止。

（4）晕厥与休克：由于腹腔内急性出血及剧烈腹痛，患者面色苍白，头晕恶心，肢冷汗出，以致晕厥、休克。休克程度与腹腔内出血速度及量有关，但与阴道出血不成比例。

3. 检查

（1）全身检查：腹腔内出血较多时，患者可见面色苍白，脉数而细弱，血压下降等；下腹部有明显压痛及反跳痛，以患侧为甚；叩诊移动性浊音阳性。

（2）妇科检查：输卵管妊娠未破损前，子宫增大，但常小于停经月份，质软；或可触及一侧附件有软性包块，压痛。破损后，后穹窿饱满，有触痛；宫颈举痛或摇摆痛明显，可有子宫漂浮感；或子宫旁一侧可扪及肿块，边界不清，触痛明显。若陈旧性宫外孕时，可在子宫直肠窝处触到半实质性压痛包块，边界清楚，不易与子宫分开，时间日久，血肿包块则机化变硬。

（3）辅助检查：血 β-HCG 阳性，但较宫内妊娠水平低。未破损前，B 超检查宫腔内空虚，而宫旁出现孕囊。破损后，B 超显示腹腔内存在无回声暗区，或直肠子宫陷凹处积液暗区像；阴道后穹窿穿刺抽出不凝固血液。也可行腹腔镜，或剖腹探查协助诊断。

异位妊娠
B 超检查

【鉴别诊断】

1. 黄体破裂　两者均可见下腹一侧突发性疼痛，压痛及反跳痛，可有移动性浊音，甚至休克等症状和体征。但黄体破裂，多发生于排卵后期，尤以经前的最后一周多见，故多无停经史。子宫大小正常，一侧附件压痛；血 β-HCG 阴性，与异位妊娠可鉴别。

2. 流产　两者均有腹痛和阴道流血，但流产之腹痛系下腹中央阵发性坠痛，腹部无压痛、反跳痛；B 超检查宫内可见妊娠囊。

【辨证论治】

异位妊娠主要是少腹血瘀之实证，临床分未破损期和已破损期。未破损期可辨为胎元阻络证，已破损期可辨为气陷血脱证、气虚血瘀证、瘀结成癥证。

本病治疗应随着病程发展动态变化，及时采取中医治疗、中西医结合治疗、手术治疗等措施。中医适用于胎元阻络证与瘀结成癥证，治疗以活血化瘀为主，并在有输血、输液及手术准备的条件下进行。输卵管破裂或流产，属危急重症，以西医手术治疗为主。

1. 未破损期——胎元阻络证（输卵管妊娠尚未破裂）

主要证候：患者停经后可有早孕反应，或有一侧下腹隐痛；血 β-HCG 阳性，但较宫内妊娠水平低。B超检查宫腔内空虚,而附件出现包块(孕囊)。舌质黯,苔薄白,脉弦滑。

证候分析:患者异位妊娠,故有早孕反应,血β-HCG阳性,但较宫内妊娠水平低;胞络通而不畅,致胎元不能运达子宫而停于宫外,胞络阻滞,故一侧下腹隐痛,附件有包块;舌质黯,脉弦滑为瘀阻之征。

治法:活血化瘀,消癥杀胚。

方药:宫外孕Ⅱ号方(山西医学院附属第一医院)加杀胚药。

宫外孕Ⅱ号方:丹参 赤芍 桃仁 三棱 莪术

方中丹参、赤芍、桃仁活血化瘀;三棱、莪术消癥散结。

未破损期,保守治疗的关键是杀死胚胎,故在服用本方的同时,可加用天花粉蛋白注射液杀胚治疗,但必须严格遵守使用程序,防止过敏反应。或用西药甲氨蝶呤等杀胚,以提高杀胚效力。

2. 已破损期 指输卵管妊娠流产或破裂者。

(1)休克型——气陷血脱证(输卵管妊娠破裂)

主要证候:停经数日,突发一侧下腹部撕裂样剧痛,疼痛可由下腹部转向全腹,可伴有肛门坠胀感。面色苍白,四肢厥冷,冷汗淋漓,恶心呕吐,轻者烦躁不安,重者晕厥休克。血压明显下降。后窟窿穿刺抽出不凝固血液;或B超探及一侧附件混合性囊性占位,子宫直肠陷凹积液;舌淡,脉微欲绝或细数无力。

证候分析:胎元停于宫外并破损,故突发下腹剧痛;络伤血崩,血液可流至全腹、积聚于直肠子宫陷凹处,故疼痛可转向全腹,肛门有坠胀感;血崩而阴血暴亡,气随血脱,则面色苍白,四肢厥冷,冷汗淋漓,恶心呕吐,轻者烦躁不安,重者晕厥;脉微欲绝或细数无力,为气血暴脱之象。

治法:回阳救脱,补气举陷。

方药:参附汤(《校注妇人良方》)或生脉散(《内外伤辨惑论》)加黄芪、柴胡、炒白术。

参附汤:人参 附子

生脉散:人参 麦冬 五味子

方中参附汤可回阳救逆;生脉散可益气敛汗,养阴生津;黄芪、柴胡、炒白术补气举陷。全方共奏回阳救脱,补气举陷之功。

本型应中西医结合积极抢救。立即吸氧、输液,必要时输血,补足血容量,纠正休克。患者需绝对卧床,严格控制饮食,禁止灌肠和不必要的盆腔检查。在纠正休克的同时应立即手术治疗。

(2)不稳定型——气虚血瘀证(输卵管妊娠流产)

主要证候:停经后下腹疼痛拒按,腹部有压痛及反跳痛,但逐渐减轻,阴道不规则的流血;B超检查盆腔一侧有混合性包块;头晕神疲,但生命体征平衡。舌质淡有瘀点、苔薄白,脉细缓。

证候分析:脉络破损,血溢少腹而成瘀,不通则痛,故腹痛拒按,可触及包块;瘀血内阻,新血不得归经,则阴道少量流血;气虚但血未崩,故生命体征平衡。因气虚血瘀,故头晕神疲,舌质淡有瘀点,脉细缓。

治法:益气养血,化瘀杀胚。

方药:宫外孕Ⅰ号方(山西医学院附属第一医院)加党参、黄芪、熟地黄、蜈蚣、紫草、天花粉。

宫外孕Ⅰ号方:丹参　赤芍　桃仁

宫外孕Ⅰ号方化瘀消癥,党参、黄芪、熟地黄、蜈蚣、紫草、天花粉益气养血的同时,加强化瘀杀胚之力。诸药合用,共奏攻补兼收之效。此期病情不稳定,患者容易反复内出血,做好随时抢救休克和手术治疗的准备工作。

(3)包块型——瘀结成癥(陈旧性异位妊娠)

主要证候:输卵管妊娠破损日久,腹痛减轻或消失,或有下腹坠胀不适;血β-HCG阴性,盆腔检查一侧有局限的包块,舌质黯,苔薄,脉弦细涩。

证候分析:络伤血溢少腹成瘀,瘀积成癥,故腹腔血肿包块;癥块阻碍气机,则下腹坠胀;舌质黯,脉细涩为瘀血内阻之征。

治法:破瘀消癥。

方药:宫外孕Ⅱ号方(山西医学院附属第一医院)加乳香、没药。

宫外孕Ⅱ号方:丹参　赤芍　桃仁　三棱　莪术

宫外孕Ⅱ号方化瘀消癥。加乳香、没药加强行气活血之功效。

为加快包块吸收,可辅以消癥散(见外治法)外敷下腹部。

【西医治疗】

1. 期待疗法　腹痛轻,无输卵管妊娠破裂证据。无腹腔内出血。血β-HCG<1000U/L,且继续下降。输卵管妊娠包块直径≤3cm,或未探及。

2. 药物治疗　甲氨蝶呤(MTX),能抑制滋养细胞分裂,破坏绒毛,使胚胎组织死亡、脱落与吸收。采取肌内注射的方法,分次或单次给药,若治疗7天后,血β-HCG下降15%~25%,应重复以上治疗。之后每周重复测量血β-HCG,直到降至5U/L,方属显效,一般需要3~4周。

3. 手术治疗　在纠正休克和清除腹腔积血后,视病变情况采取手术治疗。手术治疗有二:一是保守手术,二是根治手术。保守手术为保留患侧输卵管,适宜于有生育要求的年轻女性;根治手术为切除患侧输卵管,适宜于无生育要求的输卵管妊娠内出血并发休克的急症患者。

【其他疗法】

1. 中成药　大黄䗪虫丸,适用于陈旧性宫外孕。每次1丸,一日2次。

2. 外治法　用消癥散(千年健60g,续断120g,追地风、花椒各60g,五加皮、白芷、桑寄生各120g,艾叶500g,透骨草250g,羌活、独活各60g,赤芍、当归尾各120g,血竭、乳香、没药各60g。上药共为末,每250g为一份。)纱布包裹,蒸30分钟,趁热外敷,每日2次,10天为1个疗程。适用于包块型异位妊娠。

【预后转归】

异位妊娠因妊娠部位、就诊时间、诊断处理的不同,往往预后不一。

一般早期诊断,及时治疗,预后较好;输卵管壶腹部妊娠易发生流产,可继发腹腔妊娠;输卵管峡部妊娠易发生破裂,导致失血性休克甚至死亡;流产和破裂后形成的血肿长时间不消散,可形成陈旧性宫外孕。

输卵管妊娠以后,10%患者可再次发生输卵管妊娠,并有50%~60%患者继发不孕症。

【预防调摄】

1. 做好计划生育,减少人流等手术;注意卫生,彻底治疗盆腔炎性疾病。

2. 急性内出血时,绝对卧床休息,宜头低位,给予吸氧、输液、保暖,并做好输血及手术准备。

3. 不稳定型患者,应卧床休息,减少体位改变和腹压增加的因素;严格控制饮食,保持大便通畅;避免不必要的妇科检查。

4. 包块型患者,应适当下床活动,以促进包块吸收,减少粘连。

病案分析

李某,女,26岁,已婚未育。2011年11月9日。

停经45天,阴道不规则出血5天,伴小腹隐痛不适。查血HCG:271.5IU/L,B超检查提示:子宫饱满,左附件未见异常,右附件有混合性回声团14mm×18mm。诊断异位妊娠。采取中药保守治疗杀胚,予宫外孕经验方,处方:川芎10g、桃仁15g、蜈蚣2条、穿心莲15g、三棱10g、当归10g、莪术10g、天花粉30g、赤芍15g。5剂,水煎服;丹棱消结敷膏外敷右侧小腹。

二诊:患者诉服中药后腹痛剧烈,排出血块后腹痛减轻,出血量较前稍增多,但较正常月经量少。复查HCG:222.60IU/L,较前轻微下降。遂于中医药内外合治,内服方予上方加用棕榈炭10g、党参10g、艾叶10g;丹参注射液静脉滴注加强活血化瘀杀胚之功效,丹棱消结敷膏外敷治疗。

治疗期间血HCG逐渐下降,阴道出血渐止,至12月23日复查血HCG已下降至31.6IU/L。患者12月27日月经来潮,量较多,夹血块,无经行腹痛,6天干净。2012年1月3日复查血HCG<2.0IU/L,B超提示:右侧附件考虑原宫外孕病灶。

分析:异位妊娠是中医学癥瘕的范畴。患者气滞血瘀,治疗活血祛瘀、消癥散结、生肌通络,以宫外孕经验方消癥杀胚,至HCG降至正常仅需44天。

（宋雅丽.宫外孕保守治疗研究进展[J].中国妇幼保健,2007,22(30):4341-4343）

第四节　胎漏、胎动不安

妊娠期间,出现阴道少量出血,时下时止,淋漓不断,而无腰酸腹痛者,称为胎漏,亦称"胞漏""漏胎"。首见于《脉经》。若妊娠期间腰酸、腹痛下坠,或伴阴道少量流血者,称为胎动不安。

胎漏、胎动不安虽病名不同,但临床难以截然分开。两者病因病机、辨证论治、转归预后等基本相同,故一并论述。胎漏、胎动不安是常见的妊娠病之一,若不及时治疗控制,会发展成堕胎、小产。

西医学的先兆流产和妊娠中晚期的前置胎盘出血,可参照本病辨证治疗。

【病因病机】

本病主要发病机制是冲任气血不调,胎元不固。

1. 肾虚　先天禀赋不足;或屡次堕胎;或孕后房劳,损伤肾气。肾虚系胞无力,冲任不固,而致胎漏、胎动不安。

2. 气血虚弱　素体血虚;或孕后脾胃受损,气血化源不足。气虚不能载胎,血虚不能养胎,致胎元不固,而成胎漏、胎动不安。

3. 血热 素体阳盛或阴虚内热;或肝经郁热,或孕期被湿热之邪蕴结胞中,热扰冲任,气血瘀结,致胎元不固,而成胎漏、胎动不安。

4. 血瘀 宿有癥瘕瘀滞胞宫或孕期手术创伤,孕后瘀阻胞脉胞络,孕后跌仆闪挫;或劳累过度,伤气动血,内扰胎气,而成胎动不安。

【诊断要点】

1. 临床表现 妊娠期间,出现阴道少量出血,时下时止,而无明显的腰酸、腹痛者,为胎漏。若腰酸、下腹坠胀隐痛,或伴有阴道不规则少量出血者,为胎动不安。

2. 妇科检查 宫颈口未开,子宫大小与停经月份相符。

3. 辅助检查 尿妊娠试验阳性;B超检查提示宫内妊娠,胎儿存活。

【鉴别诊断】

1. 妊娠腹痛 妊娠腹痛仅有小腹疼痛反复发作,不伴腰酸、下腹坠胀,无阴道流血。

2. 异位妊娠 均有停经史,早孕反应,阴道少量出血,妊娠试验阳性。但异位妊娠未破损时,出现一侧少腹隐痛;B超检查宫腔内空虚,而宫旁出现孕囊。破损后,一侧少腹撕裂样痛,波及全腹,甚则休克;子宫颈举痛和摇摆痛;B超、阴道后穹窿穿刺等,可资鉴别。

3. 堕胎、小产 有阴道出血,但量多,超过平时经量,腹痛、腹坠呈阵发性加剧。妇科检查可见宫颈口开,或有胎物嵌顿、排出。

4. 葡萄胎 有不规则阴道出血,但多无腹痛,且伴有水泡样物排出,β-HCG定量高于正常妊娠,子宫大于正常妊娠月份,B超检查见宫腔内充满弥漫分布的光点和小囊样无回声区,可协助鉴别。

【辨证施治】

本病的辨证,应根据阴道出血、腰酸腹痛的情况,结合病史、兼证、舌脉及相关的辅助检查辨其虚、热、瘀及转归。

本病治疗以安胎为主,固肾、扶脾、养血、清热诸法随证施治。

治疗中需密切观察病情的转归,若治疗后症状缓解,保胎有效,妊娠多能继续;若治疗中,病情加剧,出血量大于平时经量,腰腹疼痛阵发性加剧,则已发展成堕胎、小产,或胎儿已死腹中或胎儿有先天性缺陷不宜再安者,应及时下胎益母。

1. 肾虚

主要证候:妊娠期间腰膝酸软,腹痛下坠,或伴有阴道少量流血,色淡黯,质稀。或伴头晕耳鸣,小便频数,夜尿多,甚至失禁,或有屡次堕胎史。舌淡,苔薄白,脉沉滑尺弱。

证候分析:胞脉者系于肾,肾虚则系胞无力,胎元不固,而孕期阴道下血,腹痛下坠,或有堕史;肾主髓海,与膀胱相表里,则腰膝酸软,头晕耳鸣,尿频失禁;舌淡、苔薄白,脉沉滑尺弱,为肾虚之候。

治法:固肾安胎,佐以益气。

方药:寿胎丸(《医学衷中参西录》)加党参、白术。

寿胎丸:菟丝子 桑寄生 续断 阿胶

方中菟丝子补肾益精,固摄冲任;桑寄生、续断固肾壮腰系胎;阿胶养血止血安胎;加党参、白术健脾益气以载胎。全方具补肾益气,固冲安胎之功。

若阴道出血较多或时间较长者,加旱莲草、炒地榆、乌贼骨止血安胎;若小腹下坠明显者,加黄芪、升麻益气安胎;夜尿多者,加益智仁、覆盆子温肾固摄。

2. 气血虚弱

主要证候:妊娠期间,阴道少量出血,色淡,质稀,或腰酸,小腹空坠。面色㿠白或萎黄,神疲肢倦,心悸气短。舌质淡,苔薄白,脉细滑无力。

证候分析:气虚不能载胎,血虚不能养胎,故妊娠期间腰酸腹坠,阴道少量出血;气血虚弱,心神失养,肌肤失荣,则面色㿠白或萎黄,神疲肢倦,心悸气短;舌淡、苔白,脉细,均为气血虚弱之象。

治法:补气养血,固肾安胎。

方药:胎元饮(《景岳全书》)去当归,加黄芪、阿胶。

胎元饮:人参　白术　当归　白芍　熟地　杜仲　陈皮　炙甘草

方中人参、白术、炙甘草健脾益气,以载胎元;白芍、熟地益精养血,止血安胎;杜仲固肾安胎;陈皮理气和中,使熟地补而不滞;方中当归虽能养血,但又性温活血,故去而不用;加黄芪补气提升,阿胶补血止血安胎。全方有气血双补,固肾安胎之效。

若出血量多者,重用黄芪、党参,加乌贼骨、血余炭、艾叶炭固气摄血,止血安胎。若气虚明显,小腹下坠,可用举元煎(《景岳全书》)加桑寄生、续断、阿胶以益气固冲安胎。

3. 血热

主要证候:妊娠期间,阴道少量流血,色鲜红,质稠,或腰酸,腹痛下坠。面赤心烦,口渴喜饮,手足心热,大便秘结,小便短黄。舌质红、苔薄黄,脉滑弦数。

证候分析:热伏冲任,扰动胎元,则妊娠期间下血,色红,质稠,或腰酸腹痛;热伤阴津,故面赤,心烦,口干,便秘尿黄;舌红、苔黄,脉滑弦数,为血热之征。

治法:清热凉血,固冲安胎。

方药:保阴煎(《景岳全书》)加苎麻根。

保阴煎:生地　熟地　白芍　黄芩　黄柏　续断　山药　甘草

方中生地、熟地滋阴养血;白芍益血敛阴;黄芩、黄柏清热泄火;续断固肾安胎;山药补脾益肾;甘草配白芍缓急止痛;加苎麻根凉血止血,且能安胎。全方共奏滋阴清热,养血安胎之效。

下血量多,加阿胶、旱莲草、女贞子清热养阴,止血安胎;出血时间长,加贯众炭、仙鹤草、地榆炭清热解毒止血;胎动甚,腰酸腹痛明显者,加菟丝子、桑寄生、杜仲固肾安胎。

4. 血瘀

主要证候:宿有癥积,或孕期跌仆,或过度劳累,继而腰酸,小腹坠痛,或阴道下血,色红或黯。舌质黯红,苔薄,脉弦滑或沉弦。

证候分析:宿有癥积,跌仆或劳累,扰乱气血,冲任损伤,胎元不固,则腰酸腹痛下坠,阴道下血;舌质黯红,脉弦滑或沉弦,为血瘀之征。

治法:益气和血,固肾安胎。

方药:加味圣愈汤(《医宗金鉴》)加菟丝子、桑寄生。

加味圣愈汤:人参　黄芪　当归　川芎　熟地　白芍　杜仲　续断　砂仁

方中四物汤补血和血以养胎;人参、黄芪补气载胎;续断、杜仲固肾安胎;砂仁理气安胎,加菟丝子、桑寄生补肾壮腰。全方共奏益气和血,固肾安胎之功。

若出血量多,去当归、川芎,加阿胶、蒲黄、茜草养血活血止血。若宿有癥积,加桂枝茯苓丸。

【西医治疗】

黄体酮20mg,肌内注射,每日1次。症状缓解后改隔日1次,连续1~2周停药;维生素E 50mg,口服,每日2次;叶酸5mg,口服,每日3次。

【预后转归】

病情早期如果胎元正常,经过积极正确的治疗,可以继续妊娠直至分娩出健康婴儿;若胚胎发育不良,病情发展迅速,或失治误治,则可发展为堕胎小产。

【预防调摄】

1. 阴道出血时,应绝对卧床休息,血止3~5天后,方可下床适当活动。

2. 若有堕胎史,孕前应积极检查及治疗;不偏食,忌辛辣,戒烟酒。

3. 避免一切引起子宫收缩的刺激因素,如便秘、腹泻、咳嗽、房劳、不必要的阴道检查等。

4. 保持外阴部清洁,以防感染。

 病案分析

患者××,女,22岁,已婚。

初诊(2013年5月10日):停经40天,阴道少量出血1天。平素月经规律,28天一行,经期4~5天,量色可,LMP:2013年3月31日。一天前无明显诱因出现少量阴道出血,色淡黯,伴腰酸,偶有小腹坠痛,恶心呕吐,气短乏力,纳差眠可。舌淡黯,苔稍黄,脉滑而沉细。彩超显示:宫内早孕。辨证属脾肾两虚,给予补肾健脾,止血安胎。治疗以:菟丝子30g,桑寄生15g,续断15g,杜仲20g,黄芪30g,白术15g,黄芩15g,仙鹤草30g,焦神曲15g,炒麦芽15g,姜竹茹10g,木香10g,陈皮10g,砂仁6g,甘草6g。7付,水煎服,每天一剂,早晚分服。

二诊(2013年5月17日):服上药后阴道出血止,恶心呕吐明显好转,仍气短乏力。上方去仙鹤草、姜竹茹,加党参20g,7付。

三诊(2013年5月25日):阴道出血止,无腰酸腹痛、恶心呕吐、气短乏力等症。彩超显示:宫内妊娠,胎心搏动正常。二诊处方继服7付。后随访该孕妇足月分娩一健康女婴。

分析:患者胎动不安,辨证属脾肾两虚,给予补肾健脾,止血安胎。经保胎治疗,症状缓解消失,妊娠继续。

(薛晓丹.傅金英教授治疗胎漏、胎动不安经验介绍[J].中医临床研究,2015,7(2):99)

第五节 堕胎、小产、滑胎

妊娠12周内,胚胎自然殒堕者,称为"堕胎"。妊娠12~28周内,胎儿已成形而自然殒堕者,称为"小产"。

根据堕胎、小产的病理发展,堕胎又分为胎堕难留、堕胎不全和完全堕胎;小产可分为先兆小产、小产不全和完全小产。若堕胎不全,阴道流血不止,未能及时处理,可致阴血暴亡,气随血脱之危候。

堕胎属西医学的"早期流产";小产属西医学的"晚期流产"。

堕胎或小产连续发生三次以上者,称为"滑胎"。西医学称为"复发性流产"。

【病因病机】

堕胎、小产常从胎漏、胎动不安发展而来,故其病因与胎漏、胎动不安大致相同。究其病因,或禀赋不足,房事不节,受胎不实;或气血虚弱,胎失濡养;或热病、肝火,使热扰冲任,扰动血海;或跌仆劳累等,损伤胎气。本病的病机主要为冲任不固,胎不成实,而至堕胎、小产。

滑胎的主要病机是肾虚,系胞无力,胎元不固。

1. 脾肾两虚 患者先天禀赋不足,或多产房劳,致肾气虚,胎失所系;或素体脾虚,饮食不节,忧思过度等,致脾虚化源不足,胎失所载、所养,终致滑胎。

2. 气血虚弱 素体虚弱,气血不足;或出血久病,气血耗损;或脾胃虚弱,化源不足。致气虚不能载胎,血虚不能养胎,使胎不成实而滑胎。

【诊断要点】

1. 临床表现 妊娠12周内,出现阴道流血超过平素经量,腹痛阵发性加剧,胚胎自然殒堕者,可诊为堕胎。妊娠12~28周内,先出现小腹阵痛且逐渐加剧,继而阴道出血,或有羊水溢出,胎儿自然殒堕者,可诊为小产。堕胎或小产连续发生三次以上者,可诊为滑胎,往往发生在同一妊娠月份。

2. 孕期检查 堕胎者阴道流血量多,妇检可见宫颈口已开,宫口或有胚胎组织暴露,子宫符合正常妊娠月份或略小。小产者胎动停止,胎心消失,为胎堕难留。子宫体小于妊娠月份,宫口扩张,排出部分妊娠物,为堕胎、小产不全;子宫缩小明显,宫口闭合,胎物排出完全,为堕胎、小产完全。

3. 辅助检查 堕胎、小产者,B超检查可判断宫腔内是否有妊娠物残留。对于滑胎可做染色体检查、甲状腺功能和生殖内分泌等检查有助诊断。

【鉴别诊断】

1. 异位妊娠 堕胎、小产与异位妊娠均有腹痛和阴道不规则出血,容易混淆。但前者阴道出血量与症状严重程度相符,后者以腹腔内出血为主,往往阴道出血不多而失血表现严重,同时阴道不会有胎物排出,借助B超可帮助鉴别。

2. 胎动不安 胎动不安有可安者,有不可安者。可安者腹痛较轻、出血不多,B超可见胚胎或胎儿发育正常;不可安者,则进一步发展成堕胎、小产。

3. 葡萄胎 有停经史,早孕反应较重,妊娠试验阳性。妇检子宫体大而软,超过停经月份,触及不到胎体。B超检查宫内无孕囊及胎儿形象。

【辨证施治】

(一)堕胎、小产

堕胎、小产的主症是出血与腹痛,辨证中应严密观察病程进展而果断采取相应的措施。治疗宜活血逐瘀,去胎益母。若胎已殒而未排出,除活血逐瘀外,应尽早配合西医治疗,可选用吸宫术、钳刮术或引产术,使死胎完全排出。若堕胎、小产不全,阴道大出血而晕厥者,需配合西医抢救,在给予输血、抗休克的同时,清除宫内胎物。完全堕胎、完全小产,如无感染,一般无需特殊处理。

主要证候:妊娠早期出现阴道出血量多,色红有块,小腹坠胀或阵阵作痛,或有胎块排出,此为堕胎之象。妊娠3~7个月,出现小腹疼痛,阵阵紧逼,会阴窘迫下坠,或有羊水溢出,继而阴道出血,量多,甚至大出血,此为小产之兆。常伴心悸气短,面色苍白,头晕烦闷,汗出肢冷。舌质淡红,脉弦滑或涩或细数。

证候分析:因故伤胎,坠胎难留,殒胎阻滞胞中,血不循经,则流血量多;胎滞胞中欲出,则腹痛阵作,会阴窘迫;胎膜破损,则羊水溢出;胎下不全,瘀滞胞中,新血难安,则出血不止,甚或大出血。心悸气短,面色苍白,汗出肢冷及舌脉,均为失血过多,津亏气少之象。

治法:活血逐瘀,养血止血。

方药:生化汤(《傅青主女科》)加川牛膝、红花、车前子。

当归 川芎 桃仁 炮姜 炙甘草

方中桃仁活血化瘀;当归、川芎养血和血止痛;炮姜温经止血;甘草缓急和中,加红花增强活血祛瘀之力;牛膝、车前子引血下行,有助胎物排出。全方共奏活血逐瘀,养血止血之功。

若胎已殒而未排出,出血多者,以西医手术为主。

(二)滑胎

滑胎治疗以预防为主,防治结合。分检查病因、避孕期治疗、孕期保胎三步进行。即第一步,在怀孕前检查出导致滑胎的病因;第二步,避孕1年以上,并对确诊后的病因给予相应治疗;第三步,妊娠后立即予以保胎治疗,保胎服药期要超过以往最长一次堕胎或小产时间的二周以上,且无胎漏、胎动不安征象时方可考虑停药观察。

1. 脾肾虚弱

主要证候:患者屡孕屡堕,甚或应期而堕。身体纤弱,腰膝酸软,头晕耳鸣,夜尿频多,或神疲乏力,纳呆便溏。舌质淡、苔薄白,脉沉弱。

证候分析:肾虚不能系胎,脾虚不能养胎,而致滑胎;肾生髓、脑为髓海,腰为肾府,故头晕耳鸣,腰膝酸软;肾虚膀胱失约,则夜尿多;脾肾阳虚,则纳呆便溏,神疲乏力。舌质淡,脉沉弱,均为脾肾虚弱所致。

治法:补肾健脾,益精养血。

方药:补肾固冲丸(《中医学新编》)。

菟丝子 续断 巴戟 鹿角霜 杜仲 当归 熟地 枸杞子 阿胶 党参 砂仁 白术 大枣

方中菟丝子、川断、巴戟、杜仲、鹿角霜补肾固冲;当归、熟地、枸杞子、阿胶滋血养肝;党参、白术、大枣健脾益气;砂仁理气和胃安胎。全方补益肾气,固冲安胎。

2. 气血虚弱

主要证候:屡孕屡堕,或如期而堕。面色萎黄,倦怠肢软,头晕目眩,心悸气短,失眠多梦。舌淡、苔薄白,脉缓弱。

证候分析:气血虚弱,冲任不固,胎无所载所养,故屡孕屡堕;气血虚弱,外不濡养形体,则头晕目眩、面色萎黄、倦怠肢软;内不滋养脏腑,则心悸气短,失眠多梦。舌淡、苔薄白,脉缓弱,均为气血两虚之象。

治法:健脾益气,养血安胎。

方药:泰山磐石散(《景岳全书》)。

当归 熟地黄 川芎 白芍 续断 人参 黄芪 黄芩 白术 砂仁 糯米 炙甘草

方中人参、黄芪、白术、炙甘草健脾益气;糯米健脾养胃;四物汤补血和血;佐黄芩以清热,配白术安胎圣药;配砂仁调中理气安胎;伍续断固肾强腰。全方补气血,使胎有所养、所载;固肾气,使胎有所系,因而安如泰山矣。

知识链接

复发性流产的免疫治疗与手术治疗

1. 主动免疫治疗 对于封闭免疫抗体不足的流产可以采用白细胞免疫治疗。用配偶或供血者的淋巴细胞在前臂内侧做多点皮内注射。一般孕前治疗2~4次,再次妊娠免疫加强1~3次,可以改善封闭效应,提高再次妊娠成功率。

2. 宫颈内口环扎术 因宫颈内口松弛导致多次流产者,可在孕前行宫颈内口修补术,或者在妊娠12~18周行宫颈内口环扎术。

【预后转归】

若胎元不良,可根据下胎益母的原则,急下死胎。殒胎祛除,则母体预后良好;反之若胎堕不全,未及时处理可危及母体生命。

【预防调摄】

1. 一旦出现堕胎、小产的先兆,就立即到医院就诊,中西医结合治疗,防止大出血。堕胎、小产发生后,按产后处理,可取半卧位,以利于宫腔内容物排出;保持外阴清洁,使用无菌卫生垫,以防感染;饮食宜清淡而富有营养,忌辛辣刺激之品。

2. 有滑胎病史的孕妇,怀孕早期应卧床休息;消除精神紧张,保持心情愉快;禁止性生活;合理调配饮食;及时服用保胎药物。注意保胎时间应超过既往堕胎、小产时间的2周以上。

病案分析

段某,女,31岁。2006年2月10日初诊。

停经39天,3次自然流产史。停经39天,阴道少血,咖啡色,无乳胀,但有乳头痛,无恶心呕吐,饮食可,二便调。舌质正常,苔薄,脉沉细无力。诊其为滑胎(习惯性流产),证属肾虚。治宜补肾固冲安胎,方拟寿胎丸加减。

处方:菟丝子50g,川断10g,桑寄生10g,阿胶珠10g,白芍30g,生晒参30g,甘草10g,鹿茸片3g。7剂,水煎服,日1剂。

复诊:患者昨日起阴道少量出血,且晨起有少量鼻血。在原方补肾基础上加女贞子、苎麻根。复查盆腔B超显示胎儿正常。

分析:患者肾气虚弱,冲任不固,故易于流产。治以寿胎丸为主,加鹿茸、女贞子、苎麻根等。诸药合用,肾气恢复,冲任得养,胚胎发育正常。

(孙光荣,鲁兆麟,雷磊. 当代名老中医典型医案集:妇科分册[M]. 北京:人民卫生出版社,2009)

附:自然流产

妊娠不够28周,胎儿体重不到1000g,因某种原因使其妊娠中断者,称为流产。发生在妊娠12周以前称为早期流产,发生在12周以后称为晚期流产。流产又分为自然流产和人工流产。自然流产的发生率约为 10%~18%。流产不仅影响妇女健康,甚至可因急性出血或严重感染而威胁妇女生命。

【病因】

1. 胚胎(或胎儿)因素　胚胎发育异常,为早期流产最常见原因,染色体异常所致的约占 50%~60%。胎盘异常,可使胎儿胎盘循环障碍,导致流产。

2. 母体因素　急性传染病、严重贫血或心力衰竭、内分泌失调如黄体功能不全、子宫肌瘤或畸形、子宫颈内口松弛、强烈的精神刺激、外伤或性交也可引起流产;但常为诱发因素,主要多系胚胎本身缺陷所致。

3. 外界因素　可导致流产的有毒物质有镉、铅、有机汞、DDT 及其他放射性物质等。这些有毒物质可能是直接作用于胎儿体细胞,也可能通过胎盘影响胎儿,造成流产。

4. 免疫因素　母体妊娠后由于母儿双方免疫不适应而导致母体排斥胎儿以致发生流产。

5. 母儿血型不合　母儿血型不合者常引起晚期流产,例如 ABO 血型及 Rh 血型不合者。

【病理】

流产时的病理变化多数是胚胎及胎儿先死亡,然后底蜕膜出血,或胎盘后出血,形成胎盘后血肿。早期妊娠时,胎盘绒毛发育不成熟,未紧密种植在子宫蜕膜,故流产时出血少,在妊娠 8~12 周时,胎盘绒毛已发育良好,密切连接于蜕膜,故流产时出血多。妊娠 12 周以后,胎盘已完全形成,流产时往往先有腹痛,然后排出胎儿、胎盘。

【临床分类及其特征】

根据患者就诊时的情况,流产可分为下列几种:

1. 先兆流产　早期先兆流产主要表现为停经一段时间后有早孕反应,以后有阴道流血,量少,色红,持续时间数日或数周,无痛或有轻微下腹疼痛,伴腰痛及下坠感。妇科检查子宫颈口闭合,子宫大小与停经月份符合,经过治疗及休息后,如胎儿存活,一般仍可继续妊娠。

2. 难免流产　指流产已不可避免,一般多由先兆流产发展而来,此时阴道流血增多,腹痛加重,羊膜已破或未破。妇科检查子宫颈口已扩张,有时在颈口内可见羊膜囊堵塞,子宫与停经月份相符或略小。包括完全流产与不全流产两种流产方式。

(1)不全流产:指部分胚胎已排出体外,尚有部分残留在子宫腔内。一般都是从难免流产发展而来。此时由于子宫腔内有胚物残留,子宫不能很好收缩,而流血不止,甚至因出血过多致休克。

(2)完全流产:指胚胎已全部排出。由于胚胎已排出,故子宫收缩良好,阴道流血逐渐停止或仅见极少量,腹痛消失。妇科检查子宫颈口关闭,子宫略大或正常未孕大小,阴道内仅见少量血液或流血已停止。

3. 过期流产　指胚胎在子宫内死亡已超过两个月,但仍未自然排出者。如时间不足 2 月者,称胚胎发育终止或胚胎死亡。患者主诉有停经及早孕反应,前期可曾有先兆流产的症状,以后子宫却不再增大或反而缩小。如已至妊娠中期,孕妇未感腹部增大,无胎动,妇科检查子宫颈口闭,子宫较妊娠月份小 2 个月以上,质地不软。未闻及胎心。

4. 复发性流产 指自然流产连续产生 3 次或 3 次以上者,每次流产时间大致相符。其临床特征与一般流产相同。早期的原因有黄体功能不全、精神因素、垂体功能不足、染色体异常、精子缺陷等。晚期最常见的原因是宫颈内口松弛、子宫畸形、子宫肌瘤、母儿血型不合等。

【诊断】

1. 病史 患者有无停经史、反复流产病史,有无早孕反应,阴道流血等。

2. 体格检查 观察患者全身情况,有无贫血等。妇科检查时操作要轻柔,以免加重症状;注意子宫颈口是否扩张,有无组织堵塞,羊膜囊是否膨出;子宫位置、大小是否与停经月份相符合,有无压痛等;双侧附件有无包块。

3. 辅助检查

(1)可测定 HCG、HRL、孕酮、雌二醇,如明显低于正常水平,提示滋养细胞及胎盘功能不足,可能流产。临床上常用 HCG 测定,判断胚胎预后。

(2)B 超检查 可用 B 超观察有无胚囊及胎心胎动,确定胚胎是否存活。

【鉴别诊断】

流产必须与功能性子宫出血、输卵管妊娠、葡萄胎、子宫肌瘤等进行鉴别。此外还应鉴别各种类型的流产(表 9-1),以便明确诊断,根据不同类型选择不同的治疗。

表 9-1 各种类型流产的鉴别诊断

流产类型	病史			妇科检查		妊娠试验
	出血量	下腹痛	组织排出	子宫颈口	子宫大小	
先兆流产	少	无或轻	无	闭合	与妊娠周数相符	+
难免流产	中→多	加剧	无	扩张	相符或略小	+或-
不全流产	少→多	减轻	有	扩张或物堵或闭	小于妊娠周数	+或-
完全流产	少→无	无	全排出	闭合	正常或略大	+或-

【处理】

流产是妇产科常见病,首先应重视孕期保健与卫生,预防流产的发生。一旦出现流产的症状,则应根据流产的不同类型,给予积极而恰当的处理(图 9-2)。

图 9-2 "流产"病程进展示意图

1. 先兆流产 应卧床休息,禁止性生活,阴道检查操作要轻柔,根据情况酌情使用对胎儿危害小的镇静药物。黄体酮只适用于黄体功能不全或尿孕酮水平低的患者,肌内注射,20mg/日。并可给叶酸 5mg,口服,3 次／日,维生素 E 每日口服 30～50mg,以促进胚胎发育。甲状腺机能低下的患者每日口服甲状腺素 0.03～0.06g。除了休息和服药外,更重要的是给孕妇精神安慰,安定情绪,解除思想顾虑,生活有规律,保证睡眠,加强营养等。

2. 难免流产

(1)不全流产:诊断明确后立即刮宫,尽快清除宫腔内容物,可同时肌内注射或静滴催产素,以促进宫缩,减少出血。如出血多,甚或伴有休克症状者,应输液输血,纠正休克。术后抗生素预防感染,注意纠正贫血。刮出物应送病理检查。

(2)完全流产:一般不需特殊处理。

3. 过期流产　诊断确定后尽早排空子宫。胎儿死亡过久,释放促凝物质进入血循环,容易并发弥散性血管内凝血(DIC),术前应检查凝血功能,如有异常则纠正后再清宫。术前给己烯雌酚,以提高子宫肌对催产素的敏感性,并备血,术中注射催产素以减少出血。

4. 复发性流产　应做全面检查,查明原因,针对病因进行治疗。

5. 流产合并感染　可发生败血症、血栓性静脉炎、中毒性休克、DIC 等严重后果,应予重视。治疗原则是先用抗生素控制感染后清宫,出血量多,或抗生素未能控制感染时,可在抗感染同时清宫,子宫严重感染者,必要时切除子宫。

第六节　胎萎不长

妊娠 4～5 个月后,孕妇腹形小于相应妊娠月份,胎儿存活而生长迟缓者,称为“胎萎不长”,亦称“妊娠胎萎燥”。本病首见于《诸病源候论》。

西医学的“胎儿生长受限”可参照此病辨证论治。本病如不及时治疗,不仅影响胎儿的发育,还会影响其儿童期、青春期的体能与智能的发育,应予以重视。

　　知识链接

胎儿生长受限(fetal growth restriction,FGR)

指出生体重低于同孕龄同性别胎儿平均体重的两个标准差或第 10 百分位数,或孕 37 周后胎儿出生体重小于 2500g。国内发生率为 3%～7%,美国发生率为 3%～10%,其发生率的高低与采用的诊断标准、经济及社会状况有关。FGR 围生儿死亡率为正常胎儿的 4～6 倍,占我国围生儿死亡总数的 42.3%,其新生儿的近期和远期并发症均明显升高。

【病因病机】

主要由于父母禀赋虚弱或孕后调养失宜,使胞宫虚损,胎养不足而致胎儿生长迟缓。

1. 气血虚弱　素体气血不足;或孕后恶阻、胎漏等,耗伤气血。胞脉气血不足,胎失所养,而致胎萎不长。

2. 脾肾阳虚　素体脾肾阳虚;或孕后过食生冷,损及阳气,致精血化源不足。胞脉失养,而致胎萎不长。

先兆流产诊断

【诊断要点】

1. 病史 伴有胎漏、胎动不安病史,或有妊娠恶阻、妊娠高血压疾病等病史,或孕期接触致畸药物、毒物、放射线等病史,或有吸烟、酗酒、吸毒、偏食等不良嗜好。

2. 临床表现 妊娠中晚期,其腹形明显小于相应妊娠月份。

3. 检查

(1)产科检查 宫底高度、腹围与孕周不符合,明显小于妊娠月份。宫高与腹围连续 3 周测量均在第 10 百分位数以下,或胎儿发育指数小于-3。

(2)实验室检查 测定尿雌三醇可以判断胎盘代谢功能;取羊水做胎儿成熟度检查等。

(3)其他检查 B 超测量胎儿双顶径,孕 36 周前,若连续测量胎儿双顶径,发现每周增长少于 2mm,则考虑为本病。彩色多普勒超声检查,发现脐动脉舒张末期血液缺失或反流,对本病的诊断意义大。

【鉴别诊断】

1. 胎死不下 两病都表现为宫体小于正常妊娠月份。但胎死不下,或有胎动不安史,或阴道反复出血,无胎动、胎心音。B 超可助鉴别诊断。

2. 羊水过少 宫体小于正常妊娠月份,但胎动时常感腹痛;B 超测定羊水暗区在 3cm 以下,羊水和胎儿交界不清,胎儿肢体发育正常。

【辨证论治】

本病为虚证,主要依据全身证候及舌脉象,来辨证论治。

治疗重在补脾肾,养气血,益胎元。治疗越早,疗效越好。治疗中密切观察胎儿生长情况,若发现畸胎、死胎,应从速下胎益母。

1. 气血虚弱

主要证候:妊娠 4~5 个月后,其腹形明显小于正常妊娠月份,胎儿存活。身体羸弱,面色萎黄,气短懒言,头晕心悸。舌淡嫩、少苔,脉细弱。

证候分析:气血虚弱,胎元失养,则孕后胎儿生长迟缓,腹形小于正常妊娠月份;血虚心脑失养,故头晕心悸;气虚阳气不布,则气短懒言;面色萎黄,身体羸弱,舌淡嫩、少苔,脉细弱,均为气血虚弱之征。

治法:益气补血育胎。

方药:胎元饮(《景岳全书》)。

胎元饮:方见胎漏、胎动不安。

2. 脾肾阳虚

主要证候:孕后腹形明显小于妊娠月份,胎儿存活。腰腹冷痛,手足不温,或形寒肢冷,纳少,便溏,倦怠乏力。舌淡,苔白,脉沉迟。

证候分析:脾肾两虚,精血不足,胞脉失于温养,则胎儿虽存活,但生长迟缓,腹形小于妊娠月份;脾肾阳虚,失于温煦,则腰腹冷痛,形寒肢冷;脾虚失运,则纳少,便溏,倦怠乏力;舌淡,苔白,脉沉迟,均为脾肾阳虚之征。

治则:健脾温肾养胎。

方药:寿胎丸(《医学衷中参西录》)合四君子汤(《太平惠民和剂局方》)。

寿胎丸:方见胎漏、胎动不安。

四君子汤:人参、白术、茯苓、炙甘草。

方中人参为君,扶脾养胃,补益中气,资生气血。白术为臣,健脾燥湿,扶助运化。茯苓助白术健脾利湿。炙甘草甘温,补中和胃。寿胎丸合四君子二方共奏健脾补肾养胎之功。

【预后转归】

本病越早发现,治疗效果越好,经过调治,胎儿可继续顺利发育生长;若治疗不及时或治疗不当,则可导致过期不产、胎死腹中或胎儿畸形。或虽能足月分娩,但可影响儿童以后的体能与智力的发育。

【预防调摄】

1. 加强产前检查,定期测量宫底高度、腹围、体重,做到早诊断、早治疗。
2. 积极防治妊娠合并症,如妊娠高血压综合征、妊娠合并贫血等。
3. 禁止孕妇吸烟、酗酒,避免接触有害物质。
4. 注意营养,食用高热量、高蛋白、高维生素食品,补充叶酸、钙剂。
5. 注意休息,睡眠时取左侧卧位,定期吸氧。

病案分析

病案:患者,38 岁,教师。1996 年 8 月 2 日初诊。孕 28 周,1 个月来疲乏无力,腰膝酸软,胎动少,体重不增。查宫高 18cm,B 超胎儿双顶径值为 65mm,舌淡苔白,脉沉弱。诊断为胎萎不长。辨证属脾肾两虚,治予补肾健脾养胎,自拟养胎汤:枸杞 20g、党参 10g、杜仲 15g、黄芪 10g、白术 10g、阿胶 20g(烊化)、当归 10g、熟地黄 15g、益智仁 10g、炙甘草 10g、山药 15g、山茱萸 10g。每日 1 剂,服 7 剂后自觉精神好,腰酸减轻,仍守原方继续调养,共服 28 剂,孕 32 周时查宫高 29cm,B 超胎儿双顶径 83mm,同年 11 月 12 日剖宫娩出一活女婴,体重 3200g,身长 51cm,Apgar 评分 10 分。

分析:胎萎不长属于西医的胎儿宫内发育迟缓。多因夫妇双方禀赋不足,胞脏虚损,治拟益气健脾,补肾益精,养血滋阴,和胃养胎并施,从而促进胎儿在母体的生长发育。

(卢艳. 自拟养胎汤治疗胎萎不长 25. 广西中医药杂志,1999,22(1):28)

第七节　子　满

妊娠 5~6 个月后出现胎水过多,腹大异常,胸膈胀满,甚或喘不得卧,称为"子满"。亦称"胎水肿满"。

西医学的"羊水过多"可参照本病辨证论治。

知识链接

B 型超声检查羊水过多的诊断方法

B 型超声是羊水过多的主要检查方法。临床广泛应用两种标准:一种是以脐横线与腹白线为标志,将腹部分为四个象限,各象限最大羊水暗区垂直径之和为羊水指数(AFI)。羊水指数>18cm可诊断为羊水过多。另一种是以羊水最大池深度(MVP 或 AFV)>7cm 为诊断标准。MVP 8~10cm 为轻度羊水过多,12~15cm 为中度羊水过多,≥16cm 为重度羊水过多。

【病因病机】

本病主要病机在于水湿运化失常,湿聚胞中,而致"子满"。

1. 脾气虚弱　素体脾虚;或孕后饮食不节、劳累过度,损伤脾气。脾虚不能运化水湿,湿聚胞中,发为子满。

2. 气滞湿郁　素体肝郁,孕后胎儿渐大,阻塞气机,气机不畅,气滞湿郁,蓄积胞中,遂成子满。

【诊断要点】

1. 临床表现　孕妇腹大异常,多为逐渐发生,胸膈胀满,甚或喘促不得平卧,或有下肢及外阴水肿。

2. 孕期检查　宫底高度、腹围大于正常月份;腹壁皮肤发亮变薄,触诊时感到皮肤张力大,有液体震颤感,胎位不清;胎心音遥远或听不到。下肢、外阴或腹部皮肤可有凹陷性水肿。

3. 辅助检查　B超检查羊水最大暗区垂直深度>7cm,或羊水指数>18cm可明确诊断。

【鉴别诊断】

本病应与双胎妊娠、巨大胎儿相鉴别,B超检查可助诊断。

【辨证论治】

本病在辨证中应注意肢体和腹部皮肤肿胀的特征,若皮薄光亮,按之凹陷不起,为脾虚;若皮色不变,按之压痕不显,为气滞。

本病为本虚标实证,治疗应标本兼顾,以健脾消水而不伤胎为原则。本病常伴胎儿畸形,若发现胎儿畸形,应及时终止妊娠。

1. 脾气虚弱

主要证候:孕期胎水过多,腹大异常,胸膈满闷,甚至喘息不得卧,腹部皮肤薄而发亮,或下肢及外阴水肿,按之凹陷。食少腹胀,神疲肢软,面色淡黄。舌淡、苔白,脉沉滑无力。

证候分析:脾虚湿聚,湿渗于胞,胎水过多,故腹大异常;妊娠中期后,胎体上升,加之湿浊上迫心肺,则胸膈满闷,甚或喘息不得卧;水湿泛溢肌肤,则下肢及外阴水肿,按之凹陷;脾气虚弱,则食少腹胀,神疲肢软。舌淡、苔白,脉沉滑无力,均为脾虚湿困之征。

治法:健脾养血,利水消肿。

方药:鲤鱼汤(《备急千金要方》)。

鲤鱼　白术　白芍　当归　茯苓　生姜

方中鲤鱼善行胞中之水而消肿;白术、茯苓、生姜健脾理气,渗湿以行水;当归、白芍养血安胎,使水行而不伤胎。全方具有健脾胃,利水湿,养气血,安胎元之功。

若下肢水肿,加大腹皮、猪苓、防己以利水消肿;腹胀喘满者,加桑白皮、杏仁宽中理气,泄肺行水;若兼肾虚腰痛,加杜仲、续断、菟丝子益肾安胎。

2. 气滞湿郁

主要证候:孕期胎水过多,腹大异常,胸膈满闷,呼吸短促,肢体肿胀,皮色不变,按之压痕不显。舌淡、苔薄腻,脉弦滑。

证候分析:气机郁滞,水湿停聚,蓄积胞中,故胎水过多,腹大异常;湿浊上迫心肺,则胸膈满闷,呼吸短促,甚则喘不得卧;气滞湿郁,泛溢肌肤,则肢体肿胀,皮色不变,按之压痕不显。舌淡、苔薄腻,脉弦滑,为气滞湿郁之征。

治法:理气行滞,利水安胎。

方药:茯苓导水汤(《医宗金鉴》)去槟榔。

茯苓导水汤:茯苓　槟榔　猪苓　砂仁　木香　陈皮　泽泻　白术　木瓜　大腹皮　桑白皮　苏叶

方中茯苓、猪苓、白术、泽泻健脾行水;木香、砂仁、苏叶醒脾理气;大腹皮、桑白皮、陈皮消胀行水;木瓜行气除湿;槟榔辛散苦泄,恐伤胎气,故去之。全方具理气行滞,利水除湿之功。

【预后转归】

本病常合并胎儿畸形,应及早诊断,如无畸形,及时治疗则预后良好;若为胎儿畸形,应及早终止妊娠。

【预防调摄】

1. 定期产前检查,注意宫底高度、腹围的变化,早发现、早治疗。

2. 病后宜低盐饮食;注意休息,睡姿取左侧卧位;严密观察羊水量的变化。

3. 积极治疗糖尿病、母婴血型不合、妊娠期高血压等疾病。

 病案分析

赵某,女,28岁,初诊:1985年2月2日。

患者孕7个月,小腹作胀,气逆,不能平卧,面浮肢肿,面色苍白,大便溏薄,日有数次,尿少。脉细滑,苔薄,舌质淡红。产前检查:子宫大小符合月份,腹围92cm,下肢水肿(++),血压120/70mmHg。诊断为"急性羊水过多",中医为"胎水肿满"。证属脾气虚弱。方用全生白术散加减:炒白术15g,茯苓12g,炒扁豆9g,炒白芍10g,炙鸡内金9g,陈皮3g,桑白皮9g,太子参20g,炒谷芽12g,姜皮1.5g,炒槐米20g,怀山药15g,炒杜仲10g。

复诊:1985年2月26日。服药后,复查腹围86cm,水肿。大便成形,食欲已振,胸闷较宽,肿胀稍退,小便略多,略能平卧,前方继服10剂。于5月初,足月分娩双胎,男性,生命力强。

分析:患者妊娠后胎水肿满,证为脾虚不能运化水湿,以全生白术散加减治疗1个月余,症状、体征缓解消失,得以足月分娩。

(裘笑梅.裘氏妇科临证医案精萃[M].杭州:浙江科技出版社,1992)

第八节　子肿、子晕、子痫

妊娠中晚期,肢体、面目发生肿胀者,称为"子肿",又称"妊娠肿胀"。

若出现头晕目眩,甚则眩晕欲厥者,称为"子晕",又称"妊娠眩晕""子眩"。

妊娠晚期、临产时或新产后,发生眩晕倒仆,昏不知人,双目上视,牙关紧闭,四肢抽搐,全身强直,须臾自醒,醒后复发,甚或昏迷不醒者,称为"子痫",亦称"子冒""妊娠痫证"。西医学的"妊娠期高血压疾病的子痫"属本病范畴。

子痫是由子肿、子晕失治误治发展而来,是产科危急重症,严重威胁母婴生命,应尽快控制病情。

子肿、子晕、子痫三者,在病症上可逐渐演变,在病因病机上有内在联系,西医学"妊娠期高血压疾病"不同阶段的临床表现,可参照该类病进行辨证论治。

【病因病机】

本病主要病机是脾虚、肾虚、气滞,导致湿泛肌肤而为子肿;肝阳上亢发为子晕;肝风内动,痰火上扰致病子痫。

1. 脾虚 脾气素弱,过食生冷等,内伤脾阳,运化失职,水湿停留,泛溢肌肤四肢,而为子肿。素体脾虚,化源不足,孕后益虚,肝失濡养,脾虚肝旺,而为子晕。精血益亏,遂肝阳上亢,肝风内动,发为子痫。

2. 肾虚 素体肾虚,孕后肾系胎元而益虚,肾阳虚,上不能温煦脾土,水湿不运;下不能温煦膀胱,气化失职,不能化气行水,以致水湿泛溢肌肤,而为子肿。肝肾阴虚,孕后肝肾精血益虚,肝阳上亢,而为子晕。肝肾益亏,血不养筋,肝风内动,而发子痫。

3. 气滞 素多忧郁,或肺气虚弱,孕后胎体逐渐增大,有碍气机升降,气滞湿阻,泛溢肌肤,遂发子肿。气滞湿聚,痰湿中阻,清阳不升,而发子晕。气滞痰壅,郁久化火,痰火交炽,上蒙清窍,发为子痫。

一、子肿

子肿是指妊娠中晚期,肢体、面目发生肿胀者,又称"妊娠肿胀"。

根据肿胀的部位不同,还有"子气""子满""皱脚""脆脚"等名称。自膝至足肿,小便清长者,属湿气为病,名曰"子气";妊娠五、六月以后,胎水过多,遍身俱肿,腹大异常,胀满而喘,名曰"子满";但两脚肿,皮色不变而肤厚者,属湿,名曰"皱脚";皮薄光亮,压痕不起者,属水,名曰"脆脚"。

若妊娠 7~8 个月后,只有脚部水肿,休息后可缓解或消退,无其他不适,为妊娠时期常见现象,可不必治疗,产后自消。

类似于西医学的"妊娠期高血压疾病中的妊娠水肿"。

【诊断要点】

1. 临床表现 妊娠 20 周后,出现肢体、面目水肿,水肿多由踝部开始,渐延至小腿、大腿、外阴、腹部,甚至全身。

2. 孕期检查 双下肢对称性水肿,临床以"+"表示水肿程度:踝部及小腿有明显凹陷性水肿,休息后不消退,为"+";水肿延及大腿,为"++";水肿延及外阴和腹部,为"+++";全身水肿或伴腹水,为"++++"。有的患者体表水肿不明显,而体重递增,凡每周体重递增超过 0.5kg 者,要警惕"隐性水肿"。

3. 辅助检查 尿检可正常或蛋白偏高;血压可正常;眼底检查正常。B 超检查了解有无畸胎、双胎、多胎及羊水情况。

【鉴别诊断】

1. 妊娠合并慢性肾炎 孕前有急、慢性肾炎病史,孕前就有水肿,孕后加重,水肿首先发生在眼睑。尿检有蛋白或有管型。病变继续进展则多数除水肿以外,尚出现贫血、高血压和肾功能不全的症状和体征。

2. 营养不良性水肿 是由低蛋白血症引起的水肿,常伴有贫血、消瘦、乏力、头昏心悸、多尿等症状,血浆蛋白总量测定有助鉴别诊断。

此外多胎妊娠、羊水过多、葡萄胎等亦可引起妊娠肿胀,B 超检查可资鉴别。

【辨证论治】

本病的辨证要根据肿胀的特点以辨水肿、气肿,并根据伴随的全身情况来辨脾虚、肾虚。水肿者,皮薄光亮,压痕明显,多为脾虚、肾虚引起。气肿者,皮色不变,压痕不显,为气滞所致。

治疗本着治病与安胎并举的原则,以运化水湿为主,佐以安胎。注意慎用温燥、寒凉、滑利之药,以免伤胎。

1. 脾虚

主要证候:妊娠中后期,面浮肢肿,甚或遍及全身,皮薄光亮,按之凹陷。神疲乏力,胸闷,气短懒言,口中淡腻,纳差,便溏。舌体胖嫩边有齿痕,脉缓滑无力。

证候分析:脾主肌肉、四肢,脾虚运化失职,水湿停滞,泛溢肌肤四肢,则面浮肢肿,甚或遍及全身;水溢皮下,则皮薄光亮,按之凹陷;脾虚,气血生化乏源,故肢软无力,气短懒言;脾虚中焦不运,故口中淡腻,纳差,便溏。舌体胖嫩,边有齿痕,脉缓滑无力,均为脾虚湿盛之征。

治法:健脾理气,行水消肿。

方药:白术散(《全生指迷方》)加砂仁。

白术散:白术　茯苓　大腹皮　生姜皮　陈皮

方中白术、茯苓健脾行水;生姜皮温中理气;大腹皮下气行水;橘皮理气和中,加砂仁醒脾和胃。全方具健脾利水之功。

若肿势明显,小便短少者,加猪苓、泽泻以利水消肿;肿甚喘满者,加杏仁、厚朴宽中行气,降逆平喘;神疲乏力,气短懒言者,加党参、黄芪以健脾益气。

2. 肾虚

主要证候:妊娠数月,面浮肢肿,下肢尤甚,按之没指。面色晦暗,腰膝酸软,畏寒肢冷,心悸气短,小便不利。舌淡、苔白滑,脉沉迟。

证候分析:肾阳不足,不能化气行水,水湿泛溢肌肤,则面浮肢肿,按之没指;湿性重着,则下肢尤甚;肾虚则面色晦暗,腰膝酸软,阳虚不达肢末,则畏寒肢冷;水气上凌心肺,则心悸气短;肾阳不足,膀胱气化失司,则小便不利。舌淡、苔白滑,脉沉迟,为肾阳不足之征。

治法:温阳化气,行水消肿。

方药:真武汤(《伤寒论》)。

附子　白术　茯苓　白芍　生姜

方中附子温肾助阳,化气行水;生姜、白术、茯苓健脾渗湿;白芍开阴结,与附子同用,引阳药入阴以消阴霾。诸药相伍,温中有散,利中有化,脾肾双补,阴水得制。附子有毒,应严格把握剂量,同时需久煎,减少毒性。

若腰痛甚者,加杜仲、续断、桑寄生固肾强腰安胎。

3. 气滞

主要证候:妊娠数月,肢体肿胀,先由脚肿,渐及于腿,皮色不变,压痕不显。头晕胀痛,胸胁胀满,纳少腹胀。苔薄腻,脉弦滑。

证候分析:气机郁滞,升降失司,清阳不升,浊阴下滞,则肿始双脚,渐及于腿;因气滞所致,故皮色不变,压痕不显;清阳不升,故头晕胀痛;气滞不宣,故胸胁胀满,纳少腹胀。苔薄腻,脉弦滑,均为妊娠气郁之象。

治法:理气行滞,化湿消肿。

方药:天仙藤散(《校注妇人良方》)合四苓散(《丹溪心法》)。

天仙藤散:天仙藤　香附　陈皮　甘草　乌药　生姜　木瓜　紫苏叶

四苓散:茯苓　猪苓　白术　泽泻

方中天仙藤、香附、陈皮理气行滞;白术、生姜温中健脾;苏叶宣上焦之气滞;乌药开下焦之郁滞;木瓜行气除湿;茯苓、猪苓、泽泻健脾利水;甘草调和诸药。二方合用,共奏理气行滞,健脾化湿之效。

【预防调摄】

1. 重视孕期保健,做好产前检查。

2. 水肿严重者,卧床休息,取左侧卧位,低盐饮食,或住院治疗。

3. 增加营养,摄入足够的蛋白质、维生素等。

病案分析

病案:葛某,女,24岁。2005年9月21日初诊。怀孕6个月,蛋白尿2个月。

初诊:患者2005年3月怀孕,7月化验尿常规发现尿蛋白(+++~++++),血压140/90mmHg,B超示左肾回声正常,右肾未及回声。症见尿泡沫多,时有恶心,头晕头疼,尿稍少,面色黄,下肢水肿。实验室报告:尿蛋白(++++)。B超右肾缺如。辨证为脾肾亏虚,气血虚弱证。治宜益气养血,健脾补肾,并防滑胎。处方:生黄芪30g,当归10g,芡实10g,金樱子10g,山栀10g,川芎15g,丹皮15g,倒扣草30g,猪苓30g,五灵脂10g,炒蒲黄10g。14剂。水煎服。

复诊:患者自行服用前方,顺产一女,现尿蛋白(++),下肢不肿。继续用前方,加入狗脊、川断、川牛膝、枳实、枳壳、赤芍、白芍、白茅根各12g。医嘱:少吃肉食,多饮牛奶。治疗后患者尿中蛋白减少,诸症减轻。

分析:首诊方中益气养血活血为主,专补其虚;辅芡实、金樱子固肾涩精,减少尿蛋白;佐以五灵脂、蒲黄化瘀止血,防尿血。二诊肝脾肾兼顾,补中有行,利中有涩。

(孙光荣,鲁兆麟,雷磊. 当代名老中医典型医案集:妇科分册[M]. 北京:人民卫生出版社,2009.)

二、子晕

子晕是指妊娠中晚期,出现头晕目眩,甚则眩晕欲厥者,又称"妊娠眩晕"。类似于西医学的"妊娠期高血压疾病",属产科重症之一。

【诊断要点】

1. 临床表现　以头晕目眩为主症,常伴有头痛、耳鸣、水肿、胸闷、呕恶等症,往往是子痫的先兆症状。

2. 孕期检查　孕妇在20周前血压正常,20周后血压升高达140/90mmHg及以上;尿常规可见蛋白尿;血液检查尿酸可增高;眼底检查可见视网膜小动脉痉挛。

【鉴别诊断】

妊娠合并原发性高血压　非孕时即有高血压病史,常于妊娠早期发病,血压往往高于200/120mmHg,常无水肿,一般无尿蛋白或管型,血液检查无改变。本病孕前无高血压史,一般在妊娠20周后发病,血压一般不高于200/120mmHg,尚且临床表现也不一样。

【辨证论治】

本病辨证应依据眩晕的特点、兼证及舌脉,辨清虚实。头胀痛而晕者,多属阴虚肝旺;眩晕头重如蒙者,多属脾虚痰浊;头晕眼花多属气血虚弱。

本病治疗以平肝潜阳为主,佐以滋阴健脾安胎。忌用辛散温燥之品,以免重伤阴血。

1. 阴虚肝旺

主要证候:妊娠中晚期,头晕目眩。颧红潮热,口燥咽干,五心烦热,心悸怔忡,多梦易惊。舌红或绛、苔薄黄,脉弦细滑数。

证候分析:素体肝肾阴虚,孕后肝血益虚,肝阳上亢,则头晕目眩;虚火上乘,则颧红潮热;阴虚内热,则咽干心烦;心失所养,虚热内扰,则心悸怔忡,多梦易惊。舌红或绛、苔薄黄,脉弦细滑数,均为阴虚肝旺之象。

治法:滋阴益肾,平肝潜阳。

方药:杞菊地黄丸(《医级》)加天麻、钩藤、龟板、何首乌。

杞菊地黄丸:熟地　山茱萸　山药　泽泻　丹皮　茯苓　枸杞　菊花

方中六味地黄丸滋肾壮水;枸杞、菊花清肝明目,加天麻、钩藤、龟板、何首乌育阴潜阳,镇肝息风。全方共奏滋养肝阴,镇摄浮阳之效。

2. 脾虚肝旺

主要证候:妊娠中晚期,头昏头重如眩冒状。面浮肢肿,胸胁胀满,脘闷纳差,大便溏软。苔厚腻,脉弦滑。

证候分析:湿浊夹肝阳上扰,则头昏头重如眩冒状;脾虚水湿不化,泛溢肌肤,则面浮肢肿;脾虚肝郁,则胸胁胀满,脘闷纳差,大便溏软;苔厚腻,脉弦滑,为脾虚肝旺之象。

治法:健脾利湿,平肝潜阳。

方药:白术散(《全生指迷方》)加天麻、钩藤、石决明。

白术散:白术　茯苓　大腹皮　生姜皮　陈皮

方中白术散健脾理气,利水消肿;加天麻、钩藤、石决明平肝潜阳。全方共奏健脾行水,平肝潜阳之效。

3. 气血虚弱

主要证候:妊娠中后期,头晕眼花或头痛。心悸健忘,少寐多梦,神疲乏力,面色苍白或萎黄。舌淡、苔薄白,脉细弱。

证候分析:气血不足,清气不升,髓海失养,则孕后头晕眼花或头痛;血虚心神失养,则心悸健忘,少寐多梦;气虚中阳不振,则神疲乏力;气血不足,不能荣润于颜面,则面色苍白或萎黄。舌淡、苔薄白,脉细弱,为气血不足之征。

治法:调补气血。

方药:八珍汤(《正体类要》)加钩藤、首乌、石决明。

八珍汤:当归　川芎　白芍　熟地　人参　白术　茯苓　炙甘草

方中四君子汤补脾益气;四物汤补血调血,加首乌滋肾补肝;钩藤、石决明平潜肝阳。全方共奏补气养血平肝之效。

若头晕眼花甚者,加枸杞、菊花以养血平肝;心悸少寐者,加远志、酸枣仁、龙眼肉以养心安神。

【预防调摄】

1. 做好孕期保健,定期产前检查。对存在好发因素者,加强监护与指导,做到早发现,早治疗。

2. 保证充足的睡眠,睡姿取左侧卧位;住宿环境要安静;保持愉快的情绪。

3. 饮食宜清淡而富有营养,忌油腻、辛辣、温燥之品。

4. 对血压较高,水肿严重者,需住院中西医结合治疗,以防子痫的发生。

三、子痫

子痫是指妊娠晚期或临产时或新产后,发生眩晕倒仆,昏不知人,双目上视,牙关紧闭,四肢抽搐,全身强直,须臾自醒,醒后复发,甚或昏迷不醒者。

西医学的"妊娠期高血压疾病的子痫"属本病范畴,是产科危急重症,严重威胁母婴生命,应尽快控制病情。

【病因病机】

本病的主要病机是肝阳上亢,肝风内动;或痰火上扰,蒙蔽清窍。

1. 肝风内动　素体阴虚,孕后血聚养胎,精血益亏,肝失所养,则肝阳上亢,生风化火,风火相煽,发为子痫。

2. 痰火上扰　脾虚湿盛,湿聚成痰,郁久化热;或阴虚热盛,炼液成痰,痰火交炽,上蒙清窍,发为子痫。

【诊断要点】

1. 临床表现　本病在抽搐发作前,常有水肿、头晕、头痛、眼花、胸闷、恶心等症状,为重度子痫前期;若出现突然眩晕倒仆,双目上视,牙关紧闭,四肢抽搐,昏不知人,须臾自醒,醒后复发,甚或昏迷不醒者,为子痫。

2. 孕期检查　孕妇在妊娠 20 周以前血压正常,妊娠 20 周以后血压逐渐升高,血压≥160/110mmHg 有诊断意义。

3. 辅助检查　尿液分析可见 24 小时尿蛋白>5.0g 或随机尿蛋白(+++)以上;眼底检查可见小动脉痉挛,视网膜水肿、出血或棉絮状渗出物;心电图检查、B 超检查等以了解母体及胎儿情况。

【鉴别诊断】

1. 妊娠合并癫痫　孕前即有反复发作史,发作前一般无头痛头晕、眼花胸闷等症状,且多为突然发作,检查无高血压、蛋白尿和水肿等变化,脑电图可资鉴别。

2. 妊娠合并脑出血　症状以昏迷为主,伴见口眼歪斜、半身不遂、语言不利。检查无高血压、蛋白尿、水肿等变化。颅脑 CT 检查可资鉴别。

【辨证论治】

本病辨证应严密观察昏迷、抽搐发作程度与频率,结合兼证和舌脉,确定证候。发作前头胀痛目眩,发作以抽搐为主,抽搐后颜面潮红者,多为肝风内动;发作前头重如蒙,胸闷泛恶,抽搐气粗痰鸣者,多为痰火上扰。

治法以清肝熄风,安神定痉为主。本病病情危重,重在防治。一旦发作,应住院观察治疗,行中西医结合抢救。适时考虑终止妊娠。

1. 肝风内动

主要证候:妊娠晚期,或临产时,或新产后,突然昏仆,不省人事,四肢抽搐,双目上视,牙关紧闭,腰背反张,须臾自醒,醒后复发,甚或昏迷不醒,颜面潮红,头痛眩晕。舌质红、苔薄黄,脉弦滑数。

证候分析:肝血不足,筋脉失养,肝风内动,则筋脉挛急,全身抽搐;阴亏水火失济,热扰神明,则昏不知人;肾精不足,肝阳上亢,则颜面潮红,头痛眩晕;舌质红、苔薄黄,脉弦滑数,均为心肝二经热甚之征。

治法:养阴清热,平肝息风。

方药:羚角钩藤汤(《重订通俗伤寒论》)。

羚羊角(后下) 钩藤 桑叶 菊花 贝母 竹茹 生地 白芍 茯神 甘草

方中羚羊角、钩藤平肝清热,息风镇痉;桑叶、菊花清肝明目;贝母、竹茹清热化痰;生地、白芍养阴清热;茯神宁心安神;甘草和中缓急。全方养阴清热,熄风止痉。

2. 痰火上扰

主要证候:妊娠晚期,或正值分娩时,猝然昏仆抽搐,腰背反张,牙关紧闭,口流涎沫,气粗痰鸣,时作时止,头晕头痛,胸闷泛恶,面浮肢肿。舌红、苔黄腻,脉弦滑。

证候分析:痰火上扰清窍,则头晕昏仆;肝阳偏亢,肝风内动,则四肢抽搐,腰背反张,牙关紧闭;痰湿内盛,则胸闷泛恶,口流涎沫,气粗痰鸣;湿浊泛溢肌肤,则面浮肢肿;舌红、苔黄腻,脉弦滑,均为痰火内盛之征。

治法:清热开窍,豁痰熄风。

方药:牛黄清心丸(《痘疹世医心法》)加竹沥。

牛黄清心丸:牛黄 朱砂 黄连 黄芩 郁金 栀子仁

方中牛黄清心化痰开窍;黄连、黄芩、山栀清心肝之火;朱砂安神镇惊;郁金疏肝解郁宽胸;加竹沥增强清热豁痰之力。全方使气通脉畅,痰热清除,抽搐自止。

若抽搐甚者,加天麻、钩藤、僵蚕以镇肝熄风止痉。

【急症处理】

1. 西医治疗

(1)一旦抽搐发作,药物首选硫酸镁,必要时加用镇静药以尽快控制抽搐;若血压过高应加用降压药静脉滴注;用甘露醇静脉滴注降低颅内压;使用抗生素预防感染。

(2)及早发现与处理脑出血、肺水肿、急性肾衰竭等并发症。

(3)于抽搐控制后2小时,可考虑终止妊娠。

2. 中成药

(1)羚羊角粉3g,用竹沥水送服。适用于痰火上扰证。

(2)止抽粉:羚羊角粉5g,地龙30g,天竺黄、郁金、胆南星各12g,琥珀9g,黄连10g,共研细,装入胶囊,每次服15粒,每日服3~4次。适用于痰火上扰证。

【预后转归】

子肿、子晕和子痫可视为同一疾病的不同阶段,病情初期,子肿、子晕为中药治疗的有效时间,若此时治疗不及时,病情进一步发展,可出现先兆子痫。如疾病未得到及时有效的控制,可随时发为子痫。子痫一旦发作,需中西医结合抢救,若是治疗恰当,可控制抽搐,母婴平安,若是抽搐反复发作,抽搐时间长,往往预后不良,危及母婴生命。

【预防调摄】

1. 孕期保健 加强营养,减少脂肪、盐的摄入。保证充足休息和精神愉快。定期产前检查,发现异常,及时处理,防患于未然。

2. 子痫护理

(1)避免光、声、触痛刺激:患者置单人暗室,绝对安静;护理操作要轻、快、准。

(2)防止外伤:床边加挡,防止跌落。抽搐时放置开口器或压舌板,以免咬伤唇舌。

(3)保持呼吸道通畅:昏迷时取头低侧卧位,及时清除口中痰液和呕吐物,以防窒息及吸入性肺炎。

(4)病情观察:严密监测血压、脉搏、呼吸和体温。记录抽搐、昏迷次数与时间。留置导尿管,记录出入量等。

(5)产后子痫多发生于产后24小时直至10日内,故产后不应放松子痫的预防。

附:妊娠期高血压疾病

妊娠期高血压疾病是妊娠与血压升高并存的一组疾病。本病多发生在妊娠20周后,临床以高血压、蛋白尿为主要特征,严重时出现抽搐,可伴全身多器官功能损害或功能衰竭,分娩之后症状消失。该病严重影响母婴健康,是孕产妇死亡的第二位原因,发病率在我国为9.4%~10.4%。

【病因病理】

(一)病因

关于本病的发病原因,至今尚未阐明,其机制仍不清楚。

1. 流行病学调查 ①孕妇年龄小于18岁或大于40岁;②有妊娠期高血压病史及家族史、慢性高血压、慢性肾炎、糖尿病、抗磷脂综合征、血管紧张素基因 $T235$ 阳性、营养不良等;③子宫张力过高(多胎妊娠、羊水过多、巨大儿等)者;④低社会经济状况。

2. 病因学说 目前与免疫学说、胎盘浅着床、血管内皮细胞损伤、营养缺乏、胰岛素抵抗以及遗传因索有一定的关联。

(二)病理

1. 基本病理变化 是全身小动脉痉挛。全身各系统各脏器灌注不足,对母儿造成危害,甚至导致母儿死亡。

2. 主要脏器病理组织学变化

(1)脑:脑部小动脉痉挛,引起脑组织局部缺血、充血、脑水肿、颅压增高,严重者可出现脑组织点状或局限性斑状出血。

(2)肾:肾小球扩张,内皮细胞肿胀,体积增大,血流阻滞;胞质肿胀,使管腔狭窄,血流减少,正常的血管结构及完整的毛细血管壁减少,导致血流减少及肾小球滤过率下降,出现尿少、水肿、蛋白尿及管型等,严重者可出现肾衰竭。

(3)肝:小动脉痉挛,缺氧,肝细胞线粒体内所含的谷丙转氨酶被释放,以致这些患者常有血清谷丙转氨酶升高的表现。如小动脉痉挛持续超过2小时,肝细胞可因缺血而发生不同范围的组织梗死和坏死。

(4)心:心外周血管阻力增加,心脏后负荷加重。主要为左心室负荷加重,致使心脏排出量降低。失代偿时,则有肺充血,肺水肿。冠状小动脉痉挛可引起冠状动脉血液灌注量不足致心肌缺血,间质水肿及心肌点状出血、坏死,肺水肿,可引起心力衰竭。

(5)血液:由于全身小动脉痉挛,血管壁渗透性增加,血液浓缩,红细胞比容上升。当红细胞比容下降时,多合并贫血或红细胞受损或溶血。某些患者可伴有一定量的凝血因子缺乏或变异所致的高凝血状态,特别是重症患者可发生微血管病性溶血,主要表现血小板减少、肝酶升高、溶血(即 HELLP 综合征),反映了凝血功能的严重损害及疾病的严重程度。

(6)子宫胎盘血流灌注:当绒毛浅着床及血管痉挛时则导致胎盘灌流减少,出现胎盘功能下降,胎儿生长受限,胎儿窘迫。若胎盘床血管破裂,导致胎盘早剥。

【临床表现】

妊娠期高血压疾病患者的病情轻重各有不同,临床表现及体征亦不同,可单独存在,亦可两或三种症状与体征同时存在。

1. 病史 患者有以上的高危因素及上述临床表现,特别应询问有无头痛、视力改变、上腹不适等。

2. 高血压 妊娠 20 周后出现高血压,轻度:血压持续升高,收缩压≥140mmHg 和(或)舒张压≥90mmHg,血压升高至少出现两次以上,间隔≥6 小时。重度:血压持续升高,收缩压≥160mmHg 和(或)舒张压≥110mmHg。

3. 尿蛋白 轻度:尿蛋白≥0.3g/24h 或随机尿蛋白(+);重度尿蛋白≥5.0g/24h或随机尿蛋白(+++)。蛋白尿反映肾小动脉痉挛引起肾小管细胞缺氧及其功能受损的程度。

4. 水肿 体重异常增加是许多患者的首发症状,体重突然增加>0.9kg/周,或2.7kg/4 周,是子痫前期的信号。

孕妇出现水肿的特点是自踝部逐渐向上延伸的凹陷性水肿,休息后不缓解。水肿局限于膝以下为"+",沿至大腿为"++",涉及腹壁及外阴为"+++",全身水肿,有时伴腹水为"++++"。

5. 尿少 尿排出量减少表示肾脏排泄功能障碍,可<500ml/24h。

6. 自觉症状 包括明显头痛、头晕、视物不清、恶心、呕吐、上腹疼痛等,表示病情的发展已进入子痫前期,应及时作出相应检查与处理。

7. 抽搐及昏迷(子痫) 是本病最严重的阶段。子痫发生前可有不断加重的重度子痫前期,但子痫也可发生于血压升高不显著、无蛋白尿或水肿的病例。

子痫的典型发作过程为眼球固定,瞳孔放大,牙关紧闭,直视前方或斜向一侧,随即全身肌肉强直,剧烈抽动,呼吸停止,意识丧失,抽搐持续约 1 分钟左右后暂停,随即肌肉松弛,呼吸恢复,但伴鼾音,患者进入昏迷状态。抽搐频繁持续时间长者,往往陷入深昏迷。在抽搐过程中易发生舌咬伤、摔伤,甚至骨折;昏迷中由于呕吐可致窒息或吸入性肺炎。

【实验室及其他检查】

1. 尿液检查 应测尿比重、尿常规、24 小时蛋白定量检查等。

2. 血液检查 可有血液浓缩(血细胞比容≥35%),血浆及全血黏度增加。

3. 肝肾功能检查 肝细胞功能受损,可致 AST、ALT 升高;低蛋白血症,白/球蛋白比值倒置;总胆红素和碱性磷酸酶水平升高。肾功能受损时,血清尿素氮、肌酐、尿酸增加;尿酸增高可作为与慢性高血压的鉴别诊断的依据;测定二氧化碳结合力,及时发现酸中毒。

4. 眼底检查 眼底视网膜小动脉可以反映体内各主要器官小动脉的情况,因此眼底检查是反映本病严重程度的重要指标。可见视网膜小动脉痉挛、视网膜水肿、絮状渗出或出血,严重时可发生视网膜剥离。

5. 其他检查 心电图、超声心动图,胎儿超声检查,胎儿心电图羊膜镜检查及胎儿成熟度检查等,视病情而定。

【诊断】

详细了解患者在孕前及孕 20 周前有无高血压、蛋白尿及水肿、抽搐等征象以及有无家族史;了解此次妊娠本身的情况、征象出现的时间及程度,结合患者的年龄、胎次、体型,并参考本病的好发因素不难得出初步诊断。妊娠 20 周后发生高血压伴有蛋白尿,可能兼有水肿,且有明显的自觉症状,一般不难诊断。

【治疗】

妊娠高血压疾病治疗目的是防止发生子痫、降低围产儿死亡率、降低母婴严重并发症的发生。

本病治疗的基本原则是:镇静、解痉、降压、利尿、扩容,适时终止妊娠。

(一)妊娠期高血压

可住院或在家治疗。

1. 休息 保证充足的睡眠,取左侧卧位,休息不少于 10 小时。

2. 镇静 对于精神紧张、焦虑、失眠者可给予镇静剂,如地西泮等。

3. 饮食 宜选含蛋白质、钙、铁、维生素丰富的食物,除重度水肿外,一般不严格控制食盐。

4. 间断吸氧 每日 2 次,每次 30 分钟,可增加血氧含量,改善全身主要脏器和胎盘功能。

5. 密切监护母儿状态 嘱患者每日测体重和血压,隔日复查尿蛋白,定期监测血液、胎儿发育状况和胎盘功能。

(二)子痫前期

应住院治疗,防止子痫及并发症出现。

1. 休息 保证充足的睡眠,取左侧卧位。

2. 解痉 硫酸镁是有效的解痉首选药物。用法:硫酸镁可采用肌内注射和静脉给药。25%硫酸镁 20ml(5g)加 2%利多卡因 2ml,臀肌深部注射,每 6 小时 1 次。静脉给药:25%硫酸镁 20ml 加入 10%葡萄糖液 20ml 中,缓慢静脉推注(5~10 分钟),继以 25%硫酸镁 60ml 加人 5%葡萄糖液 500ml 中静脉滴注,速度以每小时 1g 为宜,最快不超过 2g/h。

注意事项:用药前及用药过程中均应注意以下事项:定时查膝反射,膝反射必须存在;呼吸每分钟不少于 16 次;尿量 24 小时不少于 600ml 或每小时不少于 25ml。当出现镁中毒时,立即静脉注射 10%葡萄糖酸钙 10ml。

3. 镇静 当使用硫酸镁有禁忌或疗效不佳时,可适当地使用镇静药物,应选用对胎儿危害小的药物为宜。

(1)地西泮:具有较强的镇静、抗惊厥、肌肉松弛,并对胎儿和新生儿影响较小,口服,每日 3 次,每次 2.5~5mg。

(2)冬眠合剂:具有解痉降压、控制子痫的作用。哌替啶 50mg、异丙嗪 25mg 肌内注射,估计 6 小时内分娩者禁用。或哌替啶 100mg、氯丙嗪 50mg、异丙嗪 50mg 加入 10%葡萄糖 500ml 中静脉滴注。若病情紧急,可用 1/3 量加入 25%葡萄糖液 20ml 中,缓慢(5~10分钟)静脉推注,余下 2/3 量加入 10%葡萄糖液 250ml 中静脉滴注。

4. 降压　肼屈嗪口服 10~20mg,每日 2~3 次;或 40mg 肼屈嗪加于 5%葡萄糖液 500ml 中静脉滴注。妊娠高血压疾病、心脏病、心力衰竭者不宜应用。甲基多巴口服 250mg,每日 2~3 次。

5. 利尿　如出现心血管负担过重、心力衰竭、急性肺水肿、全身性水肿、肾功能不良伴尿少者,应使用利尿剂,但伴有血液浓缩者不宜采用。呋塞米 20~40mg 溶于 25%葡萄糖液 20ml 中缓慢静脉推注,最大剂量每次可达 60mg。20%甘露醇 250ml 静脉推注,15~20 分钟内注射完。急性心衰、肺水肿时禁用。

6. 扩容　一般不主张扩容治疗,仅用于严重的低蛋白血症、贫血,可选用人血白蛋白、血浆、全血等。

7. 适时终止妊娠　经治疗后妊娠高血压疾病仍不缓解,适时终止妊娠对母婴均有利,故为极重要的措施之一。

(1)终止妊娠指征:①子痫前期患者经积极治疗 24~48 小时(疗效)仍不满意;②胎龄大于 34 周者;③胎龄不足 34 周,胎盘功能减退时,胎儿已成熟;④子痫前期患者胎龄不足 34 周,胎盘功能减退,胎儿未成熟者,可于羊膜腔内注射地塞米松促胎儿成熟;⑤子痫控制后 2 小时,可考虑终止妊娠。

(2)终止妊娠方式:宫颈条件成熟,可人工破膜加缩宫素静滴引产。凡病情严重者;子痫抽搐发作经积极治疗,病情控制 2~4 小时,或经足量的解痉、降压药物治疗仍未能控制者;重症患者而宫颈条件不成熟,或人工破膜引产失败,估计不能在短期内经阴道分娩者;胎盘功能明显低下或疑有胎儿宫内窘迫者,都可考虑采用剖宫产术。

(三)子痫治疗

子痫是妊娠期高血压疾病最严重的阶段,是妊娠期高血压疾病所致母儿死亡的最主要的原因,应积极处理。立即左侧卧位,减少误吸,开放呼吸道,建立静脉通道。

1. 控制抽搐　首选 25%硫酸镁 20ml(5g)溶于 25%葡萄糖溶液 20ml 缓慢静脉推注,或置小瓶中缓慢静脉滴注,再将硫酸镁以每小时 2g 速度静脉点滴,同时加用冬眠合剂或地西泮等。血压高时静脉给降压药。降低颅内压时,给予 20%甘露醇 250ml 快速静脉滴注,出现水肿时则用呋塞米 20~40mg 静脉注射。

2. 防止受伤　暗室避光,专人护理,床沿置挡板以防跌落。如有义齿应取出并以纱布缠的压舌板置于上下臼齿间以防咬伤唇舌。减少各种刺激以免诱发抽搐。

3. 严密观察病情变化　及时进行必要的检查了解母儿状态,及早发现与处理并发症。抽搐控制 6~12 小时应终止妊娠。如宫颈条件不成熟应作剖宫产结束分娩。

第九节　妊　娠　贫　血

妊娠期间出现倦怠乏力、心悸气短、面色苍白、水肿、食欲不振等,检查血红蛋白或者是红细胞降低,红细胞比容下降,称妊娠贫血。相当于西医的妊娠合并贫血。

中医无此病名,但有涉及妊娠血虚的论述。据其临床表现,属"虚劳""血虚""血证"等病证范畴。

《景岳全书·妇人规》云:"妊娠胎气本乎血气,胎不长者,亦为血气不足耳。"又云:"凡妊娠之数堕胎者……血虚则灌溉不周。"说明妊娠贫血可导致胎儿宫内发育迟缓、胎死宫内、妊娠肿胀、妊娠眩晕、胎漏、胎动不安,甚至堕胎、小产及难产。

 知识链接

妊娠合并贫血的诊断标准

妊娠合并贫血是妊娠期最常见的合并症,属于高危妊娠范畴。目前国内确定妊娠合并贫血的标准为红细胞计数$<3.5\times10^{12}$/L、血红蛋白<100g/L、血细胞比容<0.30。最近世界卫生组织(WHO)资料表明,50%以上孕妇合并贫血,以缺铁性贫血最常见,巨幼红细胞性贫血较少见,再生障碍性贫血更少见。

【病因病机】

本病的发病机制主要为冲任血虚,母胎失养。常见病因有气血两虚、心脾两虚及肝肾不足。

1. 气血两虚　素体气血虚弱,或脾虚化源不足,或大病久病失养,暗耗营阴均可使气血不足,胚胎或胎儿失于濡养而影响正常妊娠。

2. 心脾两虚　心主血,脾生血统血,若孕后劳伤心脾,暗耗营血,致心脾血虚,可致胚胎或胎儿失于濡养而影响正常妊娠。

3. 肝肾不足　素体肝肾不足或孕后房事不节,损伤肝肾,而致精血不足,冲任血虚,母胎失养。

【诊断要点】

1. 病史　孕前有月经过多等慢性失血性疾病;或有饮食偏嗜,孕早期呕吐、营养不足及吸收障碍等病史。

2. 症状　早期表现为疲倦、乏力、头晕、心悸、气短、纳呆、低热等,甚至出现四肢、面目水肿,并可见面色无华、萎黄或㿠白,爪甲不荣等。

3. 检查　血液检查是重要依据。红细胞计数、血红蛋白含量、血细胞比容低下。骨髓穿刺,血清铁、叶酸、维生素B_{12}含量测定可协助诊断贫血的类型。

【鉴别诊断】

1. 妊娠肿胀　单纯的妊娠肿胀以水肿为主要表现,无贫血现象。实验室检查可明确诊断。若为妊娠高血压疾病的水肿,则伴高血压、蛋白尿。

2. 妊娠合并心脏病　主要为心脏器质性病变的表现,心脏检查有助于诊断。

【辨证论治】

本病多为虚证,根据全身症状并结合舌脉进行辨证,治疗以调理脏腑,补益气血为主。

1. 气血两虚

主要症候:孕后面色萎黄,四肢倦怠,乏力,口淡纳差,腹胀便溏,或见妊娠水肿或腹痛下坠,舌淡胖,苔白,脉缓无力。

证候分析:素体气血不足,孕后血聚养胎,气血益虚。血虚则面色萎黄,气虚则四肢倦怠,腹痛下坠;脾气虚弱,运化失司,则纳差、腹胀、便溏;舌淡胖,苔白,脉缓无力为脾胃虚弱、气血不足之象。

治法:补气养血。

方药:八珍汤(《正体类要》)加减。

人参　茯苓　白术　当归　白芍　川芎　熟地　甘草

人参、白术、茯苓、甘草健脾益气；熟地、当归、白芍、川芎养血活血；甘草调和诸药。若血虚甚者,重用当归,酌加枸杞、山茱萸养血安胎；兼气滞,加陈皮、苏叶理气行滞；伴肠燥便秘,加玄参、生首乌润肠通便。

2. 心脾两虚

主要证候:孕后面色不华,心悸怔忡,失眠多梦,头昏眼花,唇甲色淡；舌淡,苔少,脉细弱。

证候分析:素体脾虚血少,孕后期阴血下聚养胎,致心血不足,心神失养,故心悸怔忡,失眠多梦；脾虚血少则面色无华,唇甲色淡；舌淡,苔少,脉细弱,均为心脾两虚之证。

治法:益气补血,健脾养心。

方药:归脾汤(《济生方》)。

人参　黄芪　当归　白术　茯神　龙眼肉　远志　枣仁　木香　甘草　生姜　大枣

方中当归、龙眼肉补养心血；人参、黄芪、白术、甘草益气生血；远志、茯神、枣仁宁心安神；木香行气,使补而不滞。全方共凑补益心脾、养血安神之效。

3. 肝肾不足

主要证候:孕后头晕目眩,腰膝酸软,或肢麻或痉挛,或胎儿小于孕月；舌黯红,少苔,脉细弦滑。

证候分析:素体肝肾不足,孕后阴血养胎,肝失所养,肾精失藏,肝肾精血不足故头晕目眩,腰膝酸软,或肢麻或痉挛。胎儿失于濡养,故胎儿小于孕月。舌黯红苔少,脉细弦滑均为肝肾不足的表现。

治法:滋补肝肾。

方药:大补元煎(方见月经后期)加首乌、桑寄生。

若肾阴虚甚,加女贞子、旱莲草、玄参滋养肾阴；若阴虚有热,去菟丝子、杜仲,加丹皮、知母、生地滋阴清热。

【西医治疗】

1. 缺铁性贫血　可补充铁剂,以口服给药为主。硫酸亚铁 0.3g,每日 3 次,同时口服维生素 C 0.3g 促进铁的吸收。补充叶酸,每日口服叶酸 15mg,或每日肌内注射叶酸 10～30mg,直至症状消失、贫血纠正。维生素 B_1 100～200mg 肌内注射,每日 1 次,2 周后改为每周 2 次,直至血红蛋白值恢复正常。

2. 再生障碍性贫血　主要以支持疗法为主。注意休息,增强营养,间断吸氧,少量、间断、多次输新鲜血,提高全血细胞。出现明显出血倾向给予肾上腺皮质激素治疗。

再生障碍性贫血患者在病情未缓解之前应避孕,若已妊娠,在妊娠早期应做好输血准备的同时行人工流产。妊娠中、晚期孕妇,因终止妊娠有较大危险,应加强支持治疗,在严密监护下妊娠直至足月分娩。

3. 血红蛋白<60g/L　接近预产期或短期内需行剖宫产手术者,应少量、多次输红细胞悬液或全血。

4. 避免产伤、预防产后出血　出血多时应及时输血,时及产后应用广谱抗生素预防感染。

【预后转归】

妊娠轻度贫血可以通过饮食调护、适当补充营养素及配合中医辨证治疗得以改善。重度贫血可引起胎漏、胎动不安、胎萎不长,甚至胎死腹中、堕胎、小产。

【预防调摄】

1. 孕后应注意补充铁剂、叶酸。定期做血常规检查。贫血患者孕前应咨询是否适合妊娠,孕后定期检查。

2. 饮食应以清淡有营养易消化的食物为主,少食辛辣刺激、肥腻、生冷之品。

3. 保持心情舒畅,防止忧思过度,以免损伤心脾,暗耗精血。

（盛　红　郝玛珛）

扫一扫
测一测

复习思考题

1. 什么是妊娠恶阻? 脾胃虚弱型妊娠恶阻的主证及治疗如何?

2. 试述妊娠恶阻重症的临床表现和主要处理措施。

3. 什么是异位妊娠? 如何诊断异位妊娠?

4. 未破损型异位妊娠的诊断及治疗是怎样的?

5. 异位妊娠已破损期休克型的急症如何处理?

6. 胎漏、胎动不安的诊断与治疗如何?

7. 肾虚型胎动不安的主证与治疗如何?

8. 试述难免流产的诊断与治疗原则如何?

9. 何为子肿? 脾虚子肿的主要证候及治疗如何?

第十章

产　后　病

学习要点

> 　　三病、三冲、三急、三审、三禁的含义；产后病的发病特点、治疗原则。产后血晕、产后发热、产后腹痛、恶露不绝、产后身痛、产后大便难、产后汗证、缺乳、产后乳汁自出、产后抑郁的概念、病因病机、诊断及鉴别诊断、辨证论治。

　　产妇在新产后及产褥期内所发生的与分娩或产褥有关的疾病，称为"产后病"。一般认为，产后 7 天为"新产后"。

　　临床常见的产后病有：产后血晕、产后发热、产后腹痛、恶露不绝、产后身痛、产后大便难、产后排尿异常、产后汗证、缺乳和产后乳汁自出等。产后诸病，多数发生于新产之后，其中产后血晕、产后发热等属产后危急重症。历代医家把产后常见病和危急重症概括为产后"三病""三冲""三急"。产后"三病"是指痉、郁冒、大便难；产后"三冲"是指败血上冲，即冲心、冲肺、冲胃；产后"三急"为呕吐、盗汗、泄泻。在前人所论的产后病中，涉及范围较广，从今天的认识来说，产后"三冲"，与西医学的羊水栓塞有相似之处，为分娩时的危急重症；而产后"三急"之呕吐、泄泻，以及产后痢疾、产后疟疾等，已不再属于妇产科病范围。

　　产后病的病因病机，可归纳为三个方面：一是亡血伤津。由于分娩用力、产时出汗和产伤出血，汗出伤津，致阴血骤虚，阳气浮越，变生他病。二是瘀血内阻。产后余血浊液易生瘀滞，或因产后元气亏虚，运血无力，或胞衣残留，或感染邪毒，均可导致瘀血内阻。三是外感六淫或饮食房劳所伤。产后元气津血俱伤，腠理疏松，即所谓"产后百节空虚"，生活稍有不慎或调摄不当，均可致气血不调，营卫失和，脏腑功能失常，变生诸病。

　　产后病的诊断，在运用四诊八纲的同时，还需根据产后特殊的生理变化和病理特点，注意产后"三审"：即先审小腹痛与不痛，以辨恶露有无停滞；次审大便通与不通，以验津液之盛衰；三审乳汁的行与不行和饮食多少，以察胃气的强弱。同时，还应参看分娩情况、产妇体质、症状、舌脉等，必要时配合妇科检查及相应的实验室等辅助检查，进行综合分析，方能作出正确的诊断。

　　产后病的治疗，应根据产后亡血伤津、瘀血内阻、多虚多瘀的特点，本着"勿拘于产后，勿忘于产后"的原则，把握补虚不滞邪，攻邪勿伤正的分寸来选方用药。注意祛

139

寒勿过于温燥,清热勿过用苦寒,开郁勿过于耗散,消导必兼扶脾。此外,古人提出产后"三禁",即禁大汗,以防亡阳;禁峻下,以防亡阴;禁通利小便,以防亡津液。对产后病中的危急重症,如产后血晕、产后发热等,要及时明确诊断,必要时应中西医结合救治。总之,应因人因证,灵活掌握。

第一节 产后血晕

产妇分娩后,突然头晕眼花,不能起坐,或心胸满闷,恶心呕吐,或痰涌气急,甚则神昏口噤,不省人事,称为"产后血晕",又称"产后血运"。本病首见于《诸病源候论》。是产后危急重症之一,若救治不及时,往往危及产妇生命,或因气血虚衰而变生他病。

本病类似于西医学的"产后出血""产后心衰""羊水栓塞"等病。

【病因病机】

导致产后血晕的病机不外虚、实两端。虚者,多由阴血暴亡,心神失养而发;实者,多因瘀血停滞,气逆攻心所致。

1. 血虚气脱 产妇素体气虚血弱,复因产时或产伤失血过多,以致营阴下夺,气随血脱,心神失养,而致血晕。

2. 瘀阻气闭 产后胞宫、胞脉空虚,寒邪乘虚入中,血为寒凝,瘀滞不行,致恶露涩少,瘀阻气逆,扰乱心神,而致晕厥。

本病虽有虚实之分,但以产后失血过多,心神失养之虚证多见。

【诊断要点】

1. 临床表现 以产后数小时内,突然头晕目眩,不能起坐,或晕厥,不省人事为主要特点。同时伴见面色苍白,手撒肢冷,冷汗淋漓,或心下满闷,恶心呕吐,痰涌气急,或面色青紫,唇舌紫黯。

2. 产科检查 注意检查胎盘、胎膜是否完整;子宫收缩是否良好;有无子宫内翻及软产道损伤;观察阴道流血量的多少。

3. 辅助检查

(1)实验室检查:血常规、血小板计数、凝血酶原时间、纤维蛋白原定量等化验,对凝血功能障碍引起的出血可明确诊断。

(2)其他检查:B超、心电图、心脏功能检测、肾功能检测、血压测量等可辅助诊断,并有助于及时发现休克。

【鉴别诊断】

1. 产后中暑 两者都可有头晕,甚则昏不知人,但产后中暑是发生于盛夏酷暑季节,产妇除突然晕闷,或昏不知人外,并出现体温高、汗多、恶心等中暑症状,但恶露多无改变。

2. 产后痉证 口噤不开为两者的相似之处,但产后痉证多有产伤或感染史,其发病时间较产后血晕缓慢,其症状以四肢抽搐,项背强直,角弓反张为主,面呈苦笑,但神志尚清。

3. 产后子痫 两者都发生于新产之际,都可有神昏口噤,但产后子痫者,产前有肢体面目水肿、高血压、蛋白尿等病史,尚有典型的抽搐症状可资鉴别。

知识链接

产后出血

产后出血(postpartum hemorrhage)指在胎儿娩出后24小时之内失血量超过500ml者,为分娩期严重并发症,其发病率占分娩总数的2%~3%,多发生在产后2小时内,在我国目前产妇死亡原因中居于首位。子宫收缩乏力是引起产后出血的最主要原因,此外尚有:胎盘因素、软产道裂伤和凝血功能障碍等。上述因素可共存,也可相互影响。临床表现:胎儿娩出后阴道出血量过多、失血性休克、重度贫血等。

【辨证论治】

本病应根据晕厥的特点、恶露的多少、有无胸腹胀痛等临床表现分辨虚、实。虚者为脱证;实者为闭证。

本病属危急重症,不论虚实均应立即抢救,必要时中西医结合治疗。对神昏者,首当开窍促其苏醒,然后再进行辨证施治。本病临床以虚证居多,不可妄投攻破之品。

1. 血虚气脱

主要证候:产时或产后失血过多,突然晕眩,心悸,烦闷不适,甚则昏不知人,面色苍白,眼闭口开,手撒肢凉,冷汗淋漓。舌质淡、无苔,脉微欲绝或浮大而虚。

证候分析:由于产时或产后失血过多,血不养心,心神失守,故晕眩、心悸、烦闷不适、甚则昏不知人;阴血暴脱,不能上荣,则面色苍白、眼闭;气随血脱,脾阳衰微,故口开、手撒肢冷;营阴暴虚,阴不内守,虚阳外越,则冷汗淋漓;舌质淡、无苔,脉微欲绝或浮大而虚,均为血虚气脱之象。

治法:益气固脱。

方药:独参汤(《十药神书》)。

人参

人参性甘温,入肺脾经,擅补元气,生津固脱,安神益智。

如汗出肢冷者,加制附子以回阳救逆;阴道出血不止者,加附子炭、炮姜炭以温经止血。出血量多兼有口渴多饮自汗出者,加阿胶、五味子、麦冬、煅龙牡以养阴固脱。

2. 瘀阻气闭

主要证候:产妇分娩后,恶露不下或量甚少,小腹疼痛拒按,突然头晕眼花,不能起坐,甚则心下满闷,气粗喘促,恶心呕吐,神昏口噤,不省人事,两手握拳,牙关紧闭,面色青紫。唇舌紫黯,脉涩有力。

证候分析:产后寒袭胞宫,寒凝血瘀,故恶露不下,或下之甚少;瘀血停蓄小腹,则小腹疼痛拒按;败血停留,气机不畅,逆上冲心、冲肺、冲胃,冲心则扰乱神明,清窍闭塞,以致突然头晕眼花,不能起坐,神昏口噤,不省人事;冲肺则肺失清肃,心下满闷,气粗喘促;冲胃则胃失和降,见恶心呕吐;瘀血内停,筋脉失养而拘急,故两手握拳,牙关紧闭;面色青紫,唇舌紫黯,脉涩有力,均为血瘀之象。

治法:活血逐瘀。

方药:夺命散(《证治准绳》)加当归、川芎。

夺命散:没药 血竭

方中没药、血竭活血理气,逐瘀止痛;加当归、川芎以增强活血行瘀之力。瘀去则气机调畅,气逆可平,神清气爽,晕厥自除。

若兼胸满呕恶者,加姜半夏、胆南星以降逆化痰;偏于寒凝血瘀,腹冷痛者,加炮姜、片姜黄以温经散寒止痛;兼有气滞,胁腹胀满者,加郁金、川楝子以疏肝理气。

【急症处理】

产后血晕出现昏迷时应采取的措施:

1. 立即将产妇置于头低脚高的仰卧体位,同时予以保温。

2. 针刺人中、涌泉、眉心、十宣等穴,强刺激以促其苏醒。虚证灸百会穴,并配合药物使其苏醒。

产后出血治疗

3. 结合西医有关"产后出血"的原因,即子宫收缩乏力、胎盘因素、软产道裂伤、凝血功能障碍等,行中西医结合抢救,迅速止血,纠正失血性休克,防治感染。

4. 建立静脉通道,中药固脱救厥:丽参注射液、参麦注射液或参附注射液静脉推注或滴注,迅速补充血容量,抗休克。

【预后转归】

产后出血是导致产妇死亡的主要原因之一。一旦发生,预后凶险。出血量多,不能迅速止血的,常可瞬间死亡。若休克较重,且持续时间较长者,即使获救,也有可能发生严重的垂体前叶功能减退后遗症(席汉氏综合征)或者导致产后缺乳、闭经、虚羸,或者消耗正气,削弱产妇的抵抗力,容易继发产后感染等。若分娩时由于羊水栓塞,引起弥散性血管内凝血(DIC)、肺栓塞,病情极其危重,死亡率高,预后不良;病情较轻,及时就诊抢救者,多能痊愈。

【预防调摄】

1. 加强产前检查,做好孕期保健。对双胎、多胎、羊水过多、妊娠高血压综合征等有可能发生产后出血的孕妇,或有产后出血史、剖宫产史者,应严格把好产前检查关,择期住院待产。

2. 提高助产技术,正确处理分娩三个产程。防止滞产,勿过早揉捏子宫或牵拉脐带,认真检查胎盘、胎膜是否完整,有无残留。如发现软产道损伤,应及时处理。

3. 加强产后观察。产后 2 小时是产后出血发生的高峰时段,应密切注意子宫收缩及阴道出血情况,严密观察产妇的生命体征。若发现产妇出血量多或有休克先兆症状者,应迅速查明病因,并立即取头低足高位,给氧,迅速采取止血和补血措施。无论脱证或闭证,均属危证,尽早、及时、有效的抢救治疗或能挽救生命。

4. 鼓励产妇尽早排尿,并提倡早期哺乳。

5. 分娩过程应注意保暖,免受风寒。保持外阴清洁。避免精神刺激。

 病案分析

吴某,34 岁。1987 年 3 月 8 日初诊。

患者第二胎足月顺产,产后 1 小时许,自觉眩晕眼花,不省人事,面色紫黯,四肢厥冷。查血压 14/8kPa。舌质紫黯,苔白,脉弦而涩。脉证合参,证属产后血瘀眩晕,治以活血行气祛瘀。

处方:血竭 3g,没药 4.5g(以上两味研末),五灵脂 5g,蒲黄 3g,用陈酒烫热分 2 次冲服。少时恶露下,腹胀痛减轻,神清肢暖,面色转润。脉弦细,舌质红稍紫。查血压 16/11kPa。患者转危为安,仍以活血化瘀治之。

处方:当归 12g,川芎 9g,桃仁 10g,炮姜 6g,炙甘草 3g,川牛膝 12g,红花 10g。水煎服 4 剂,每日一剂,以善其后。

分析:本案患者头晕眼花,不省人事发生于产后 1 小时左右,且面色紫黯,恶露不下,舌质紫黯,脉涩等均为瘀血阻于胞宫,气机不畅,上逆冲心而致。故用血竭、没药、五灵脂、蒲黄活血行气逐瘀,药后恶露下行,诸症减轻,病情缓解。

（韩玲娣.中医妇科医妙[M].郑州:河南大学出版社,1996）

第二节 产 后 发 热

产褥期内,产妇出现发热持续不退,或低热持续,或高热寒战,并伴有其他症状者,称为"产后发热"。本病名首见于宋代《妇人大全良方》:"凡产后发热,头痛身痛,不可便作感冒治之。"

产后 1~2 天内,由于产妇阴血骤虚,阳气暂时失于依附而外越,常有轻微的发热而不兼有其他症状,一般能在短时间内营卫调和而发热自退,属正常生理现象。若于产后 3~4 天,出现低热,乳汁不行或下亦甚少,乳房胀硬,俗称"蒸乳",当乳汁通畅后,其热自退,亦不属病理范畴。

该病若产后发热持续不退,伴小腹剧痛等,可危及产妇生命,当高度重视。

本病感染邪毒型发热,类似于西医学的"产褥感染",外感发热包括了西医学的"产褥中暑",属产褥期的危急重症。

【病因病机】

产后发热的病机主要是感染邪毒、正邪交争;元气亏虚,易感外邪;阴血骤虚、阳气浮越;瘀血内停,营卫闭阻所致。感染邪毒者,其证危笃,变化多端,属危重之证。

1. 感染邪毒　产后气血骤虚,血室正开,若产前素有痼疾;产前不节房事;产时接生消毒不严;或产后外阴护理不洁。致使邪毒乘虚入侵胞宫,正邪交争,因而发热。若邪毒炽盛,与血相搏,则传变迅速,热入营血,甚则逆传心包,出现危急重症。

2. 外感　产后失血耗气,百脉空虚,腠理不密,卫气不固,外邪乘虚而入,营卫不和,因而发热。

3. 血虚　产时、产后失血过多,阴血骤虚,阳无所附,浮越于外,而致发热;血虚阴伤,相火偏旺,亦致发热。

4. 血瘀　产后情志不遂;或为寒邪所客;或产前过于安逸,气血不畅,瘀阻冲任;或产后恶露排出不畅,余血浊液滞留胞宫而为瘀,瘀血停滞,阻滞气机,营卫失调,而致发热。

 知识链接

产 褥 感 染

产褥感染(puerperal infection)是指在围分娩期及产褥期内生殖道因为致病菌感染而引起的局部或全身性炎症改变,常于分娩 24 小时后体温升高达到或超过 38℃,发病率达 1%~7.2%,目前,产褥感染仍是临床上孕产妇死亡的主要原因之一。临床表现:①急性外阴、阴道、宫颈炎;②急性子宫内膜炎及子宫肌炎;③血栓性静脉炎;④急性盆腔结缔组织炎及急性输卵管炎;⑤急性盆腔腹膜炎、弥漫性腹膜炎;⑥脓毒血症以及败血症。

【诊断要点】

1. 临床表现　产褥期内,尤以新产后出现以发热为主,表现为持续高热,或高热寒战,或恶寒发热,或寒热时作,或低热不退,常伴有恶露异常及小腹疼痛。

2. 妇科检查　感染邪毒者可发现生殖器官局部及其相关部位感染的体征,如外阴、阴道、宫颈红肿,子宫压痛明显,附件增厚有压痛或触及肿块,恶露臭秽等。

3. 辅助检查　感染邪毒型的血常规检查见白细胞总数及中性粒细胞比例增高,同时宫腔分泌物或血培养可查到致病菌;B 超、彩色超声多普勒、CT、MRI 等检测,能对感染形成的炎性包块、脓肿及静脉血栓等做出定位和定性的诊断。

【鉴别诊断】

1. 乳痈发热　发热并伴有乳房局部症状为其特点。临床除发热外,同时出现乳房胀硬、红肿、热痛、甚则溃腐化脓,可触及腋下肿大压痛的淋巴结。

2. 产后淋证发热　两者均可有发热恶寒。但产后淋证,伴有尿频、尿急、淋沥涩痛,尿常规检查可见红细胞与白细胞,尿培养可查到致病菌。

【辨证论治】

产后发热,有虚、实之别,应根据发热的特点,结合恶露的量、色、质、气味,参照舌脉及伴随的全身症状,进行辨证。

本病的治疗,应以调气血,和营卫为主。用药时应注意产后多虚多瘀的特点。对于感染邪毒者,因热毒炽盛,直犯胞中,传变迅速,病情危重,治不及时,可致热入营血,热陷心包,或出现虚脱等危候,必须随证施治。必要时采取中西医结合救治。

1. 感染邪毒

主要证候:产后高热寒战,热势不退;小腹疼痛拒按;恶露初时量多,继则量少,色紫黯,质如败酱,其气臭秽。烦躁口渴,小便短赤,大便秘结。舌红、苔黄,脉弦数。

证候分析:新产血室正开,百脉俱虚,邪毒乘虚内侵,直犯胞宫,正邪交争,故高热寒战;邪毒稽留,热势不退;邪毒与胞中瘀血相搏,阻滞胞脉,故小腹疼痛拒按;热迫血行则恶露量多,热与血结则量少;热毒熏灼,血败肉腐,故色紫黯,或如败脓,其气臭秽;热扰心神则烦躁;热伤津液则口渴,尿少色黄,大便燥结;舌红、苔黄,脉弦数,为毒热内盛之征。

治法:清热解毒,凉血化瘀。

方药:五味消毒饮(《医宗金鉴》)加蒲黄、五灵脂、丹皮、赤芍、益母草。

五味消毒饮:蒲公英　金银花　野菊花　紫花地丁　紫背天葵子

方中蒲公英、金银花、野菊花、紫花地丁、紫背天葵子均为清热解毒之品;加蒲黄、五灵脂化瘀止血;加丹皮、赤芍、益母草凉血化瘀。全方共奏清热解毒、凉血化瘀之效。

若高热不退,腹痛拒按,大便不通,恶露不畅,秽臭如脓,为热毒与瘀血互结胞中。应清热逐瘀,排脓散结。用大黄牡丹汤(《金匮要略》)加败酱草、红藤、生薏苡仁、益母草。

若高热不退,大汗出,烦渴引饮,脉虚大而数,为热在气分,热盛津伤之候。治宜清热除烦,益气生津。方用白虎加人参汤(《伤寒论》)加减。

本证患者宜行中西医结合治疗,给予足量有效的抗生素;高热不退者加用糖皮质激素,抗休克治疗;有盆腔脓肿者切开引流。

2. 外感风寒

主要证候:产后恶寒发热。头痛无汗,肢体疼痛,或见咳嗽,鼻塞流涕,恶露正常,无下腹痛。舌苔薄白,脉浮紧。

证候分析:产后元气虚弱,卫阳不固,腠理不密,风寒之邪乘虚而入,正邪交争,则发热恶寒;风寒袭表,清阳不展,络脉失和,故头痛、肢体疼痛;风寒之邪束表则无汗;肺气失宣,故见咳嗽,鼻塞流涕;病位在表,未及于里,故恶露正常,无下腹痛;舌苔薄白,脉浮紧,均为风寒袭表之征。

治法:养血祛风,散寒解表。

方药:荆防四物汤(《医宗金鉴》)。

荆防四物汤:荆芥　防风　川芎　当归　白芍　熟地黄

方中四物汤养血扶正;荆芥、防风祛风散寒解表。

若外感风热者,发热,微恶风寒,头痛,口干咽痛,咳嗽,微汗出,苔薄黄,脉浮数。治宜辛凉解表。方用银翘散(《温病条辨》)加减。

若邪犯少阳,症见寒热往来,胸胁痞满,口苦,咽干,作呕,舌苔薄白,脉弦或弦数。治宜和解少阳。方用小柴胡汤加减(《伤寒论》)。

若外感暑热者,身热多汗,口渴心烦,倦怠乏力,舌红少津,脉虚数。治宜清暑益气,养阴生津。方用清暑益气汤(《温热经纬》)加减。

3. 血虚

主要证候:产后失血过多,身有微热。自汗,恶露或多或少,色淡,质稀,小腹绵绵作痛,喜按,面色苍白,头晕眼花,心悸失眠,手足麻木。舌淡红,脉细弱。

证候分析:产后失血伤津,阴血骤虚,阳无所依,浮越于外,则身有微热;气随血耗,冲任不固,故恶露量多;血虚冲任胞脉失养,血海空虚,则恶露量少,色淡,质稀,小腹绵绵作痛,喜按;血虚失于濡养,则面色苍白,头晕眼花,心悸失眠,手足麻木;舌淡红,脉细弱,均为血虚气弱之象。

治法:补血益气,和营退热。

方药:八珍汤(《正体类要》)加黄芪、地骨皮。

八珍汤:当归　川芎　熟地　白芍　人参　茯苓　白术　炙甘草

方中四物汤补血和血;四君子汤健脾益气,加黄芪益气和营,甘温除热;加地骨皮以退虚热。诸药合用,气血双补,营卫调和,其热自退。

若阴虚火旺者,症见午后热甚,颧红,口渴,大便干结,小便短赤,舌质红、苔少,脉细数。治宜滋阴清热。方用加减一阴煎(《景岳全书》)加白薇、青蒿、鳖甲。

4. 血瘀

主要证候:产后乍寒乍热。恶露断续而下,量少,色紫黯有块,小腹疼痛拒按,口干不欲饮。舌尖边紫黯或有瘀点、瘀斑,脉弦或弦涩。

证候分析:产后瘀血内阻,营卫不通,阴阳失和,故乍寒乍热;瘀血内停,阻滞胞脉,则恶露断续而下,量少,色紫黯有块;不通则痛,小腹疼痛拒按;瘀血内停,津液不得上承,故口干不欲饮;舌尖边紫黯或有瘀点、瘀斑,脉弦或弦涩,均为血瘀之征。

治法:活血祛瘀,和营除热。

方药:生化汤(《傅青主女科》)加丹参、三七、丹皮、益母草。

生化汤:当归　川芎　桃仁　炮姜　炙甘草

方中重用当归补血活血;川芎活血行气;桃仁活血化瘀;炮姜温经散寒,止血止痛;炙甘草调和诸药;加丹参、丹皮、三七、益母草可加强化瘀清热之功。全方共具温经散寒,养血化瘀,和营退热之效。

若体温升高超过38℃,腹痛加剧,恶露有臭气,为败血未尽,复感邪毒所致,当参照感染邪毒型处理。

【急症处理】

感染邪毒所致的产后发热,是产科的危急重症。应参照西医"产褥感染",积极进行中西医救治,同时注意加强护理。

1. 支持疗法　加强营养,增强抵抗力,纠正水、电解质紊乱;病情严重或贫血者,给予多次少量输血或血浆;高热时可采取物理降温;子宫复旧不良者,应用宫缩剂以利子宫复旧。

2. 切开引流　会阴或腹部伤口感染者,应及时切开引流。取半卧位,利于恶露引流或使炎症局限于盆腔。

3. 控制感染

(1)穿琥宁注射液:用穿琥宁注射液160mg,加入5%葡萄糖注射液或生理盐水中,静脉滴注,每日2次。或肌内注射,一次40~80mg,每日2次。适用于产后感染邪毒或外感发热。

(2)清开灵注射液:用清开灵注射液20~40ml加入5%葡萄糖注射液或生理盐水中,静脉滴注,每日1次。或肌内注射,一次2~4ml,每日2次。适用于高热或神昏谵语者。

(3)抗生素的应用:应按药敏试验选用广谱高效抗生素。注意选择对厌氧菌和需氧菌有效的药物联合应用。中毒症状严重者,可短期选用肾上腺皮质激素,提高机体应激能力。

4. 手术治疗　若因感染,盆腔脓肿形成者,作后穹窿切开引流;若恶露量时多时少、时有时止,疑有胎盘胎膜残留者,经有效抗感染同时,可行清宫术。

5. 针刺治疗　可选取迎香、外关、列缺、风池、曲池、合谷等穴,泻法,每日1~2次,适用于外感发热。高热时可针刺十宣穴放血。

6. 中药直肠导入　取当归、鸡血藤、丹参各20g,桃仁、红花、三棱各10g,败酱草、红藤、金银花、蒲公英各25g,浓煎至150ml,保留灌肠,每天1次。

【预后转归】

本病辨证正确,治疗及时,多能痊愈,其中感染邪毒型由于发病急,病情重,如不能及时正确治疗,预后较差,甚至危及生命。临床多采用中西医结合的方法治疗,效果较佳。

【预防调摄】

1. 加强孕期保健　孕期有慢性病者,如贫血或全身感染性疾病,应及时治疗;妊娠7个月后禁房事、盆浴;尽量避免不必要的阴道检查。

2. 正确处理分娩　产程中严格无菌操作,尽量避免滞产、产道损伤及产后出血,有损伤者应及时仔细缝合;对可能发生感染者,应作预防性治疗。

3. 产后保持室内空气新鲜,注意保暖;保持外阴清洁;严禁盆浴。

4. 发热期间补充水和营养,高热期间应给予流质或半流质饮食,配合物理降温。体温超过38℃,暂停哺乳,并定时吸空乳汁,保持乳头清洁。

5. 保持心情舒畅,以防肝气郁结而致瘀血内停。饮食宜清淡易消化而富于营养,忌辛辣油腻之品。

 病案分析

张某某,女,30岁,营业员1982年10月3日初诊。

主诉:产后20天,高热6天。

病史:患者20天前行剖宫产手术产下一双胞胎,于9月28日体温突然升至39℃,小腹隐痛,恶露增多如崩,急诊收入本院妇产科。妇检:宫底脐下3指,压痛明显,恶露量多,黯红色。血白细胞总数12.4×10⁹/L,中性粒细胞百分比84%,经静脉滴注青霉素、催产素,于9月30日阴道排出大量血块,症状减轻,但体温不降,10月3日腹又压痛,宫底升至脐下4指,体温39.8℃,急请中医会诊,其高热昼轻夜重,恶露增多,紫黑有块,小腹痛满,恶心盗汗。舌紫黯,边有瘀点,脉涩细。中医辨证属产后发热瘀久化热型,治以活血化瘀,育阴清热。方用生化汤加味,药用当归25g,川芎9g,桃仁10g,赤白芍各15g,炮姜6g,生甘草6g,失笑散15g(包),生地15g,红藤30g,丹参15g,月季花9g,益母草30g,川黄连6g,蜈蚣一条。5剂,水煎服,日一剂。药后阴道又排出拳头大小血块,诸症减轻,原方继服3剂,体温恢复正常,腹痛消失,痊愈出院。

分析:恶露紫黑有块,小腹硬满拒按,高热昼轻夜重为瘀血特征,治以化瘀生新,清退瘀热。方证相符,药后效果明显。

（王立国. 中医妇科学教学病案精选［M］. 长沙:湖南科学技术出版社,2000.）

第三节　产后腹痛

产妇在产褥期内,发生与分娩或产褥有关的小腹疼痛,称为"产后腹痛"。其中因瘀血引起者,称"儿枕痛"。产后腹痛多发生于新产后。本病首见于汉代《金匮要略·妇人产后病脉证并治》。

产妇分娩后,出现小腹轻微阵阵作痛,持续2～3日自然消失,属生理现象,一般无需处理。如腹痛加剧,或腹痛绵绵不已,则为本病,应以治疗。

本病相当于西医学的产后宫缩痛,或产褥感染引起的腹痛。

【病因病机】

产后腹痛的主要机制是气血运行不畅,迟滞而痛。

1. 血虚　素体虚弱,气血亏虚,复因产后失血过多,致冲任血虚,胞脉失养;或血少气弱,运血无力,血行迟滞,而致腹痛。

2. 血瘀　产后元气亏虚,血室正开,若起居不慎,风寒乘虚而入,血为寒凝;或因情志不畅,肝郁气滞而血瘀;或胎盘,胎膜滞留子宫。瘀血阻滞冲任胞脉,不通则痛。

产后宫缩痛

在产褥早期因为子宫收缩引起下腹部阵发性剧烈的疼痛,称为产后宫缩痛。一般发生在产后1~2日,持续2~3日自然消失,常见于经产妇,特别是双胎或产程过短的产妇,无其他并发症者,无需治疗。产后子宫通过收缩,逐渐恢复至孕前大小。引起子宫收缩痛的主要原因是由于子宫收缩力强,引起局部血管缺血、组织缺氧、神经纤维受到压迫而出现剧烈阵痛。在疼痛发生时,于小腹部可看到或摸到隆起而发硬的子宫。

【诊断要点】

1. 临床表现　产褥期内,出现小腹部阵发性疼痛,或小腹隐隐作痛,持续多日不缓解。常伴有恶露量少,色紫黯有块,排出不畅;或恶露量少,色淡红,质稀。

2. 产科检查　腹痛发作时,可扪及子宫变硬、压痛。

3. 辅助检查　血常规检查多无异常或有轻度贫血,B超检查宫内有无胎盘、胎膜残留。

【鉴别诊断】

1. 产后伤食腹痛　多有饮食不节史,疼痛部位在脘腹,伴有胃脘满闷,嗳腐吞酸,呕吐腹泻,大便臭秽等伤食的症状,而恶露无改变。

2. 产褥感染邪毒腹痛　腹痛剧烈且持续不减,拒按,伴见恶寒发热或高热寒战,恶露色紫黯如败酱,气臭秽。妇科检查、实验室检查血及常规分泌物培养,盆腔B超检查等可鉴别。

【辨证论治】

辨证主要根据腹痛的特点,恶露的量、色、质、气味的变化,结合全身证候、舌脉等进行分析,辨其虚实。

本病治疗重在调畅气血。虚则补而调之;实则通而调之。但应注意,产后多虚多瘀,用药贵在平和;勿过于滋腻,以免气血凝滞;亦勿过于攻破,以防伤血耗气。

1. 血虚

主要证候:产后小腹隐隐作痛,数日不止,喜揉喜按;恶露量少、色淡红、质稀。头晕眼花,心悸失眠,大便干结。舌淡、苔薄,脉细弱。

证候分析:冲任血虚,子宫失养,故小腹隐痛、喜揉喜按,恶露量少、色淡、质稀;血虚心神、清窍、肠道失养,则头晕眼花,心悸失眠,大便干结。舌淡、苔薄,脉细弱,均为血虚之征。

治法:补血益气,缓急止痛。

方药:肠宁汤(《傅青主女科》)。

当归　熟地　阿胶　人参　山药　续断　麦冬　肉桂　甘草

方中当归、阿胶养血滋阴;熟地、麦冬滋阴润燥;人参、山药、甘草益气健脾和中;续断补肾养肝;肉桂温通血脉。全方养血益阴,补气生津。血旺则胞宫得以濡养,气旺则帅血以行,气通血荣,腹痛自除。

若便秘明显者,去肉桂,加火麻仁、生首乌、肉苁蓉以润肠通便;若血虚兼气滞,腹痛胀坠者,酌加川楝子、乌药、荔枝核以理气止痛;若血虚兼气虚者,伴气短乏力,神疲肢倦,加黄芪、党参、白术以益气健脾补虚。

2. 血瘀

主要证候:产后小腹疼痛拒按,得热痛减;恶露量少,色黯有块。或面色青白,四肢欠温,或胸胁胀痛。舌黯、苔白滑,脉沉紧或沉弦。

证候分析:产后冲任阻滞,故小腹疼痛拒按,恶露量少,色黯有块;血得热则行,故腹痛得热稍减;若寒凝血瘀,阻遏阳气,则面色青白,四肢欠温;若肝郁气滞,则胸胁胀痛;舌黯、苔白滑,脉沉紧或沉弦,均为瘀血内阻之征。

治法:活血祛瘀,温经止痛。

方药:生化汤(《傅青主女科》)加益母草。

当归　川芎　桃仁　炮姜　炙甘草

生化汤具活血化瘀,温经止痛之功,加益母草增强化瘀之力,使恶露畅行,腹痛亦愈。

若寒凝血瘀,小腹冷痛,得热痛减者,加吴茱萸、肉桂心、小茴香以增温经散寒之力;若气滞血瘀,腹痛胸满者,加乌药、枳壳、香附行气止痛;若瘀阻胞宫,恶露量少有血块,腹痛发硬者,加五灵脂、生蒲黄、延胡索以增化瘀止痛之功效。

【其他疗法】

1. 针灸疗法　针刺三阴交、足三里、关元、气海等穴,虚者用补法,或加艾灸。

2. 外敷法　食盐炒热布包,外敷腹部。多用于寒凝血瘀证。

【预后转归】

本病为妇女产后常见病证,正确及时治疗,预后良好。若失治或误治,瘀血日久化热,或因感染邪毒而继发产后发热;若瘀血阻滞,血不归经,溢出脉外可致产后恶露不绝等变证。

【预防调摄】

1. 正确处理每个产程,防止失血过多。

2. 做好产褥期卫生保健,起居宜慎,谨避风寒,勿食生冷,保持会阴部清洁卫生,预防感染。调畅情志,避免精神刺激。

3. 注意饮食调养,宜食营养丰富,易于消化的温热食物。

4. 患者经治疗后,若腹痛不止,恶露量少,子宫复旧欠佳,疑有胎盘、胎膜残留的,要及时检查并配合西医处理。

 病案分析

陈某某,女,25岁,于2010年10月初诊。

患者1周前足月顺产一女婴,因小腹阵痛难忍2天就诊。

患者产后情绪不畅,常感郁闷不舒,胸胁胀痛,喜叹息,且又不慎感寒,出现腹痛拒按,得热痛缓,恶露量少,涩滞不畅,色紫黯,有血块,伴面色青白,四肢不温,舌质紫黯,边有瘀点,脉弦紧。血常规及B超检查未见异常。四诊合参,证属寒凝血滞,恶露不下,以致产后腹痛。治以祛寒化瘀,温经止痛。方用生化汤加减,处方:当归15g,川芎9g,桃仁9g,炮姜6g,益母草15g,蒲黄9g,五灵脂15g,延胡索9g,川楝子9g,香附6g,桂枝6g,炙甘草6g。每日1剂,水煎服,共3剂。

二诊:诉腹痛大减,恶露排出通畅,色与量基本正常。上方续服2剂病愈。

分析:此患者乃产后肝郁气滞,加之产后感寒,阻滞胞宫,不通则痛。治以生化汤加减养血温中,化瘀新血,通而不痛。

(汪敏华等.生化汤治疗产后病验案举隅[J].福建中医药,2011,8:4)

第四节　产后恶露不绝

产后血性恶露持续10天以上,仍淋漓不止者,称"恶露不绝",又称"恶露不尽",或"恶露不止"。本病首见于《金匮要略·妇人产后病脉证并治》。

西医学的"晚期产后出血""人工流产"或"药物流产"阴道出血淋漓不净者,可与本病互参。

【病因病机】

本病的发病机制是冲任不固,气血运行失常。

1. 气虚　素体虚弱,正气不足,产时失血耗气,其气更虚;或产后操劳过早、过度,劳倦耗伤中气;气虚则冲任不固,血失统摄而恶露不绝。

2. 血热　素体阴虚,复因产时亡血伤津,营阴更亏,虚热内生;或因产后过食辛辣温燥之品;或感受热邪;或郁怒伤肝,肝郁化热。热扰冲任,迫血下行,导致恶露不绝。

3. 血瘀　产后胞脉空虚,寒邪乘虚而入,寒凝血瘀;或胞衣残留,阻滞冲任;或因七情所伤,气滞而血瘀。瘀血内阻,冲任不畅,血不归经,以致恶露淋漓不断。

知识链接

生 化 汤

生化汤出自南宋钱氏妇科方,后在《傅青主女科·产后》有较系统的阐述,被称为"血块圣药"。原方当归24g,川芎9g,炮姜1.5g,甘草1.5g,桃仁14粒,用黄酒童便各半煎服。生化汤对新产妇失血体虚,恶露排出不畅的特点,以化瘀生新为主,既能生新补虚,又能化恶露去瘀滞,达到化中有生,行中有补,补虚消瘀,故名生化汤。其去瘀生新止血效果明显。

【诊断要点】

1. 临床表现　产后血性恶露持续10天以上仍淋漓不断,色、质或气味异常,或伴有不同程度的腹痛。

2. 妇科检查　子宫大而软,宫口松弛,常有轻度压痛。应注意有无胎盘、胎膜等残留组织及软产道损伤。

3. 辅助检查　血象可呈贫血或有炎性改变;盆腔B超检查,可了解子宫复旧情况及宫腔内是否有残留组织;将宫内刮出物送病理检查,可以明确诊断。

【鉴别诊断】

1. 产褥期内外伤性出血　在产褥期内性交或外伤出血,妇科检查可发现阴道或宫颈有裂伤。

2. 产后发热　若属产后邪毒感染发热,恶露可能超过3周未净,其量或多或少,但气味臭秽,形如败酱,并伴有发热寒战,体温升高。

3. 子宫黏膜下肌瘤　妊娠后子宫肌瘤明显增大,产后阴道出血淋漓不尽,B超提示黏膜下肌瘤,宫内无残留胎盘、胎膜组织,可资鉴别。

4. 绒毛膜癌　本病多继发于足月产2～3个月后,除产后阴道出血淋漓不尽外,常伴有贫血、水肿等症,有时可见转移病灶,血β-HCG、B超、胸片以及宫内刮出物做病理检查可明确诊断。

【辨证论治】

本病的辨证,应根据恶露的量、色、质、气味,结合腹痛及全身证候以辨别寒、热、虚、实。

治疗应以调理气血,固摄冲任为主,遵循"虚者补之,热者清之,瘀者攻之"的原则,分别采用益气、清热、化瘀之法。随证可适当加用止血药以标本兼治。如因宫腔内残存胎盘或胎膜所致的恶露量多,可中西医结合治疗。

1. 气虚

主要证候:产后恶露过期不止,量多或淋漓不断,色淡,质稀,无臭气。小腹空坠,面色㿠白,神疲体倦,少气懒言。舌淡、苔薄白,脉缓弱。

证候分析:气虚冲任不固,则恶露过期不止,量多或淋漓不断,血色淡,质清稀;气虚下陷,故小腹空坠;中阳不振,则面色㿠白,神疲体倦,少气懒言;舌淡、苔薄白,脉缓弱,均为气血虚弱之象。

治法:健脾益气,固冲止血。

方药:补中益气汤(《脾胃论》)加阿胶、艾叶炭、乌贼骨。

补中益气汤:人参　黄芪　白术　当归　陈皮　甘草　柴胡　升麻

方中补中益气汤补中益气;加阿胶、艾叶炭温经养血摄血,乌贼骨收涩止血。全方共奏益气摄血之效。

若恶露夹块,块下痛减者,可加益母草、炒蒲黄、三七粉等活血化瘀止血之品。若兼腰膝酸软者,加桑寄生、续断、杜仲炭、菟丝子、鹿角胶补肝肾、固冲任。

2. 血热

主要证候:产后恶露过期不止,量较多,色深红,质黏稠,气味臭秽。面色潮红,口燥咽干。舌红、苔少,脉虚细而数。

证候分析:热扰冲任,迫血妄行,故恶露过期不止,量较多;血被热灼,则色深红,质黏稠,气味臭秽;虚火上炎,则面色潮红;热伤津液,则口燥咽干。舌红、苔少,脉虚细而数,均为阴虚内热之征。

治法:清热养阴,凉血止血。

方药:保阴煎(《景岳全书》)加阿胶、煅牡蛎、炒地榆。

保阴煎:生地　熟地　白芍　山药　续断　黄芩　黄柏　甘草

方中黄芩、黄柏清热泻火;生地、熟地、白芍养血滋阴,凉血止血;山药、续断补肾固冲;甘草调和诸药;加阿胶、煅牡蛎、炒地榆增强养血止血之力。全方共奏壮水滋阴,清热止血之效。

若感受热毒之邪,证见恶露量多,气味臭秽,小腹痛者,方中加败酱草、红藤、鱼腥草、土茯苓等清热解毒之品。

3. 血瘀

主要证候:产后恶露过期不止,淋漓量少,色黯有块。少腹疼痛拒按,块下腹痛暂缓。舌紫黯或有瘀斑、瘀点,脉沉涩。

证候分析:瘀血阻滞冲任,新血不得归经,故产后恶露过期不止,淋漓量少,色黯有块;瘀血内阻,故少腹疼痛拒按;血块下瘀滞稍通,故腹痛暂缓。舌紫黯或有瘀斑、瘀点,脉沉涩,均为瘀血内阻之征。

治法:活血化瘀止血。

方药:生化汤(《傅青主女科》)加茜草、三七粉、益母草、炒蒲黄。

生化汤:当归　川芎　桃仁　炙甘草　炮姜

方中生化汤活血化瘀,温经止痛,加茜草、三七粉、益母草、炒蒲黄增加化瘀止血之效。

若血瘀兼气滞,胸胁少腹胀痛者,加川楝子、郁金、香附以行气化瘀;若寒凝血瘀,小腹冷痛者,加肉桂、川椒、乌药以温经散寒,化瘀止痛;若瘀久化热,恶露臭秽者,加鱼腥草、红藤、金银花、连翘、黑黄柏以清热解毒。

【其他疗法】

腹带法　主要用于气血虚弱型恶露不绝。

方法:于患者腹壁上放置棉花4~5层,用软布围腰缚之。其作用有三:一可通过外加压力帮助子宫缩复;二能预防感寒,使腹部温暖,以免瘀血形成;三可收紧腹壁肌肉,预防内脏下垂。

【预后转归】

本病为产后的常见病,多发病,治疗及时得当,预后良好;若治不及时,或失治误治,不仅损伤正气,耗伤阴血,还会引发宫内感染、宫腔粘连等病症,如恶露淋漓日久不止,经治疗仍不愈,应首先排除滋养细胞肿瘤的可能。

【预防调摄】

1. 分娩时应仔细检查胎膜、胎盘是否完整,如有缺损,应立即清理宫腔。

2. 产褥期要保持外阴清洁,忌房事及盆浴,避免或减少感染的可能。

3. 加强产后护理,注意腹部保暖,避免感受外邪。忌食辛辣或寒凉等食物。调畅情志。

4. 卧床休息,新产后可采取半卧位,有利恶露排出。

病案分析

李某某,女,38岁,工人,1983年12月5日初诊。

主诉:产后恶露未净45天。

病史:患者45日前会阴侧切自然分娩,产后45天仍阴道始终有少量紫色的血块流出,小腹疼痛拒按,腰酸胸腹胀痛。

检查:舌边紫黯,苔薄黄脉弦细数。宫口松,有胎膜组织阻于宫口,触之有轻度压痛,附件正常。化验检查,血象基本正常。中医诊断为恶露不绝(血瘀型)治以活血化瘀。方用生化汤合失笑散加减:当归12g,赤芍12g,香附12g,川楝子12g,延胡索12g,炒蒲黄10g(包煎),炒桃仁10g,川芎6g,红花6g,炙甘草6g,五灵脂4.5g,炮干姜3.5g,益母草15g,3剂,水煎服,一日一剂。

12月8日二诊,服药3剂后,下瘀血较多,随之血量递减,小腹疼痛止,精神转佳,前方加陈棕炭15g(包煎),地榆炭12g,荆芥炭4.5g,继服2剂,恶露止。后以八珍汤加减调理一周痊愈。

分析:本案阴道下紫色血块,小腹拒按,舌边紫黯,脉象细涩,瘀血之象明显,故治疗从化瘀着手,瘀去血止,收效佳。

(王立国等. 中医妇科学教学病案精选[M]. 长沙:湖南科学技术出版社,2000.)

第五节　产后身痛

产妇在产褥期内,出现肢体、关节酸痛、麻木、重着者,称为"产后身痛",亦称"产后遍身疼痛""产后关节痛""产后痹证"或"产后痛风",俗称"产后风"。本病始见于《诸病源候论·妇人产后病诸候》。

本病与产褥期生理特点密切相关,是产后常见病之一。西医学的产褥期内因风湿、类风湿引起的"产后关节疼痛""产后坐骨神经痛"等,可参照本病辨证施治。

【病因病机】

产后百脉空虚,气血虚弱,为本病发病的重要内因;风寒湿邪乘虚入侵,为发病的外因;发病机制有虚实两端,虚则经脉失养,不荣则痛;实则脉络阻滞,不通则痛。

1. 血虚　素体血虚,产时、产后失血过多,阴血益虚,四肢百骸、筋脉关节失养,以致肢体酸楚、麻木、疼痛。

2. 血瘀　产后恶露量少,冲任瘀阻,或难产手术,伤及气血,致血行不畅,瘀阻经脉、关节,发为产后身痛。

3. 外感　产后百节空虚,卫表不固,若起居不慎,风寒湿邪乘虚而入,留滞经络、关节、肌肉,凝滞气血,经脉痹阻,瘀滞作痛。

4. 肾虚　素体肾虚,复因产时伤肾,肾精益损,胞脉失养,则腰膝酸痛,足跟痛。

【诊断要点】

1. 临床表现　产褥期间,出现肢体关节酸痛、麻木、重着,关节活动不利,甚则关节肿胀。

2. 妇科检查　无异常发现。

3. 辅助检查　关节活动度降低,或关节肿胀,病久不愈者可见肌肉萎缩,关节变形。抗"O"、血沉均正常。如有必要,可进一步做血常规、血钙、X线摄片等检查。

【鉴别诊断】

1. 痹证　本病外感型与痹证的发病机制相近,临床表现也颇相似。但本病发生于产褥期,而痹证则任何时候均可发病。红细胞沉降率、抗链球菌溶血素O、类风湿因子等检查可鉴别;若本病日久不愈,超过产褥期之后,则按痹证论治。

2. 痿证　痿证以肢体痿弱不用,肌肉瘦削为特点,肢体关节一般不痛。产后身痛以肢体关节疼痛、重着、屈伸不利为特点,有时亦兼麻木不仁或肿胀,但无瘫痪的表现。

【辨证论治】

本病辨证,重在辨其疼痛的性质。肢体酸痛、麻木者,多属血虚;痛有定处,按之加重者,多为瘀证;疼痛游走不定,多属风;冷痛得热痛减者,多属寒;酸楚、困重者多属湿。此外还应结合兼症及舌脉进行全面辨证。

治疗宜养血活血,通络止痛为主。根据产后多虚多瘀的特点,养血之中,应佐理气通络之品以标本同治;祛邪之时,当配养血补虚之药以助驱邪而不伤正。

1. 血虚

主要证候:产褥期中,遍身关节疼痛,肢体酸楚、麻木。面色萎黄,头晕心悸,气短乏力。舌淡、苔少,脉细无力。

证候分析:因产失血过多,百骸空虚,筋脉失养,故遍身关节疼痛,肢体酸楚、麻木;

血虚不能荣面、养心、益脑，则面色萎黄、心悸、头晕；血虚气弱故气短乏力；舌淡、苔少，脉细无力，均为血虚之征。

治法：补血益气，温经通络。

方药：黄芪桂枝五物汤（《金匮要略》）加秦艽、当归、鸡血藤。

黄芪　芍药　桂枝　生姜　大枣

方中黄芪合桂枝以益气通阳；芍药养血和营；大枣、生姜调和营卫，加当归、鸡血藤增强养血通络之力，秦艽祛风舒络。全方共奏益气养血，温经通络之效。

若关节疼痛较重，兼外邪者，加威灵仙、羌活、独活以疏风活络止痛。若上肢疼痛者，加桑枝通络止痛；下肢疼痛加怀牛膝补肝肾、强筋骨、引药下行。

2. 血瘀

主要证候：产后遍身疼痛，或肢体麻木、发硬、重着、肿胀、关节刺痛，屈伸不利。恶露量少色黯，小腹疼痛拒按。舌紫黯边有瘀斑，苔薄白，脉弦涩。

证候分析：产后血瘀，脉络阻滞不畅，故产后遍身疼痛，或肢体麻木、发硬、重着、肿胀、关节刺痛，屈伸不利；瘀阻胞脉，则恶露量少，色黯，小腹疼痛拒按；舌紫黯边有瘀斑，苔薄白，脉弦涩，为血瘀气滞之征。

治法：养血活血，化瘀除湿。

方药：身痛逐瘀汤《医林改错》加益母草、木瓜、苍术。

桃仁　红花　当归　川芎　五灵脂　没药　秦艽　羌活　地龙　牛膝　香附
甘草

方中桃仁、红花、五灵脂、没药、牛膝活血化瘀；当归、川芎养血活血；秦艽、羌活、地龙祛风通络；香附行气止痛；甘草调和诸药。加益母草、木瓜、苍术增加化瘀除湿之力。全方共奏养血通络，化瘀止痛之功。

若痛处不温者，酌加桂枝、姜黄、制川乌以温经散寒止痛；若小腹疼痛拒按者，加炮姜、益母草以温通经络，化瘀止痛。

3. 外感

主要证候：产褥期中，肢体关节疼痛，屈伸不利，或痛处游走不定，或冷痛剧烈，或肢体关节肿胀，重着麻木。初起可有恶寒发热等表证。舌淡、苔白，脉浮紧或细缓。

证候分析：产后风寒湿邪乘虚入中，痹阻于肌肤、经络、关节，故肢体关节疼痛，屈伸不利；风性善行数变，故痛处游走不定；寒性收引凝滞，则冷痛剧烈；湿性黏滞重着，则肢体肿胀，重着麻木；外邪束表，则恶寒发热等表证；舌淡、苔白，脉浮紧或细缓，均为外感邪气之征。

治法：养血祛风，散寒除湿。

方药：独活寄生汤（《备急千金要方》）。

独活　桑寄生　杜仲　牛膝　秦艽　防风　细辛　桂心　当归　川芎　白芍
干地黄　茯苓　人参　甘草

方中独活伍细辛发散阴经风寒，搜剔筋骨风湿而止痛；秦艽、防风、桂心祛风胜湿温经；桑寄生、杜仲、牛膝补肝肾兼祛风湿；当归、川芎、地黄、白芍养血活血；人参、茯苓补气健脾；甘草调和诸药。综合全方，扶正祛邪，标本兼顾。

临床常以桂枝代桂心，取其温经通络之效；风邪偏盛，关节疼痛恶风，游走不定者加羌活祛风止痛；寒邪偏盛，疼痛剧烈，得热则减者，加草乌散寒止痛；湿邪偏盛，身体重着、酸楚者加生薏苡仁、苍术、木瓜以祛湿止痛;关节疼痛、屈伸不利者,加伸筋草、青风藤以通络止痛。

4. 肾虚

主要证候:产后头晕耳鸣,腰膝酸痛乏力,或足跟痛。舌淡红、苔薄白,脉沉细。

证候分析:腰为肾之府,素体肾虚,产后精血俱虚,经脉失养,则产后腰膝酸痛乏力,或足跟痛;肾虚髓海不充,则头晕耳鸣;舌淡红、苔薄白,脉沉细,均为肾虚之征。

治法:补肾填精,强腰壮骨。

方药:养荣壮肾汤(《叶氏女科证治》)加熟地。

养荣壮肾汤:当归 川芎 独活 肉桂 续断 杜仲 桑寄生 防风 生姜

方中续断、杜仲、桑寄生补肾强腰;当归、川芎养血活血;独活、防风、肉桂温经散寒,祛风通络;生姜发散风寒;加熟地滋肾填精。全方共奏补肾填精,强腰壮骨之功。

以上各证,可根据疼痛发生的部位、性质加减用药。如上肢疼痛加桑枝、姜黄;下肢疼痛加牛膝;背痛连项加葛根;腰痛加续断、桑寄生;肢体屈伸不利加伸筋草;痛如针刺加乳香、没药;痛无定处加全蝎;关节痛加松节;手足麻木加木瓜、薏苡仁;无论何型均可加鸡血藤补血活血通络。

【其他疗法】

1. 针灸疗法 针刺风市、足三里、环跳、阿是穴等。中等刺激,留针15~20分钟,每日1次。风、寒、湿邪所致者,可用温针灸。

2. 按摩疗法 局部按摩或加理疗以通络止痛。

3. 中成药

(1)大活络丸:每次1丸,口服,每日2次,适用于风寒证。

(2)再造丸:每次1丸,口服,每日2次。适用于血虚肾亏证。

【预后转归】

本病若能及时诊治,可治愈,预后良好。若失治误治,病情缠绵,变生他病,则转为"痹证"。

【预防调摄】

1. 做好产褥期卫生及产后护理,注意保暖,防止外邪侵袭,避免居处寒冷潮湿。

2. 加强营养,适当活动,保持心情舒畅,增强体质。

 病案分析

李xx,女,27岁。初诊日期:1974年10月12日。

主诉:产后周身疼痛怕冷已3月余。

现病史:7月份正常产后,即开始周身疼痛怕凉,上肢及髋关节疼痛明显,局部无红肿,遇寒后症状加重,自觉恶风怕冷,伴有心慌气短,食纳一般,二便正常。舌象:舌质淡,苔薄白。脉象:细缓。

西医诊断:产后关节痛。 中医辨证:血虚受寒。 治法:养血散寒。

方药:黄芪五钱 党参三钱 当归三钱 白芍三钱 羌独活各二钱 秦艽三钱 鸡血藤八钱 防风一钱半 桃仁一钱 红花一钱

二诊:服上方6剂后,周身疼痛减轻,心慌气短亦好转。继服上方7剂,症状皆除。

分析:本证系因产后血虚受寒属于寒痹范围。治以养血散寒,扶正与祛邪兼施,重点在于扶正。遵循"治风先治血,血行风自灭"的常规而治愈。

(北京中医学院,北京市中医学校.刘奉五妇科经验[M].北京:人民卫生出版社,2006.)

第六节 产后大便难

产妇于产后饮食如常,大便数日不解,或艰涩难以排出者,称为"产后大便难",又称"产后大便不通""产后便秘"。是新产"三病"之一。本病首见于《金匮要略·妇人产后病脉证并治》。

西医学"产后便秘"可参考本病辨证论治。

【病因病机】

本病的主要机制是血虚津亏,肠道失于濡润;阴虚火旺,肠道津亏;或气虚失运,传导无力。

1. 血虚津亏　素体血虚,产时、产后失血过多,或产后多汗,亡血伤津,肠道失于濡润,无水舟停,致肠燥便坚,难以排出。

2. 阴虚火旺　素体阴虚,产后亡血伤津,无以制火,火盛伤津,津液更亏,大便结于肠腑而难以排出。

3. 气虚失运　素体气虚,因产失血耗气,其气更虚,脾气虚则升降无力,肺气虚则肃降失司,大肠传送无力,而致大便难行。

【诊断要点】

1. 临床表现　新产后或产褥期,饮食如故,大便数日不解,或艰涩难下,或大便不坚,但努责难出。无腹痛,呕吐等症。

2. 妇科检查　无异常发现。

3. 辅助检查　腹软,无压痛及反跳痛,或可触及肠型。肛门检查正常,或有肛裂,痔疮。

【鉴别诊断】

1. 痔疮、肛裂　孕前即有便秘,孕后及产后加重,检查肛门有相应体征。

2. 肠梗阻　有腹痛,呕吐,饮食难入等症,听诊腹部可闻及肠鸣音高调或金属音,见肠型,与本病单纯之大便艰涩不畅有别。

【辨证论治】

本病当根据产后大便艰涩难下的特点结合全身证候以辨其属气虚、血虚或阴虚火旺。

治疗以养血润燥为主,临证时当根据气血偏虚的程度随证变通。但应注意,本病多虚,用药不可妄投峻泻通下之品,以免伤津耗气。

1. 血虚津亏

主要证候:产后大便干燥,艰涩难解,或多日不解。一般腹部无胀痛,饮食如常,面色萎黄,皮肤不润,头晕心悸。舌淡红、苔薄,脉细。

证候分析:产后营血不足,津液亏耗,肠道失于濡润,故产后大便干燥,艰涩难解,或多日不解;胃中无邪,故饮食如故;非里实之证,故腹部无胀痛;血虚失养,则面色萎黄,皮肤不润,头晕心悸;舌淡红、苔薄,脉细,均为血虚之征。

治法:养血润燥。

方药:四物汤(《太平惠民和剂局方》)加肉苁蓉、柏子仁、生首乌、火麻仁。

四物汤:白芍　熟地　当归　川芎

方中四物汤养血活血,加肉苁蓉、杏仁、生首乌、火麻仁滋阴补血,润肠通便。

若兼见口干,胸满腹胀,舌质红、苔薄黄,脉细数。属阴虚内热,宜滋阴清热,润肠通便。方用麻子仁丸(《伤寒论》)加麦冬、玄参、生地。

2. 阴虚火旺

主要证候:产后大便干结,数日不解。五心烦热,两颧潮红,咽干口燥。舌红,少苔或苔薄黄,脉细数。

证候分析:阴虚火旺,津液不足,肠道干涩,故产后大便干结,数日不解;虚火上扰,则两颧潮红,咽干口燥;火热扰及心神,则五心烦热。舌红,少苔或苔薄黄,脉细数,均为阴虚火旺之象。

治法:滋阴清热,润肠通便。

方药:两地汤(《傅青主女科》)加瓜蒌仁、火麻仁。

两地汤:生地 地骨皮 玄参 麦冬 白芍 阿胶

方中生地、地骨皮滋阴清热凉血;玄参、麦冬、阿胶滋阴养血;白芍养血和营敛阴,加瓜蒌仁、火麻仁润肠通便。全方共奏滋阴清热,养血生津,润肠通便之效。

若口燥咽干者,加玉竹、天花粉润燥生津;汗出,心悸者加太子参、浮小麦养心安神。

3. 气虚失运

主要证候:产后大便数日不解,或时有便意,努责乏力难出,但大便不坚硬。神倦乏力,气短汗多。舌淡、苔薄白,脉缓弱。

证候分析:产时气随血失,肺气虚肃降失司,脾气虚运化无力,大肠传导失职,则产后大便数日不解,努责乏力难出;气虚下陷,中阳不振,故时有便意、大便不坚、神倦乏力;肺气不足,卫外不固,则气短、汗多;舌淡、苔薄白,脉缓弱,均为肺脾气虚。

治法:益气养血,润肠通便。

方药:圣愈汤(《兰室秘藏》)加火麻仁、肉苁蓉、生首乌。

圣愈汤:人参 黄芪 当归 川芎 熟地黄 生地黄

方中人参、黄芪补气;当归、川芎、熟地养血和血;生地养血育阴以润肠;加火麻仁、肉苁蓉、生首乌润肠通便。全方具有益气养血,润肠通便之效。

若腹部痞满者,加木香、枳实以行气宽中除满。

【其他疗法】

1. 开塞露适量,纳入肛门,便通即止。

2. 肥皂水灌肠。

3. 猪胆汁灌肠 猪胆1枚,取汁入碗,加醋30~60g,搅匀灌入肛门。

4. 穴位按压 用双手各一指以适当的压力揿按迎香穴5~10分钟,或将手指向四周移动扩大按摩面积,可促使排便。

【预后转归】

本病为产后常见病症之一,若诊治及时,配合合理饮食、适当锻炼等,预后良好。若失治误治,大便长久艰涩难下,可致肛裂、痔疮,甚至发生阴挺。

【预防调摄】

1. 产妇要多食蔬菜及含纤维素多的食物,忌食辛辣及刺激之品。

2. 产妇应尽早下床适当活动,以促进肠蠕动。养成定时排大便的习惯。

病案分析

戴某某,女,32 岁,工人,1994 年 12 月 14 日初诊。

主诉:产后大便秘涩难下 10 日。

病史:患者于 10 日前足月顺产一女婴,产时失血较多,产后大便艰涩不下,或下亦不爽,每需灌肠或服果导片,大便方能排出。自觉头晕目眩,心悸失眠,奶水不足,腹部膨胀,恶露量少,色淡,无臭味,面色萎黄,唇甲色淡,舌淡红少苔,脉细。

诊断:产后大便难(血虚型)。   治法:养血润燥。

方药:四物汤加味。当归 12g,川芎 6g,熟地 15g,白芍 12g,肉苁蓉 15g、柏子仁 12g,生首乌 15g,火麻仁 10g,3 剂,水煎服,每日 1 剂。

12 月 17 日二诊:服上方后,解大便一次,干燥艰涩,后已排出顺畅,其他诸证有所减轻,守上方续服 3 剂而愈。

分析:本例患者乃产后血虚,营阴不足,肠道失濡而大便不解,血虚则心神失养,故晕、悸、失眠。治疗以四物汤养血润燥,肉苁蓉、柏子仁等即可入肾养阴,又可润燥清肠,肠道濡润,水涨舟行,诸证悉愈。

(王立国.中医妇科学教学病案精选[M].长沙:湖南科学技术出版社,2000)

第七节 产后汗证

产后汗证包括产后自汗和产后盗汗两种。产妇于产后出现涔涔汗出,持续不已,动则益甚,称"产后自汗";寐中汗出湿衣,醒来即止者,称为"产后盗汗"。属古代产后"三急"之一。隋代《诸病源候论》首列"产后汗出不止候"。

妇女产后汗出较平时为多,尤以进食、活动后或睡眠时为著,此为产后气血偏虚,阴阳暂失平衡,腠理不密所致,数后营卫自调而缓解,属生理现象,不作病论。

【病因病机】

本病的病机主要是产后气血亏虚,气虚卫阳不固;阴虚内热迫津外出。

1. 气虚 素体虚弱,复因产耗气伤血,气虚益甚,卫阳不固,腠理不实,阳不敛阴,则自汗不止。

2. 阴虚 营阴素虚,复因产时失血伤阴,阴血益虚,阴虚内热,寐时阳入于阴,热迫津外泄,以致盗汗。醒后阳气外护,腠理固密而汗自止。

【诊断要点】

1. 临床表现 以产后出汗量过多和持续时间长为特点。产后自汗者,白昼汗多,动则益甚;产后盗汗者,寐中汗出湿衣,醒后即止。

2. 妇科检查 无异常发现。

3. 辅助检查 对于盗汗者,应进行肺部 X 线检查,以排除结核病。

【鉴别诊断】

1. 产后中暑 于炎热酷暑之季发病,感受暑邪,以骤发高热、口渴、汗多、神昏、嗜睡,甚则躁扰抽搐为特征。而产后自汗无季节性,无发热及神志改变。

2. 产后发热 也可出现汗出较多,但以高热多汗,汗出后热减为特征。而产后汗证为汗出过多而无发热。

【辨证论治】

本病为虚证,主要依据出汗发生时间和兼证之不同,以区分气虚自汗和阴虚盗汗。

治疗以补虚敛汗为主。气虚者,治以益气固表,和营敛汗;阴虚者,治以益气养阴,生津敛汗。治疗辨治,勿忘产后,虚瘀并存,用药宜温,恶露应下,综合分析,权衡用药,方可万全。

1. 气虚

主要证候:产后汗出过多,或持续数日,不能自止,动则益甚。时有恶风,面色㿠白,气短懒言,神疲乏力。舌质淡、苔薄白,脉虚弱。

证候分析:气虚卫阳不固,腠理疏松,阴津外泄,故产后汗出过多,不能自止;动则耗气,故汗出益甚;汗出表虚更甚,故时有恶风;气虚阳衰,阳气不布,故面色㿠白,气短懒言,神疲乏力;舌质淡、苔薄白,脉虚弱,均为气虚之象。

治法:益气固表,和营止汗。

方药:黄芪汤(《济阴纲目》)。

黄芪　白术　防风　熟地黄　煅牡蛎　白茯苓　麦冬　甘草　大枣

方中黄芪益气固表;白术、茯苓、甘草健脾补气;熟地、麦冬、大枣滋阴养血;牡蛎固涩敛汗;防风祛风达表。全方补气固表止汗。

若恶风者,加桂枝以和营解表;食少便溏者,加党参、山药、薏苡仁益气健脾。身寒肢冷者,加熟附子、干姜以助阳固表。

2. 阴虚

主要证候:产后睡中汗出,甚则湿透衣衫,醒来即止。面色潮红,头晕耳鸣,口燥咽干,或五心烦热,午后更甚,腰膝酸软。舌红、少苔,脉细数。

证候分析:阴虚生内热,熟睡时阳入于阴,虚热内蒸,迫津外泄,故产后睡中汗出,甚则湿透衣衫;醒后阳气卫外,故醒来汗止;虚阳上浮,故面色潮红,头晕耳鸣;虚热内盛,伤津扰神,故口燥咽干,五心烦热,午后更甚;阴虚损及肝肾,故腰膝酸软。舌质红、少苔,脉细数,均为阴虚内热之征。

治法:益气养阴,生津敛汗。

方药:生脉散(《内外伤辨惑论》)加煅牡蛎、浮小麦。

生脉散:人参　麦冬　五味子

方中人参益气生津;麦冬、五味子滋阴敛汗;加煅牡蛎固涩,浮小麦止汗。

若口燥咽干者,加石斛、玉竹以滋阴生津止渴;若五心烦热者,加白薇、栀子以清热除烦。

【其他疗法】

1. 外治法

(1)牡蛎粉适量扑身,可敛汗。

(2)五倍子粉1~1.5g,研粉,用温开水调湿,敷脐孔。

2. 针灸治疗

(1)选取足三里、三阴交、气海、阴郄等穴,用补法并灸,有补气养血固表止汗的作用。

(2)选取鱼际、肺俞、三阴交、复溜、阴郄等穴,用补法,有滋阴养液、敛阴止汗的作用。

3. 穴位贴敷　五倍子15g,朱砂0.3g,共研细末,水调敷神阙,每日1次,用于产后阴虚盗汗。

【预后转归】

产后汗证及时正确治疗,可以治愈。如产后出汗不止,持续日久,重伤津液,可变生他疾。对长期盗汗者,应排除结核病变。

【预防调摄】

1. 平时注意锻炼,增强体质。

2. 饮食以补益气血之品为宜,忌食辛辣及生冷寒凉之品。

3. 产后生活起居有规律,不宜穿戴过厚。汗多及时擦干,勤换内衣。

第八节　缺　乳

产妇在哺乳期内,乳汁甚少或全无,称为"缺乳",亦称"乳汁不行""乳汁不足"。本病首见于《经效产宝》。多发生在新产后至半个月内,也可发生在整个哺乳期。据统计,产后1个月内及后期母乳喂养失败而乳量不足者,约占34.4%。

西医学产后泌乳过少可参照本病辨证论治。

【病因病机】

乳房属胃,乳头属肝,乳汁为气血所化,赖肝气的疏泄而排出,缺乳与脾胃及肝有密切的关系。

因此,本病的主要病机是气血虚弱,化源不足或肝郁气滞,乳汁运行受阻。

1. 气血虚弱　素体脾胃虚弱;或因病致虚,复因产失血耗气,或孕期产后调摄失宜,则气血虚弱,无以化乳,以致产后乳汁甚少或全无。

2. 肝郁气滞　素性忧郁,或产后七情不遂,肝失条达,以致乳络不通,乳汁运行受阻而缺乳。

【诊断要点】

1. 临床表现　哺乳期内,乳汁量少,甚或全无,不能满足婴儿需要。或产后哺乳正常,因突然高热或情志内伤后,乳汁骤减,不足以喂养婴儿。

2. 检查　乳房松软无胀痛,挤压乳汁点滴而出,乳汁清稀;或乳房胀硬成块,挤压乳汁疼痛难出,质稠;或有乳腺发育欠佳者。此外,还要注意有无乳头凹陷和皲裂,因哺乳困难而造成乳汁壅塞不通的因素。

3. 辅助检查　无特殊检查。

【鉴别诊断】

乳痈　初起常表现为乳汁减少,乳房局部红、肿、热、痛,继之化脓成痈。伴全身恶寒发热等症状,常单侧发病。

【辨证论治】

本病主要应根据乳房有无胀痛,乳汁的稀稠度及舌脉辨别虚实。若乳房柔软,乳汁清稀,不胀不痛者,属气血虚弱证;若乳房胀硬或疼痛,乳汁浓稠,属肝郁气滞证。

治疗以调理气血,通络下乳为原则。无论虚实,均须佐以通络下乳的药物,以助乳汁的分泌。

1. 气血虚弱

主要证候:产后乳少,甚或全无,乳汁清稀,乳房柔软无胀感。面色少华,神疲食少。舌淡、苔薄,脉细弱。

证候分析:乳汁由气血化生,气血虚弱,乳汁化源不足,故见产后乳少,甚或全无,乳汁稀薄;乳汁不充,故乳房柔软无胀感;气血不足,无以上荣,故面色少华;阳气不振,脾失健运,则神疲食少;舌淡、苔薄,脉细弱,均为气血虚弱之征。

治法:补气养血,佐以通乳。

方药:通乳丹(《傅青主女科》)。

人参 黄芪 当归 麦冬 木通(或用通草) 桔梗 猪蹄

方中人参、黄芪补气健脾;当归、麦冬、猪蹄养血滋阴增乳;木通利气宣络;桔梗载药上行,直达病所。全方补气养血,增液通乳,使气血充足,乳汁自生。

如食欲不振,大便溏泄者,加茯苓、怀山药、扁豆以益气健脾;头晕心悸者,加阿胶、白芍、制首乌以补血宁心;兼肾气不足,腰膝酸软者,加紫河车、鹿角胶、熟地黄以补肾填精。

2. 肝郁气滞

主要证候:产后乳汁排出不畅,乳汁浓稠,乳房胀硬或疼痛。胸胁胀闷,纳食减少,或身有微热。舌质正常或黯红、苔薄黄,脉弦或弦数。

证候分析:肝郁乳络受阻,故产后乳汁排出不畅;气滞乳积,则乳汁浓稠,乳房胀硬或疼痛;肝气郁结,故胸胁胀闷;肝郁犯胃,则食欲不振;气滞乳郁,日久发热,则身有微热;舌质黯红、苔薄黄,脉弦数,均为肝郁气滞或化热之征。

治法:疏肝解郁,通络下乳。

方药:下乳涌泉散(《清太医院配方》)。

当归 白芍 川芎 生地黄 柴胡 青皮 天花粉 漏芦 通草 桔梗 白芷 穿山甲 王不留行 甘草

方中柴胡、青皮疏肝解郁;桔梗、通草理气宣络;穿山甲、王不留行、漏芦通络下乳,能软坚散结;白芷消肿止痛;当归、白芍、川芎、生地黄、天花粉补血增液通络;甘草健脾和中。全方有疏肝理气,补血养血,通络下乳之功。

若有身热者,加黄芩、蒲公英以清热解毒;乳房胀硬者,加橘络、丝瓜络、路路通以增通络下乳之力。

【其他疗法】

1. 外治法 乳房硬块者,可用热水或葱汤熏洗乳房,或用橘皮煎水,热敷乳房,具有宣通气血的作用。适用于肝郁气滞证。

2. 针灸治疗 主穴取膻中、乳根;配穴取少泽、天宗、合谷。血虚加肝俞、膈俞;气滞加内关、期门。得气后留针 10~15 分钟,每日 1~2 次。

3. 饮食疗法

(1)猪蹄 2 只,通草适量,炖熟,去通草食猪蹄饮汤。适用于气血虚弱证。

(2)适量黄酒调王不留行末 10g,冲入猪蹄汤服用。适用于肝郁气滞证。

【预后转归】

产后缺乳,无论何型,倘若能及时治疗,坚持对乳头吮吸刺激,疗效都较好。肝气郁滞型缺乳,如不及时治疗,乳积化热,病情进一步发展,则可发展为乳痈。若缺乳是

催乳按摩手法操作——实训课程

因乳腺发育不良引起,则疗效较差。

【预防调摄】

1. 做好孕期乳头护理;及时纠正孕期贫血;预防产后大出血。

2. 提倡早期哺乳,采取正确的哺乳方法,促进乳汁分泌。

3. 饮食宜清淡,忌辛辣酸味。多食富含蛋白质的食物和新鲜蔬菜以及充足的汤水。

4. 保证充分的休息和睡眠,心情要舒畅,使气血调和。

第九节　产后乳汁自出

哺乳期内,乳汁不经婴儿吮吸而自然流出者,称为"乳汁自出",亦称"漏乳"。本病首见于《经效产宝·产后乳汁自出方论》。

若乳母体质健壮,气血充足,乳汁充沛,乳房饱满,由满而溢;或正值授乳时间,乳母因思欲授乳而乳自出;或断乳之时,乳汁一时难断而自出者,均不属病态。

西医学产后溢乳可参照本病治疗。

【病因病机】

乳汁为血所化,赖气以行,其生化与蓄溢正常与否,受脾胃功能和肝气疏泄的影响。其发病机制为胃气不固,乳失摄纳;或肝经郁热,迫乳自出。

1. 气血虚弱　脾胃素虚,因产失血耗气,或饮食、劳倦损伤脾胃,导致胃气不固,统摄无权,乳汁随化随出,致乳汁自流不止。

2. 肝经郁热　素多忧郁,或产后情志不遂,肝郁化热,或因大怒伤肝,肝火亢盛,疏泄太过,热迫乳溢,故乳汁自出。

【诊断要点】

1. 临床表现　哺乳期内,乳汁未经婴儿吸吮而时时漏下,淋漓不止。

2. 妇科检查　双乳头或一侧乳头乳汁点滴而下,渗透衣衫;乳头无皲裂,乳房柔软或胀硬,无包块、红肿;乳汁清稀或浓稠。

3. 辅助检查　血清催乳素测定可供参考。

【鉴别诊断】

1. 乳泣　两病均为乳汁自然流出,但乳泣发生在孕期,本病则发生在产后。

2. 闭经溢乳综合征　在闭经的同时伴有溢乳,常在挤压乳房时才挤出一些乳汁,往往与月经不调、不孕等同时存在。

【辨证论治】

本病证分虚实。主要根据乳汁的分泌量、质地、乳房有无胀痛并结合全身兼症进行辨证。

治疗以敛乳为总原则,虚者补而敛之,热者清而敛之。适当选加收涩药,不宜用辛温助阳之品。

1. 气血虚弱

主要证候:产后乳汁自出,量少,质清稀,乳房柔软,无胀满感。神疲气短,面色少华。舌淡、苔薄,脉细弱。

证候分析:产后失血耗气,脾胃摄纳无权,气血化源不足,故乳汁自出,乳汁量少,质清稀,乳房柔软,无胀满感;中气不足,则神疲气短;血虚失荣,则面色少华;舌淡、脉细弱,均为气虚血少之征。

治法:补气益血,佐以固摄。

方药:八珍汤(《正体类要》)去川芎,加黄芪、芡实、五味子。

八珍汤:人参 白术 茯苓 甘草 当归 川芎 芍药 熟地

方中以四君子汤益气;四物汤养血活血;加黄芪增益气固摄之功,芡实、五味子固精收涩。全方共奏补气益血,固摄敛乳之效。

2. 肝经郁热

主要证候:产后乳汁自出,量多,质稠,乳房胀痛。情志抑郁,烦躁易怒,口苦咽干,便秘,尿赤。舌红、苔薄黄,脉弦数。

证候分析:肝郁化热,蒸迫乳汁外溢,故乳汁自出,量多,质稠;气滞不通,则乳房胀痛;热盛伤津扰神,故口苦咽干,便秘,尿赤,烦躁易怒;舌红、苔薄黄,脉弦数,均为有肝经郁热之征。

治法:疏肝解郁,清热敛乳。

方药:丹栀逍遥散(《内科摘要》)去煨姜、薄荷、加生牡蛎、夏枯草、生地。

丹栀逍遥散:丹皮 山栀子 当归 白芍 柴胡 茯苓 白术 炙甘草 煨姜薄荷

本方疏肝清热,去煨姜之辛热、薄荷之辛散,加生牡蛎平肝敛乳,夏枯草清泻肝热,生地滋阴养血。全方具疏肝解郁,清热泻火之功。

如心悸少寐,舌红少津者,加麦冬、五味子以养阴敛乳;乳房胀痛有块者,加瓜蒌、蒲公英、连翘以清热散结。

【其他疗法】

1. 针灸 取膻中、气海、乳根、少泽、膈俞、行间。

2. 单验方

(1)山楂 10g,神曲 15g,红糖适量,水煎服,可用于肝经郁热证。

(2)黄芪 20g,五味子 12g,水煎服,用于气血虚弱证。

【预后转归】

本病正确及时治疗,预后良好。肝经郁热型若失治误治,可发为乳痈。

【预防调摄】

1. 加强营养,忌辛温助火之品。

2. 保持精神愉快,切忌肝郁化为,以免加重病情。

3. 乳汁外溢时,及时擦干,保持乳头清洁。

病案分析

郝某,女,29岁,某商店职工。

初诊(1979 年 6 月 20 日):乳汁稀薄,时时自乳头流出,喂乳时则乳不足,小儿食后大便次数多。舌淡脉细,

此乃产后气血两虚,气虚不能固摄,以致乳汁时时自流。血不能生乳,故乳汁少而稀薄。宜补气养血。

黄芪30g,当归15g,鹿角片10g,白芍10g,花粉10g,王不留行8g,熟地15g,枸杞10g,陈皮10g。取3剂,水煎服,每日一剂。

二诊(6月25日):漏乳已减,乳汁渐稠,量渐多。再取原方5剂,每日一剂,乳足矣。

分析:本案因气虚不能固摄导致乳汁自出,故补气养血助生化即可治疗本病。

(柳学洙.医林锥指[M].天津:天津科学技术出版社,1984.)

附:回乳

若因产妇有疾,不宜授乳;或已到断乳之时,可予回乳。回乳之际,应注意预防乳痈的发生。常用方法有:

1. 若乳汁不多,可逐渐减少授乳次数,少喝汤水,乳汁分泌就会逐渐减少,直至停止。

2. 麦芽60~120g,水煎代茶饮,每日1剂,连服3~5天。

3. 免怀汤(《济阴纲目》) 红花6g、赤芍9g、当归尾9g、川牛膝9g,水煎服,连服3剂。

4. 乳汁多的妇女在服用中药的同时,可用朴硝外敷。方法:朴硝120g,粉碎布包,置两乳房外敷,潮湿后更换。

第十节 产后抑郁症

产褥期内产妇出现以精神抑郁,情绪低落为主要症状的病证,称为产后抑郁症,亦称产后郁证。表现为焦虑、沮丧、孤僻、恐怖、易激惹以及厌世悲观情绪,和对自身及婴儿健康过度担忧等。报道统计,其发病率达30%,多在产后2周内发病,产后4~6周症状逐渐明显;平均可持续6~8周,甚至更长时间。此病宜尽早诊断,尽快治疗。中医古籍中尚无专论,散见于"产后惊悸恍惚""产后癫狂""产后脏躁"等论述中。

西医学的"产褥期抑郁症"可参照本病治疗。

【病因病机】

本病主要病机有虚实两端:虚者多因气血虚弱,心失所养;实者则因瘀阻气滞,上扰心神。

1. 心脾两虚 产后思虑过度,心血暗耗,脾气受损,运化失健,气血生化之源,致心神失养而发病。

2. 肝郁气滞 素性抑郁,七情郁结,气机不畅;复因产后情志内伤,或突受惊恐,气机逆乱致魂不守舍而发病。

3. 瘀血内阻 产后胞脉空虚,寒邪乘虚入内,与血互结;或因产后元气受损,复因劳倦过度,气虚运血无力,血行滞涩,则瘀阻气逆,扰及心神而发病。

【诊断要点】

1. 临床表现 产褥期内出现心情抑郁,情绪低落,悲伤欲哭,感情淡漠,沮丧,孤僻,焦虑,恐惧,缺乏自信,有厌倦情绪,注意力不集中,反应迟钝,性欲减退;或伴有头痛、头晕,食欲不振,胃部不适,呼吸、心率加快等;或有思维障碍,迫害妄想倾向,甚至可见自杀及伤婴等行为。

2. 检查 各项检查指标正常,或有轻度贫血。

【鉴别诊断】

1. 产后抑郁综合征 常发产于后 7 天之内,以产后 3 天内发病居多,俗称"三日闷"。表现为短期的阵发性哭泣,抑郁、烦闷、易激动、睡眠不安等,而无感觉障碍;病程短、病情轻,90%患者仅持续 1~3 天,可自行缓解,无需药物治疗。

2. 产后神经衰弱 以失眠多梦,记忆力下降,倦怠乏力等为主要表现,然经充分休息,可较快恢复。

知识链接

产褥期抑郁症西医诊断标准

1. 产后 2 周内出现 5 条或 5 条以上下列症状者,可诊断为产褥期抑郁症。其中①、②为必具症。

①情绪抑郁;②对多数或全部活动明显缺乏兴趣或愉悦;③体重显著增加或下降;④失眠或睡眠过度;⑤精神运动性兴奋或阻滞;⑥疲劳或乏力;⑦遇事均感到毫无意义或有自罪感;⑧思维能力减退或注意力不集中;⑨反复出现死亡想法。

2. 产后 4 周内发病。

【辨证论治】

本病的辨证重点在于辨虚实。主要根据产后多虚多瘀的特点结合患者体质、情志变化以及全身症状辨其虚实。

治疗以调和气血,安神定志为主。虚者养心安神,实者化瘀行气,镇惊开窍。同时配合心理治疗。

1. 心脾两虚

主要证候:产后焦虑,抑郁,情绪低落,神志恍惚,心神不宁,夜寐不安,悲伤欲哭,不能自主,面色萎黄,神疲乏力,胸脘痞闷,纳少便溏,舌淡,苔薄白,脉细弱。

证候分析:产后失血耗气,思虑过甚,心脾损伤,血不养心,心神失守,则焦虑,抑郁,情绪低落,神志恍惚,心神不宁,夜寐不安,悲伤欲哭,不能自主;气血不能上荣,则面色萎黄;脾虚失于健运,可见神疲乏力,胸脘痞闷,纳少便溏;舌淡,苔薄白,脉细弱均为心脾两虚之象。

治法:健脾益气,养心安神。

方药:归脾汤(《济生方》)。

人参 黄芪 当归 白术 茯神 龙眼肉 远志 枣仁 木香 甘草 生姜 大枣

方中当归、龙眼肉补养心血;人参、黄芪、白术、甘草益气生血;远志、茯神、枣仁宁心安神;木香行气,使补而不滞。全方共凑补益心脾、养血安神之效。

产后失血过多,面色苍白者加阿胶、制首乌;惊悸不宁者加龙骨、牡蛎、琥珀(冲服)。

2. 肝郁气滞

主要证候:产后心情抑郁,心神不安,或烦躁易怒,失眠多梦,惊恐易醒,或胸胁乳房胀痛,善太息,或恶露量多或少,色黯,舌淡,苔薄白,脉弦细。

证候分析:肝郁气滞,或肝血不足,血不养魂,魂不守舍则心情抑郁,心神不安,或烦躁易怒,善太息,失眠多梦,惊恐易醒;气机不畅,不通则痛,则见胸胁乳房胀痛;气滞则血瘀,恶露量多或少,色黯;舌淡,苔薄白,脉弦细乃肝气郁结之象。

治法:疏肝解郁,宁心安神。

方药:逍遥散(《太平惠民和剂局方》)加夜交藤、合欢皮、柏子仁。

逍遥散:柴胡　当归　白芍　茯苓　白术　炙甘草　煨姜　薄荷

方中柴胡疏肝解郁;当归、白芍养血活血;白术、茯苓、甘草益气健脾;煨姜暖胃行气;薄荷可助柴胡行气疏肝解郁;加夜交藤、合欢皮、柏子仁养心安神。全方疏肝解郁,益气健脾,安神定志。

五心烦热者加栀子、丹皮;大便干结者加郁李仁、大黄;呕吐痰涎者加半夏。

3. 瘀血内阻

主要证候:产后抑郁寡欢,神志恍惚,失眠多梦,甚或神智错乱如见鬼状。面色晦暗,小腹疼痛,恶露不下,或下之不畅,或淋漓日久。舌黯,有瘀点、瘀斑,脉涩。

证候分析:产后胞宫瘀血不下,上扰清窍,则产后抑郁寡欢,神志恍惚,失眠多梦,甚或神智错乱如见鬼状;瘀血阻滞,不通则痛,故面色晦暗,小腹疼痛,恶露不下,或下之不畅,或淋漓日久;舌黯,有瘀点、瘀斑,脉涩正是瘀血内阻之象。

治法:活血化瘀,宁心安神。

方药:安神生化汤(《傅青主女科》)去益智仁,加琥珀、合欢皮。

安神生化汤:当归　川芎　炮姜　桃仁　甘草　人参　茯神　柏子仁　陈皮　益智仁

方中以生化汤活血化瘀;人参益气行血;陈皮行气;茯神、柏子仁养心安神;加琥珀化瘀镇惊安神,合欢皮解郁活血安神。全方共奏活血化瘀,宁心安神之效。因原方益智仁有收涩作用,故去之不用。

若恶露不绝,色黯有块者,加三七、益母草化瘀止血调经;若肋胁胀痛、口苦咽干,舌紫黯,舌尖红者,加丹皮、赤芍以化瘀清热。

 知识链接

产褥期抑郁症西医治疗

包括心理治疗和药物治疗。

1. 心理治疗　了解患者的生理、性格特点和心理状态,根据其临床表现,循循善诱,增加对患者的精神关怀,给予足够的支持和重视,建立良好的家庭氛围,缓解精神压力。

2. 药物治疗　选用不进入乳汁的抗抑郁症药物,要求在医师指导下用药。

(1)5-羟色胺再吸收抑制剂:①氟西汀:20mg/d,1~2次口服,逐渐增至80mg/d;②舍曲林:50mg/d,1次口服,逐渐增至100mg/d;③帕罗西汀:20mg/d,1次口服,逐渐增至50mg/d。

(2)三环类抗抑郁药:阿米替林:50mg/d,2次口服,逐渐增至150~300mg/d,2~3次口服。每日维持量50~150mg。

【其他疗法】

中成药

(1)柏子养心丸:适用于产后夜卧不安者,每次1丸,每日2次。

（2）朱砂安神丸：适用于产后惊悸不寐者，每次 1 丸，每日 2 次。

【预后转归】

本病经过药物及心理治疗，预后良好。大约 70% 的患者一年内可治愈，少数患者病程可达一年以上。且再次妊娠，有 20% 的复发率。若失治误治，产妇可出现自杀倾向，甚或伤及婴儿；甚或发展为产后抑郁性精神病。

【预防调摄】

1. 加强围产期及产褥期心理保健及调护。

2. 有精神病家族史以及具有发生抑郁症高危因素的患者，在孕期即应定期密切观察，给予相应的指导和关爱，避免一切不良刺激。

3. 产后保证充足的睡眠，避免过劳和过重的心理负担。

（周小琳）

【复习思考题】

1. 什么是产后病？产后病的治疗原则和用药宜忌如何？

2. 产后血晕如何与产后子痫相鉴别？

3. 产后腹痛与产褥感染邪毒腹痛如何鉴别？产后血虚型腹痛的主症、治法和方药各是什么？

4. 何谓产后恶露不绝？血瘀型产后恶露不绝的主症、治法和方药各是什么？

5. 感染邪毒型产后发热的临床表现、治法和方药各是什么？

6. 产后身痛与痹证如何鉴别诊断？

7. 产后汗证包括哪些病症？其发病机制是何？简述气虚型产后汗证的主症、治法方药。

8. 简述产后缺乳的发病机制、有何证型及其各证型的治法和方药。

9. 何谓产后乳汁自出？其治疗原则是什么？

10. 心脾两虚的产后抑郁症的主症、治法和方药各是什么？

PPT 课件

11章PPT

扫一扫
知重点

第十一章

妇 科 杂 病

学习要点

> 妇科杂病的定义,癥瘕、不孕症、阴痒、盆腔炎性疾病、阴挺的定义、病因病机、诊断要点、辨证论治、预防调摄。

凡不属于经、带、胎、产疾病范畴,而又与妇女的解剖、生理和病理特点密切相关的一类疾病,称为"妇科杂病"。妇科杂病包括的范围较广,本章收录的杂病有:癥瘕、不孕症、阴痒、盆腔炎性疾病、阴挺。

妇科杂病的病因病机比较复杂。就其病因而言,主要有三个方面:一为起居不慎,感受外邪;二是脏腑气血阴阳失调,情志不畅;三为禀赋不足,气血虚弱。其病机主要是肝脾肾三脏功能失调,气血失和,冲任受阻或失养,从而发生各种妇科杂病。

妇科杂病的治疗应以妇女生理病理特点为基础,以脏腑、气血、冲任为核心,根据不同疾病的病因病机和其发病特点,从整体观念出发,调理气血、调补肝脾肾、调治冲任督带,使其恢复正常的生理功能。而妇科杂病大多病程较长,治疗难图速效,必须坚持长久服药,必要时可采取综合疗法提高疗效。若因情志内伤致病,或因久病影响情志,则需配合情志疏导,调整心态。

第一节 癥 瘕

癥瘕是指妇人下腹部结块,伴有或胀、或痛、或满,甚或出血,常可致月经或带下异常,甚至影响生育的疾病。癥是指结块坚硬不散,推之不移,痛有定处者,病属血分;瘕是指结块质地不坚,推之可移,痛无定处者,病属气分。妇科癥瘕记载最早见于《素问·骨空论》:"任脉为病,男子内结七疝,女子带下瘕聚。"瘕常因气聚日久而成癥,临床上癥与瘕常难于划分,故"癥瘕"并称。

西医学的盆腔炎性疾病后遗症、子宫肌瘤、子宫内膜异位症、陈旧性宫外孕、内生殖器官良性肿瘤等,若非手术治疗,可参照本病辨证论治。

【病因病机】

癥瘕的形成,主要是由于机体正气虚弱,或外感六淫,或内伤情志、饮食所伤、房劳多产等,使脏腑功能失调,致气滞、血瘀、痰湿、湿热结聚于冲任、胞宫、胞络而发病。

1. **气滞血瘀** 情志内伤,肝气郁结,血行不畅,冲任受阻,气聚血凝,而成癥瘕;或经期产后,血室正开,风寒入胞,凝滞气血,而发癥瘕。

2. **痰湿瘀结** 素体脾虚或饮食不节,脾失健运,水湿内停,湿聚成痰,痰湿下注,阻于冲任胞宫,痰瘀互结,积聚不散,日久渐成癥瘕。

3. **湿热瘀阻** 经期产后,胞脉空虚,或卫生不当,或不禁房事,湿热邪毒乘虚而入,邪毒与余血互结,阻滞冲任胞宫,渐成癥积。

4. **肾虚血瘀** 先天禀赋不足,或后天房劳多产,伤及于肾,肾气不足,运血无力,血行滞涩;或阳虚内寒,寒凝血瘀;日久渐成癥瘕。

【诊断要点】

1. **病史** 可有月经病、带下病、不孕症、生殖道炎症等病史,或精神抑郁史。

2. **临床表现** 于下腹胞宫、胞脉或胞络部位发现包块,或胀、或痛、或满,可伴有月经、带下及妊娠等异常:如月经过多、经期延长、痛经、带下增多等。

3. **检查**

(1)妇科检查:盆腔内可触及异常包块,或子宫附件大小、质地、活动度异常。根据包块的位置、大小、软硬、触痛、活动度以及生长速度等来区分其善恶和性质。

(2)辅助检查:B超、宫腔镜、腹腔镜、CT、MRI、子宫输卵管碘油造影、诊断性刮宫等检查有助于明确诊断。

【鉴别诊断】

1. **妊娠** 有停经史,多数有早孕反应;子宫增大符合停经月份,质地较软。尿妊娠试验阳性;B超检查可发现宫内孕囊及胎心搏动正常。

2. **癃闭** 有排尿不畅病史;小腹部胀满、疼痛,扪诊困难;导尿后诸症消失。月经无变化,实验室检查一般无异常。

知识链接

卵巢肿瘤

各种年龄的女子均可发病,是妇科肿瘤中常见的一种。分为卵巢良性肿瘤、恶性肿瘤和交界性肿瘤。由于其位置在盆腔内,且无特殊病史,月经一般无变化,不易被发现,诊断较困难。良性肿瘤一般生长速度较慢,肿瘤小时多无症状。恶性肿瘤大多诊断时已到晚期,死亡率比较高,五年存活率大约在30%~40%。

【辨证论治】

癥瘕的辨证首先应根据结块的特点、临床表现及相关检查,以辨气血、善恶和虚实。癥为血分,瘕为气分。癥瘕发展缓慢,按之柔软,推之可移,精神如常者,多为善证;若癥瘕迅速增大,疼痛较剧,按之坚硬如石,或五色带下,形体消瘦者,多为恶证。疾病初期,肿块较小,胀感明显,多为实邪;中期包块增大,质地较硬,疼痛明显,月经异常,多为邪实正虚;后期包块继续增大,胀痛持续,坚硬如石,体倦乏力,全身羸弱者,以正虚为主。

本病治疗重在活血消癥,软坚散结。新病体壮者多实,宜攻宜破;久病体弱者多虚,则应补益为主,或先补后攻,或攻补兼施,"衰其大半而止";若属良性肿瘤达5cm以上,或恶性肿瘤早期者,应行手术治疗;属于化疗后或术后患者可按中医辨证调治。

1. 气滞血瘀

主要证候:下腹部有结块,按之不坚,推之可移,或上或下,或痛或止,下腹胀满。精神抑郁,胸胁胀闷,月经不调。舌质黯,舌边瘀点、瘀斑,脉沉弦涩。

证候分析:此结块以气滞为主,故下腹胀满,但按之不坚,推之可移,或上或下;不通则痛,气行痛止,故时痛时止;肝气郁结,故精神抑郁,胸胁胀闷;冲任失调,则月经不调。舌质黯,舌边瘀点、瘀斑,脉沉弦涩,为气滞血瘀之象。

治法:行气活血,化瘀散结。

方药:香棱丸(《济生方》)。

木香 丁香 京三棱 枳壳 青皮 川楝子 茴香 莪术

方中木香、丁香、青皮、枳壳行气解郁;川楝子、茴香理气止痛;京三棱能破血中之气滞,莪术可逐气分之血瘀,诸药合用,以行气活血,化瘀止痛。

经行腹痛甚者,加乌药、延胡索、乳香等化瘀止痛。带下量多者,加白术、茯苓、薏苡仁以健脾利湿止带。

2. 痰湿瘀结

主要证候:下腹部有包块,触之不坚,或如囊性,固定不移。胸脘痞闷,泛恶欲呕,纳呆腹胀,腹痛,或月经量多,经期延长,淋漓不净,或月经后期、量少,甚则闭经。或带下量多,色白质黏。舌质紫黯,边有瘀点,舌体胖大,舌苔白厚腻,脉沉细涩。

证候分析:痰湿瘀结,积结成癥,故下腹有包块,触之不坚,固定不移;不通则痛,则有腹痛;痰阻中焦,则胸脘痞闷,泛恶欲呕,纳呆腹胀;痰湿阻滞冲任,则月经后期、量少,闭经;痰阻成瘀,血不归经,则月经量多,经期延长,淋漓不净;痰湿下注,则带下量多色白质黏。舌质紫黯,边有瘀点,舌体胖大,舌苔白厚腻,脉沉细涩均为痰湿瘀结之象。

治法:化痰除湿,活血消癥。

方药:苍附导痰丸(《叶天士女科诊治秘方》)合桂枝茯苓丸(《金匮要略》)。

苍附导痰丸:苍术 香附 半夏 陈皮 南星 枳壳 茯苓 甘草 生姜 神曲

桂枝茯苓丸:桂枝 茯苓 赤芍 丹皮 桃仁

方中半夏、陈皮、茯苓、甘草燥湿化痰,理气和中;苍术燥湿健脾;香附、枳壳理气行滞,散结消癥;南星燥湿化痰;生姜、神曲温中和胃;桂枝温通血脉;赤芍、丹皮、桃仁活血化瘀清瘀热。全方共奏化痰除湿,活血消癥之效。

兼月经后期、量少或闭经者,可加三棱、莪术以增强化瘀散结之功;若月经过多,淋漓不止者,加蒲黄、五灵脂、血竭、三七化瘀止血。

3. 湿热瘀阻

主要证候:下腹包块灼热疼痛,触之痛剧,痛连腰骶。月经量多,经期延长、崩漏;带下量多、色黄或赤白相杂,气味腥臭;面赤,心烦易怒,发热口渴小便短赤,大便干结。舌质黯红,边有瘀斑、瘀点,舌苔黄腻,脉弦滑数。

证候分析:湿热瘀阻冲任,结而成癥,故下腹包块,灼热疼痛,触之痛剧;湿热下注,伤及任带,则带下异常;湿热内蕴,迫血妄行,则月经量多,经期延长、崩漏;热邪内盛,故发热口渴,烦躁易怒、尿赤便秘。舌黯红,有瘀斑,苔黄腻,脉弦滑数等均为湿热瘀阻之征。

治法:清热利湿,化瘀消癥。

方药:大黄牡丹汤(《金匮要略》)加红藤、败酱草、茯苓、木通。

大黄牡丹汤:大黄　牡丹皮　桃仁　冬瓜仁　芒硝

方中大黄通腑泻热,攻逐瘀热;丹皮、桃仁清热凉血,活血化瘀;芒硝散结;冬瓜仁利湿;加红藤、败酱草清热解毒,茯苓、木通利湿排浊。诸药共奏清热利湿,化瘀消癥之功。

若带下量多色黄,气味臭秽者,加黄柏、鱼腥草、知母清热燥湿止带。

4. 肾虚血瘀

主要证候:下腹结块,触之痛剧。面色晦暗,腰酸膝软,头晕耳鸣;月经量多或者少,经色紫黯,有血块,行经腹痛,或婚久不孕,或屡孕屡堕。舌黯,脉弦细涩。

证候分析:肾为先天之本,肾虚精亏,气血循行不利,胞脉瘀阻,则可见下腹结块,月经异常,甚或不孕;肾虚失养则腰酸膝软,头晕耳鸣。舌黯,脉弦细涩均为肾虚血瘀之征。

治法:补肾活血,消癥散结。

方药:补肾祛瘀方(李祥云经验方)。

仙茅　淫羊藿　熟地黄　怀山药　鸡血藤　丹参　三棱　莪术　香附

方中仙茅、淫羊藿、熟地补肾,怀山药益气健脾,鸡血藤、丹参养血活血,三棱、莪术破血化瘀止痛,香附理气行滞止痛。全方共奏补肾活血、化瘀消癥之效。

若兼腹痛重者,加三七、血竭化瘀止痛;包块形成日久者,加水蛭、穿山甲消癥散结。

【其他治疗】

1. 外治法

(1)保留灌肠:主要用于湿热瘀阻型包块。处方:柴胡15g、蒲公英、败酱草、红藤、赤芍各30g;瘀阻重者加炙乳香、炙没药、莪术各10g;若属于寒凝气滞者原方去蒲公英、败酱草,加乌药、小茴香各12g,肉桂10g。以水浓煎至100ml,保留灌肠,每日1~2次,10~15天为1个疗程。

(2)贴敷法

1)三品一条枪(《医宗金鉴》):白砒、白矾、雄黄、乳香,粉碎后制成药饼及酊剂,消毒备用。贴敷于宫颈外口或插入宫颈管内。适用于宫颈癌早期、癌前病变及肥大性宫颈炎。

2)当归尾、赤芍各10g、白芷、穿山甲、生艾叶各20g、小茴香、丹参各30g。装入布袋内,用水浸泡半小时,再用浸泡水蒸15分钟,待其温热后,放于小腹部,也可上置热水袋以保温。每日1~2次,每次30分钟,15日为1个疗程。适用于寒凝血瘀型。

2. 针灸疗法　取双侧子宫、气海、气冲、三阴交、合谷等穴,腹痛甚者加地机穴。瘀血较重者,加血海、膈俞、次髎穴;有热者,加行间、然谷穴,用泻法。属痰瘀阻滞者:取子宫、曲骨、气海、中脘、阴陵泉等穴,平补平泻法。留针10~20分钟,隔日1次,10天为1个疗程。

3. 中成药　桂枝茯苓胶囊、宫瘤清胶囊,适用于血瘀型癥瘕。

【预后转归】

本节所论之癥瘕主要是妇科良性肿瘤,若能及时诊治,大多有效,预后良好。若失治误治,使病势迁延,或经治无效,包块日益增大,出血较多,致邪气盛而正已虚或邪未祛而正已衰,则预后不佳。

【预防调摄】

1. 保持心情愉悦,注意劳逸结合。

2. 注意"早发现、早诊断、早治疗",坚持治疗,定期复查。

3. 属子宫肌瘤者,常有宫腔异常出血,应注意保持外阴清洁,预防感染。

4. 饮食宜忌辛辣、生冷及膏粱厚味。

5. 食疗方　猪肝炒黄豆芽(《中国食疗文化》):猪肝 300g,鲜黄豆芽 250g,加素油、调料,炒熟服食,每晚一次。可补肝肾,养气血。用于子宫肌瘤引起的月经过多,贫血。

病案分析

夏某,女,72 岁,2013 年 3 月 25 日初诊。

患者 2013 年 2 月 19 日于正常体检时发现 CA125 不明原因升高,同时伴有下腹胀痛、胸闷、消瘦 1 个月余,遂入院当地肿瘤医院。

B 超提示胸腹腔有中等量的积液。抽吸腹水后,病理检查提示为中度分化型癌伴胸腹腔、肺、淋巴结、骨盆髋骨转移。患者拒行放化疗,遂寻求中医药治疗。

就诊时面色苍白无华,少气懒言,四肢不温,下腹畏寒胀痛,大便干结,3~4 天一行,小便量少。胸胁胀满,偶有咳嗽,食纳差,口淡不欲饮,舌质淡红,苔白,脉滑紧。

辨为癥瘕,证属阳虚饮停,治当温阳化饮。拟用大黄附子汤合苓桂术甘汤加减。组方:大黄 9g,附子 12g,细辛 3g,茯苓皮 10g,桂枝 6g,白术 10g,甘草 5g,麦芽 10g,山楂 10g,珍珠母 10g,大腹皮 10g,枳壳 10g。7 剂,日一剂,水煎服,分两次服完。

4 月 15 日二诊:患者服药后腹胀腹痛明显减轻,无胸闷咳嗽。

分析:此例患者,年高久病,阳气虚衰,气化不利,水湿内停,病性属虚实夹杂。而肿瘤患者多阳气虚衰,寒客里实,故常用此方,且效果显著。

附:子宫肌瘤

子宫肌瘤为女性生殖器官最常见的良性肿瘤,常见于育龄妇女。是由子宫平滑肌及结缔组织增生而形成,确切病因目前尚不清楚,依据本病好发于 30～50 岁妇女,青春期及 60 岁以上妇女少见,绝经后可缩小或消退的特点,提示其发生可能与女性性激素水平有关。据统计,有 20% 以上育龄妇女患子宫肌瘤。

子宫肌瘤的
分类

根据肌瘤生长的部位可分为:宫颈肌瘤(10%)和宫体肌瘤(90%)。按肌瘤与子宫肌壁的关系可分为:肌壁间肌瘤(60%～70%)、浆膜下肌瘤(20%)、黏膜下肌瘤(10%～15%)。各类型的肌瘤发生于同一子宫的,称为多发性子宫肌瘤。在生长发展过程中肌瘤可发生病变,如玻璃样变、钙化、囊性变、红色变,少数可发生为肉瘤样变。

【临床表现】

1. 症状　症状与肌瘤的部位、大小、生长速度及有无变性有关。其主要症状有:

(1)月经异常与继发性贫血:为子宫肌瘤最常见的症状。多见于较大的肌壁间肌瘤、黏膜下肌瘤,表现为月经量多、经期延长或崩漏等子宫异常出血。主要因为肌瘤增长,使子宫增大,影响子宫收缩;宫腔面积扩大,内膜不同程度增生过长。长期月经量多可引起继发性贫血。浆膜下肌瘤多无明显月经改变。

(2)下腹部包块:肌瘤较小时,在腹部不能摸到,当肌瘤增大到 3 个月妊娠大时,可从腹部触及。巨大的黏膜下肌瘤可脱出于阴道外,患者可因外阴肿物就诊。

（3）白带异常:黏膜下肌瘤合并感染时,可见大量脓样白带。若溃烂坏死出血时,则见大量恶臭味的血性分泌物。肌壁间肌瘤使子宫腔面积增大,内膜腺体分泌增加,出现白带增多。

（4）压迫症状:多见浆膜下肌瘤。肌瘤压迫膀胱,可引起尿频尿急;压迫输尿管,形成输尿管扩张甚或发生肾盂积水;压迫直肠,则可见下腹坠胀不适、便秘等。

（5）腹痛、腰酸、下腹坠胀:为子宫肌瘤的常见症状,且经期加重。主要是因为肌瘤压迫,盆腔充血所致。当肌瘤红色变性时,可见剧烈腹痛,且伴发热、呕吐及局部压痛。若发生浆膜下肌瘤蒂扭转时,可见急腹症征象。

（6）不孕:肌瘤增大压迫输卵管,使之发生扭曲、梗阻,影响精子和卵子结合以及受精卵的输送;或者黏膜下肌瘤影响受精卵着床,导致不孕。

2. 体征　与肌瘤的位置、大小、数量和有无变性有关。如肌瘤较大,在腹部即可扪及质硬、结节状肿块。浆膜下肌瘤在妇科检查时能扪及可活动的、质硬的球状肿物,有蒂连于子宫;肌壁间肌瘤可触及子宫增大,表面有不规则的单个或多个结节状突起;黏膜下肌瘤能触及呈均匀增大的子宫,脱出于子宫颈外口者,用窥器检查即可见宫颈口处有粉红色肿物,表面光滑,边缘清楚,若感染者,可有出血及脓性分泌物。

子宫肌瘤的
临床表现

【诊断要点】

根据病史、症状和体征,诊断多无困难。同时可借助 B 超、宫腔镜、腹腔镜、子宫输卵管碘油造影等检查以协助诊断。

【鉴别诊断】

1. 卵巢肿瘤　一般无月经变化,肿块多呈囊性,偏于子宫一侧。鉴别困难时,可借助腹腔镜明确诊断。

2. 子宫腺肌病　子宫呈均匀性增大,一般很少超过 3 个月妊娠大小,且伴有进行性加剧的继发性痛经,可借助 B 超等辅助检查以确诊。

3. 子宫畸形　双角子宫和残角子宫与宫角部肌瘤有相似之处。但畸形子宫一般无子宫的异常出血现象。腹腔镜和子宫输卵管碘油造影可明确诊断。

【治疗】

1. 随访观察　无症状的小肌瘤,或 45 岁以上症状不明显的患者,无需治疗,定期复查。

2. 药物治疗　适用于症状轻、近绝经年龄、子宫小于 2 个月妊娠子宫大小或不宜手术的患者。

（1）促性腺激素释放激素类似物:长期大量运用,可抑制垂体促卵泡素（FSH）、促黄体素（LH）的分泌,使体内雌二醇降至绝经水平,可缓解症状、抑制肌瘤生长、促其萎缩。但用药 6 个月以上,即可出现骨质疏松、围绝经期综合征等副作用,故一般用药不超过 6 个月。临床常选用长效制剂,如亮丙瑞林或戈舍瑞林,前者每次 3.75mg,后者每次 3.6mg。每月皮下注射 1 次。应用这类药物可缩小肌瘤以利于妊娠;手术前应用能缩小肌瘤,减少出血,降低手术难度;而对于近绝经期妇女,既可缩小肌瘤,又可提前过渡到自然绝经状态,避免手术。

（2）米非司酮:每日 12.5mg,口服。常作为提前绝经使用或术前用药。因其具有拮抗糖皮质激素的副作用,故临床不宜长期使用。

（3）雄激素：甲基睾酮 5mg/日，口服。可对抗雌激素，使内膜萎缩，增强子宫平滑肌收缩，减少出血。

3. **手术治疗** 肌瘤较大（>2.5 个月妊娠子宫大小），生长速度快，怀疑有恶变者；症状明显，经保守治疗无效者；有膀胱、直肠、输尿管的压迫症状者；有严重的急慢性腹痛包括肌瘤蒂扭转所引起的急腹症等，应考虑手术。手术方式有：肌瘤摘除术、子宫全切术或子宫次全切术。

第二节 不 孕 症

女子婚后无避孕，有正常性生活，同居 1 年而未受孕者；或曾有妊娠史，而后未避孕，又连续 1 年未再受孕者，称为"不孕症"。前者为原发性不孕，古称"全不产"；后者为继发性不孕，古称"断绪"。在男性则称为不育症。调查统计，在世界范围内不孕不育，在已婚夫妇占 10%～15%。

夫妇双方中若一方有先天生殖缺陷或后天病理因素，经过各种治疗措施仍不能怀孕者，称为绝对不孕；一旦纠正仍可正常受孕者，称为相对不孕。本节讨论相对不孕。

西医学不孕症与中医病名相同，病因多由排卵障碍、输卵管病变、子宫阴道等因素所致。

【病因病机】

肾主生殖，肝主疏泄，故肾气不足与肝气郁结，致冲任气血失调，是本病的主要病机。

1. **肾虚** 先天禀赋不足，肾气虚弱；或早婚、房劳多产，耗伤肾气；或大病久病伤肾。肾阳虚，命门火衰，不能温煦胞宫，而致胞宫虚冷；肾阴虚，天癸乏源，血海空虚，胞脉失养；或阴虚生内热，热邪扰及冲任血海。均可使冲任失调，胞宫不能摄精成孕。

2. **肝郁** 情志不畅；或盼子心切，或工作压力过大等，使肝失条达，疏泄失常，气血不和，冲任失调，致使胞宫不能摄精受孕；肝木伐土，肝郁脾湿，任带损伤，胎孕不受。

3. **痰湿** 素体肥胖，嗜食甘肥，痰湿内盛；或肝木犯脾，或肾阳不能温脾，脾失运化，生湿聚痰，闭塞胞脉，使冲任功能失调，不能摄精受孕。

4. **血瘀** 经期或产后，邪气乘虚入中，凝滞气血；或不禁房事，邪气入于胞宫，与血互结。瘀血阻于胞宫、胞脉，冲任不通，两精不能相合，以致不能摄精受孕。

知识链接

西医学不孕症病因

西医认为正常受孕必须具备以下条件：卵巢能排出正常卵子；有正常的性生活和精液；精子和卵子在输卵管内能相遇并结合成受精卵，且能顺利地运送至宫腔内；子宫内膜正常，适宜于受精卵着床。其中任何一项异常，均可导致不孕。常见病因有：

（1）女方因素（40%）：①排卵障碍；②输卵管不通或不畅；③子宫内膜异常；④宫颈炎症及免疫学功能异常；⑤阴道不畅、不通或炎症。

（2）男方因素（30%～40%）：①精液异常；②性功能异常。

（3）夫妇双方因素（10%～20%）：①缺乏性生活基本知识；②精神因素；③免疫因素。

（4）不明原因（10%）

【诊断要点】

1. 临床表现 未避孕,性生活正常,夫妇同居 1 年未孕;或曾有孕育史而后出现 1 年不孕症者。常伴月经失调、下腹疼痛、带下异常等。

2. 体格检查 观察第二性征发育、身高、体重、有无溢乳、甲状腺有无肿大等。

3. 妇科检查 注意内外生殖器有无畸形、炎症及包块等。

4. 辅助检查

(1)卵巢功能检查:常用方法有女性内分泌激素水平测定、基础体温测定、子宫内膜活组织检查、B 超监测卵泡发育及排卵情况、阴道脱落细胞涂片检查、宫颈黏液结晶检查等,以了解卵巢排卵情况及黄体功能状态。

(2)输卵管通畅试验:目前常用方法有输卵管通液术、子宫输卵管碘油造影以及子宫输卵管超声造影等。输卵管通液术诊断价值有限,而宫腔镜下输卵管插管通液术有较大诊断意义;子宫输卵管碘油造影对输卵管病症的诊断更准确,既可明确阻塞部位,了解子宫、输卵管形态、子宫内膜和输卵管结核、黏膜下肌瘤等病变,又有分离粘连的治疗作用。

(3)宫腔镜检查:有助于明确宫腔和宫内膜病变的诊断。

(4)腹腔镜检查:对上述检查未能发现异常者,可进行腹腔镜检查,能直接观察子宫、卵巢、输卵管有无粘连等情况,临床约有 20% 患者可在腹腔镜下发现病证。如轻度盆腔子宫内膜异位症,或重度盆腔粘连等。

(5)生殖免疫功能检查:检查血清和宫颈黏液的抗精子抗体、抗透明带抗体及抗心磷脂抗体;性交后精子穿透性试验,宫颈黏液与精子相合试验,了解影响受孕的免疫学因素。

(6)CT、MRI 检查:可明确因垂体病变引起不孕症的诊断。

【辨证论治】

属于经病引起的,在辨证基础上,运用中药周期疗法调经以种子;属于他病引起的,积极治疗原发病;因情志因素所致的,应配合心理疏导。同时注意指导患者性生活的次数、受孕时机。若不孕属非单纯药物治疗所能奏效者,如宫腔粘连、输卵管阻塞等可采用手术方法治疗。

治疗以补肾填精,调理气血为主。虚者宜温肾益气,填精养血,调补冲任;实者当疏肝理气,化痰除湿,调畅冲任。

1. 肾虚

(1)肾阳虚

主要证候:婚久不孕,月经后期,量少色淡,或月经由稀发渐至闭经,带下量多、清稀。面色晦暗,腰膝酸软冷痛,畏寒肢冷,性欲淡漠,小便清长,大便溏薄。舌淡、苔白,脉沉细或沉迟。

证候分析:肾阳虚,冲任虚寒,胞宫失煦,故婚久不孕、月经后期、量少色淡,甚或闭经;脾肾阳虚,寒湿下注,故白带量多清稀;上不暖脾土,下不温膀胱,则小便清长,大便溏薄;肾阳不足,外府失煦,故面色晦暗,腰膝酸软冷痛,畏寒肢冷,性欲淡漠。舌淡、苔白,脉沉细或沉迟,均为肾阳虚弱之象。

治法:温肾填精,补益冲任。

方药:毓麟珠(《景岳全书》)加丹参、紫河车、香附。

毓麟珠:人参 白术 茯苓 炙甘草 当归 白芍 熟地 川芎 菟丝子 鹿角

霜 杜仲 川椒

方中以四君子汤健脾益气助生化气血;四物汤养血调经;杜仲、菟丝子温补肝肾;鹿角霜、川椒温补肾阳;加紫河车填精补肾,丹参、香附行气活血。诸药合用,既能温肾填精,又能补后天助生化,使精血旺盛,冲任得以温养,则胎孕可成。

若小腹冷痛,腰酸如折者,加小茴香、巴戟天、肉桂;若带下量多,清稀,加金樱子、芡实收敛止带;若性欲淡漠者,加紫石英、肉苁蓉、紫河车、鹿茸等温肾填精。

(2)肾阴虚

主要证候:婚久不孕,月经先期,经量少、色红,质稠无血块。腰膝酸软,头晕目眩,耳聋耳鸣,形体消瘦,午后低热,或五心烦热,口干,心悸少寐多梦。舌质偏红、少苔,脉细数。

证候分析:肾阴不足,精血亏乏,血海空虚,故婚久不孕、月经量少;精血虚损,清窍肢体失养,故形体消瘦,腰膝酸软,头晕目眩,耳聋耳鸣;阴虚相火偏旺,虚热熏蒸,则月经色红,质稠,午后低热,五心烦热,失眠多梦;舌质偏红、少苔,脉细数,均为肾阴虚有热之象。

治法:补肾滋阴,养血益精。

方药:养精种玉汤(《傅青主女科》)合五子衍宗丸(《证治准绳》)。

养精种玉汤:熟地 山茱萸 当归 白芍

五子衍宗丸:覆盆子 菟丝子 枸杞 五味子 车前子

方中熟地、山茱萸填精养血;当归、白芍养肝和血,五子衍宗丸补肾益精。全方共奏滋阴养血,填精补肾种子之功。

若月经量少明显,甚至闭经者,加紫河车、怀山药、鹿角胶、枸杞、丹参等填精补肾,养血活血。若心烦失眠多梦者,加夜交藤、合欢皮、酸枣仁、何首乌养血安神。

2. 肝郁

主要证候:婚后多年不孕,月经先后不定期,量或多或少、色黯、有血块。于经前或经期小腹或乳房胀痛,或经行腹痛,情志抑郁,善太息,或烦躁易怒。舌黯、苔薄白,脉弦。

证候分析:肝气郁结,冲任失调,故婚后多年不孕、月经先后不定期,量或多或少,色黯、有血块;肝郁乳络不畅,故经前、经期乳房或小腹胀痛;若肝郁化火扰神,则烦躁易怒。舌黯,脉弦,均为肝郁之象。

治法:疏肝解郁,养血健脾。

方药:开郁种玉汤(《傅青主女科》)加柴胡。

开郁种玉汤:当归 白芍 白术 丹皮 茯苓 香附 花粉

方中当归、白芍养血柔肝;茯苓、白术健脾;香附行气解郁;丹皮凉血活血;花粉润燥生津清热,加柴胡以增其疏肝解郁之力。诸药合用,能舒肝气,养肝血调冲任,和气血,则能摄精成孕。

若行经时乳房胀痛有块者,加枳壳、青皮、橘核、海藻以理气行滞,通络散结;若行经时腹痛严重,经血有块者,加蒲黄、五灵脂、延胡索以化瘀理气止痛;若经行不畅,涩滞不行者加益母草、红花、山楂以活血化瘀。

3. 痰湿

主要证候:婚久不孕,形体肥胖,月经后期,量少,渐至闭经,带下量多、质黏。头晕心悸,胸脘痞闷,恶心欲呕。舌苔白腻,脉滑。

证候分析:肥胖多痰,壅阻胞脉,不能摄精成孕,故婚久不孕、月经后期、量少,渐至闭经;痰湿中阻,清阳不升,浊阴不降,故头晕心悸,胸脘痞闷,恶心欲呕;湿浊下注,故带下量多、质黏。舌苔白腻,脉滑,为痰湿内蕴之象。

治法:燥湿化痰,理气调冲。

方药:苍附导痰丸(《叶天士女科诊治秘方》)加当归、川芎。

苍附导痰丸:陈皮　茯苓　法半夏　甘草　苍术　香附　胆南星　枳壳　生姜　神曲

方中以二陈汤健脾和胃,化痰燥湿;香附、枳壳理气行滞;苍术、胆南星燥湿化痰;生姜温中和胃。加当归、川芎养血活血通经脉。全方共奏健脾燥湿化痰,行气活血通经之效。

若月经后期,甚或闭经者,加鹿角霜、桂枝、益母草、蚕砂、川牛膝温阳散寒,活血调经;带下量多,清稀如水者,加补骨脂、乌贼骨、芡实温肾固涩止带。若痰瘀互结,日久成癥,加海藻、昆布、白芥子、穿山甲等软坚散结,化瘀消癥。

4. 血瘀

主要证候:婚久不孕,痛经,月经后期、量少、经色黯,有血块,块下痛减。平时可有少腹疼痛、拒按。舌质紫黯,舌边有瘀点、瘀斑,脉细弦。

证候分析:瘀阻冲任,冲任功能失调,故婚久不孕,痛经,月经后期、量少、经色黯,有血块;瘀血阻滞,不通则痛,则腹痛拒按。舌黯,有瘀点、瘀斑,脉细弦,均为血瘀之征。

治法:活血化瘀,温经止痛。

方药:少腹逐瘀汤(《医林改错》)加香附、乌药。

少腹逐瘀汤:小茴香　肉桂　干姜　当归　川芎　赤芍　生蒲黄　五灵脂　延胡索　没药

方中肉桂、小茴香、干姜温经散寒;生蒲黄、五灵脂、延胡索、没药化瘀止痛;当归、赤芍、川芎养血活血;加香附、乌药以理气止痛。全方具有活血化瘀,温经止痛之功。

若胸胁胀痛者,加郁金、柴胡疏肝行气;若月经量多,小腹灼痛,大便干结者,为瘀血化热,宜清热活血化瘀,可用血府逐瘀汤(《医林改错》)加制大黄、红藤、败酱草以清热化瘀通腑。

【西医治疗】

1. 治疗生殖道器质性病变

(1)输卵管慢性炎症和阻塞的治疗

1)一般疗法:对于卵巢功能良好、生育要求不迫切者,可先进行保守治疗,如中药保留灌肠,口服活血化瘀中药等,促进局部血供,以利于消退炎症。

2)输卵管成形术:应用显微外科技术对输卵管不同部位的阻塞、粘连可行造口术、吻合术、整形术及输卵管子宫移植术等,达到输卵管再通之目的。

3)输卵管内注药:于月经干净2~3天之后,用庆大霉素4万U,地塞米松磷酸钠注射液5mg,加20ml生理盐水稀释,用150mmHg压力经宫腔缓缓注入,可软化或溶解粘连、减轻输卵管炎症,可同时配合中药灌肠、超短波和离子透入等治疗。

(2)子宫内膜异位症:早期一般可采用中西药结合保守治疗;对诊断不明者,可行腹腔镜检查;中重度和复发者,可手术或结合生殖技术以助妊娠。

(3)卵巢肿瘤:性质不明的卵巢肿瘤一般倾向于手术探查,切除或剔除并明确性质后进行不孕相关治疗。

(4)子宫病变:子宫黏膜下肌瘤、子宫内膜息肉行宫腔镜手术切除;宫腔粘连予以分离术;子宫纵隔者宫腔镜下行矫形术;慢性宫颈炎症可进行局部或物理治疗等方法。

(5)阴道炎:应针对阴道病原菌进行治疗。

2. 诱发排卵

(1)氯米芬(克罗米芬):是促排卵的首选药物。于月经周期第5天开始服用,每日50~100mg,连续运用5天,3个周期为1个疗程。排卵率达80%左右,妊娠率达30%~40%。

(2)绒毛膜促性腺激素(HCG):具有类似黄体生成激素(LH)的作用,临床上常与氯米芬配合使用。在月经周期第5天口服氯米芬5天后,用B超监测排卵情况,待卵泡成熟后,用绒毛膜促性腺激素(HCG)5000~10000U,一次性肌内注射,能诱导排卵。

(3)黄体酮:改善黄体功能,于月经周期第20日开始肌内注射,每日10~20mg,连用5日,以补充黄体不足。

(4)溴隐亭:抑制垂体分泌催乳激素(PRL),主要用于高泌乳素血症所引起的排卵障碍。1.25~2.5mg/d,分两次服用。血PRL降至正常水平后,继续服药1~2年,每服药3个月至半年复查血清PRL,排卵率达75%~80%左右,妊娠率达60%。

3. 辅助生殖技术 常用方法包括人工授精、体外授精与胚胎移植以及卵细胞浆内单精子注射等。

【其他疗法】

1. 外治法

(1)中药离子导入:主要适用于输卵管粘连或不通者。桃仁、败酱草、皂角刺三药配制成浓缩液,选关元、次髎穴进行局部直流电离子导入。

(2)中药保留灌肠:适用于盆腔包块或输卵管粘连不通者。三棱15g,莪术15g,蜂房10g,苏木10g,红花10g,蒲公英30g,皂刺20g,浓煎至100ml,温度适宜时保留灌肠。经净后3日开始,每日1剂,每晚1次,连用10日,3个月为1个疗程。

(3)中药热敷法:主要适用于盆腔包块。乌头、艾叶、皂角刺、鸡血藤、红花、防风、白芷、川椒、威灵仙、独活,上药适量为末,装入布袋内,用水浸泡,后隔水蒸,热敷小腹。每日1~2次,10日为1个疗程。

(4)肛门导入法:主要适用于盆腔炎的治疗。将康妇消炎栓纳入肛门内,每次1栓,每日1~2次。

(5)宫腔注入法:适用于输卵管轻度阻塞者。于月经干净后3~7天内,用丹参注射液或鱼腥草注射液,每日1次,每次20ml,缓缓注入宫腔内,3天为1个疗程。

2. 针刺治疗 能够刺激排卵。常选穴:关元、中极、子宫、血海、足三里、三阴交、阴陵泉等穴。于月经周期第12天开始针刺,隔日1次,连续3次,注意观察7~10天,基础体温未上升者,可重复2~3个疗程。

3. 中成药

(1)五子衍宗丸:适用于肾虚不孕。每次10粒,每日3次,口服。

(2)乌鸡白凤丸,或定坤丹,或安坤赞育丸:适用于肾虚不孕。每次1丸,每日2次,口服。

(3)六味地黄丸:适用于肾阴虚不孕。每次8粒,每日2次,口服。

(4)逍遥丸:适用于肝郁不孕。每次9粒,每日3次,口服。

（5）血府逐瘀胶囊:适用于气滞血瘀不孕。每次 2 粒,每日 3 次,口服。

（6）桂枝茯苓胶囊:适用于血瘀不孕。每次 2 粒,每日 3 次,口服。

4. 心理治疗　心理治疗用于不孕症有较好的临床疗效。对不孕妇女一方面应耐心倾听她们的叙述,给予同情和关怀,另一方面要站在患者的角度,针对具体问题进行开导,使她们能够放下思想包袱,缓解思想压力,有利于排卵和受孕,并注意为患者保密。

【预后转归】

预后与患者的年龄、发育、病因、病程、心理因素等均有密切的关系。一般来说,年龄轻、病程短、心态好、生殖器官发育正常、能配合治疗的功能性不孕,预后较好;年龄较大,超过 35 岁、病程长、过度焦虑、生殖器官发育不良或有其他器质性病变者,疗效相对欠佳。

【预防调摄】

1. 提倡婚前检查,能够尽早发现男女双方生殖器官的异常、畸形及其他影响受孕的因素,可尽早采取措施,进行治疗。

2. 注意经期、产后卫生,预防感染以及性传播疾病,及时治疗生殖道炎症,防止继发性不孕。

3. 积极调治妇科疾病及全身慢性疾病,其中调经、消癥、治带尤其重要。

4. 改善生活方式,对体重超重者减轻 5%～10%体重;对体质瘦弱者,调节饮食,加强营养,增强体质;戒烟、戒毒、不酗酒。

5. 调畅情志,保持良好心态,预防"心因性不孕"。

6. 进行性生理知识方面教育,患者能够掌握一定的性知识和性技巧,注意适度的性生活。

7. 做好计划生育,无生育计划者,应采取避孕措施,尽量避免因人工流产、引产等而引发生殖系统炎症,造成继发不孕。

 病案分析

陈女,26 岁,结婚 1 年多未孕。

经医院检查,诊断为输卵管堵塞。因怕做灌通手术,要求服中药。

患者几年来月经期间下腹隐隐作痛,少腹胀闷,经量少、行不畅,心烦胸痞,精神郁闷,舌质紫苔薄黄,脉沉滞。

中医诊断:不孕症。

证型:瘀血阻滞冲任。

治疗:活血化瘀,通调冲任。

方药:膈下逐瘀汤加减。当归 10g,川芎 8g,赤芍 12g,桃仁 10g,红花 6g,枳壳 8g,延胡索 8g,五灵脂 10g,制香附 10g,没药 8g,丹参 12g,益母草 15g,一日一剂,连服 5 剂。

二诊月经来潮,量增多色红,经至舒畅、痛减,精神较前为好。原方去没药,加路路通 15g、红藤 15g,改红花为藏红花 4g,嘱每个月于经后第 3 天起每日一剂,连服 10 剂,持续 6 个月或怀孕即止。

服药 5 个月后怀孕,现在已妊娠 8 个月,产前检查母体健康,胎儿发育正常。

分析:本病用活血化瘀,通调冲任,使胞脉畅通,气血调和,冲任相资,故而受孕。

（姚乃礼,王思成,徐春波.当代名老中医典型医案集(第二辑)——妇科分册[M].北京:人民卫生出版社,2014)

第三节 阴 痒

妇女外阴部及阴道瘙痒,甚或痒痛难忍,坐卧不宁,或伴有带下量多者,称为"阴痒",亦称"阴门瘙痒"或"阴虫"。本病始见于《肘后备急方》。

西医学之外阴瘙痒症、外阴炎、阴道炎、外阴上皮内非瘤样变所致的阴痒可参照本病治疗。

【病因病机】

本病有虚、实之分,虚者多因肝肾阴虚,阴户失濡,生风化燥;实者多因肝经湿热,浸淫阴部或感染虫毒,虫扰阴部而发阴痒。

1. 肝经湿热 素体肝郁,或脾虚肝郁,肝热脾湿,湿热下注,浸淫阴部;或外阴不洁,湿虫滋生,虫蚀阴部,而致阴痒。

2. 肝肾阴虚 肾开窍于二阴,肝脉绕阴器;若素体肝肾虚弱,或年老体虚、大病久病等,致肝肾阴虚,精血不足,阴部失濡,化燥生风而致阴痒。

【诊断要点】

1. 病史 可有带下病、糖尿病病史,或不洁性交,或接触被污染的洁具、衣物,或绝经后外阴、阴道炎等病史。

2. 临床表现 外阴或阴道瘙痒,甚则痒痛难忍,坐卧不宁,灼热疼痛,可波及肛门周围、大腿内侧,或兼有带下量多、气味臭秽等。

3. 检查

(1)妇科检查:局部红肿或溃破,有抓痕,分泌物增多;或外阴色素减退,或外阴皮肤粗糙、增厚、皲裂、湿疹或萎缩。

(2)辅助检查:白带涂片镜检或正常,或见阴道毛滴虫、假丝酵母菌的芽生孢子或假菌丝、线索细胞等。

【鉴别诊断】

1. 糖尿病所致阴痒 顽固性阴痒,可见多饮、多食、多尿、消瘦等糖尿病特征。尿糖阳性,空腹血糖升高,尿比重升高。

2. 股癣 为真菌所致,发于会阴部及股内侧者称为股癣,病灶边缘清晰,呈堤状,表面有鳞屑,炎症改变较明显。

3. 湿疹 分布呈对称性,边界清晰,易反复发作,常因食物、药物或化学品过敏而诱发,全身任何部位均可发生。

知识链接

外阴上皮内非瘤样变

又称外阴白色病变。是指女性外阴皮肤和黏膜组织发生色素改变和变性的一组慢性疾病。包括硬化性苔藓和鳞状上皮增生等。病变部位皮肤和黏膜多呈白色,好发于 40~50 岁的妇女。

鳞状上皮增生以往又称为增生性营养不良,是最常见的外阴白色病变。临床表现:主要为外阴瘙痒。早期皮肤呈黯红或粉红,角化过度呈白色;晚期皮肤增厚,色素增加,且粗糙、隆起。其恶变率为 2%~5%。

硬化性苔藓以外阴瘙痒、烧灼感和性交痛为主症,主要临床特征:外阴萎缩、皮肤皱缩、变白、弹性差、阴道口挛缩狭窄等。极少发展为浸润癌。

【辨证论治】

临床辨证应根据患者阴部瘙痒的特点、带下的特点及全身症状进行辨证。生育期多为实证,绝经前后多属虚证。一般来说,湿胜作痒,常浸淫流液;热胜作痒,常灼热或溃烂;虫蚀作痒,奇痒如虫爬,伴带下增多,色、质异常;风寒作痒,常局部皮肤变白;精血亏虚作痒,阴部干涩、焮热或皮肤变厚或萎缩。

治疗原则以止痒为目的。虚者宜滋阴养血止痒;实者宜清利湿热,杀虫止痒。根据"治外必本诸内"的原则,采用内服与外治,整体与局部相结合进行施治,感染病虫者,应加强外治法。

1. 肝经湿热

主要证候:外阴、阴部瘙痒灼痛,坐卧不宁。带下量多,色黄如脓样,或呈泡沫状,或色白如凝乳状,或如米泔样,质稠臭秽。伴心烦易怒,失眠多梦,胸胁胀痛,口苦咽干,小便短赤,大便干结。舌质红、苔黄腻,脉弦数。

证候分析:肝经湿热下注,伤及任带,则带下量多,色黄如脓;湿热生虫,虫蚀阴中,则阴痒;肝郁化热,故见胸胁胀痛,烦躁易怒,失眠多梦,口苦;热盛伤津,则咽干,大便干结,小便短赤。舌质红、苔黄腻,脉弦数,均为肝经湿热之象。

治法:泻肝除湿,杀虫止痒。

方药:龙胆泻肝汤(《医宗金鉴》)加白鲜皮、苦参、鹤虱。

龙胆草　黄芩　山栀子　生地黄　当归　泽泻　车前子　木通　柴胡　甘草

方中龙胆草泻火清下焦湿热;黄芩、栀子清热泻火;生地黄、当归滋阴养血;泽泻、车前子、木通利小便,清湿热;柴胡引诸药入肝胆;甘草调和诸药,加白鲜皮、苦参、鹤虱杀虫止痒。全方具有泻肝清热,除湿止痒之功。

若外阴溃烂者,加黄连、败酱草、红藤清热解毒;若带下色黄呈泡沫状者,加白头翁、椿根皮以增强清热之功;若带下呈豆渣样或凝乳样者,去龙胆草,加苡仁、萆薢以增利湿化浊之效。若湿浊偏盛,阴痒难忍,带下量多,气味臭秽者,选用萆薢渗湿汤(《疡科心得集》)加苦参、白头翁、防风以清热利湿,杀虫止痒。

2. 肝肾阴虚

主要证候:阴部瘙痒,灼热,干涩,甚或局部皮肤变白皲裂、外阴萎缩,带下量少,色黄或赤白相兼。伴见腰膝酸软,头晕耳鸣,五心烦热,烘热汗出。舌质红、苔少,脉细数无力。

证候分析:肝肾精血匮乏,化燥生风,外阴失濡,故见阴部瘙痒,灼热,干涩,久则外阴萎缩,局部皮肤变白皲裂;肾虚腰府失养,阴不潜阳,则腰膝酸软,头晕耳鸣、五心烦热、烘热汗出;阴虚生内热,伤及任带,则带下量少,色黄或赤白相兼;舌质红、苔少,脉细数,均为肝肾阴虚之征。

治法:调补肝肾,养血止痒。

方药:知柏地黄丸(《医宗金鉴》)加当归、制首乌、白鲜皮。

熟地　山药　山茱萸　泽泻　茯苓　丹皮　黄柏　知母

方中六味地黄汤滋补肝肾;黄柏、知母滋阴清热;加当归、制首乌养血祛风止痒;白鲜皮清热解毒,除湿止痒。诸药共奏调补肝肾,养血止痒之功。

阴痒甚,可加薄荷、防风、徐长卿祛风止痒;病变局部皮肤变硬、变厚者,加黄芪、红花、桃仁益气活血;皮肤干燥者,加黄精、首乌养血敛阴。

【其他疗法】

1. 外治法

(1)蛇床子散(《中医妇科学》1979年版):蛇床子、百部、花椒、苦参、枯矾各10~15g,煎汤,先熏后洗,每天1次,10天为1个疗程。有溃疡者,去花椒。

(2)塌痒汤(《外科正宗》):鹤虱30g,苦参、蛇床子、当归尾、威灵仙、狼毒各15g,可加猪胆汁2枚,煎汤,先熏后洗,每天1次,10天为1个疗程。有溃疡者忌用。

(3)珍珠散(《中国医学百科全书·中医妇科学》):珍珠、雄黄、青黛各3g,儿茶6g,黄柏9g,冰片0.03g。共研细末,外搽。用于皮肤有破损者。

2. 中成药

(1)知柏地黄丸:适用于肝肾阴虚型。每次5g,每日2次,口服。

(2)龙胆泻肝丸:适用于肝经湿热型。每次3~6g,每日2次,口服。

【预后转归】

本病早期发现、及时诊断,经过内外相结合的治疗方法,多可治愈。若失治误治,少数外阴上皮内非瘤样变患者可恶变。部分患者也可发展为阴疮。

【预防调摄】

1. 积极治疗全身慢性疾病,衣着要宽松,忌穿不透气的化纤内裤,忌食辛辣刺激性食物,以消除诱发因素。

2. 注意个人卫生,保持外阴清洁、干燥。

3. 外阴瘙痒难忍时,避免用手或器械搔抓,避免用开水烫洗,禁用肥皂及其他刺激性药物擦洗,以免发生感染。

4. 经期不用外治法,治疗期禁房事,有滴虫或霉菌感染者夫妇同治。

5. 保持心情愉快、精神轻松。保证足够的睡眠和丰富的营养。注意戒烟、酒。

 病案分析

病案:谭某,女,45岁,2007年5月10日就诊。

患者症见阴部皮肤瘙痒,疼痛难忍,坐卧不安,带下量多,色黄,其气腥臭,心烦少寐,口苦,舌苔黄腻,脉弦数。白带涂片检查霉菌(+)。时已1个月,经治无效。

中医诊断:阴痒。　　证型:肝经风热下注。　　治疗:清热利湿,杀虫止痒。

方药:龙胆泻肝汤加减。龙胆草20g,黄芩12g,栀子12g,柴胡12g,生地12g,泽泻12g,车前子24g,当归10g,甘草12g,萆薢15g,黄柏15g,茯苓24g,水煎3次服,1日1剂。外用蛇床子30g,地肤子30g,苦参40g,鹤虱30g,栀子30g,黄柏30g,水煎2次,早晚熏洗外阴,临洗时加鲜猪胆汁2个,每次洗20分钟,1日1剂。治疗5日后,症状消失而愈。

分析:本病阴痒系肝经风热下注而致。故内服龙胆泻肝汤以清热利湿,外用蛇床子、苦参、鹤虱、地肤子等以杀虫止痒,猪胆汁具有苦寒清热解毒之功,故而疗效显著。(姚乃礼,王思成,徐春波. 当代名老中医典型医案集(第二辑)——妇科分册[M]. 北京:人民卫生出版社,2014)

附:阴道炎

阴道炎是指病原体进入阴道,引起阴道黏膜及黏膜下结缔组织的炎症。是妇科生殖器炎症中最常见疾病,各年龄组妇女均可发病。常见的有滴虫阴道炎、外阴阴道假丝酵母菌病、细菌性阴道病及萎缩性阴道炎。

因临床以阴部瘙痒、带下增多为主症,故属中医"阴痒"和"带下病"范畴。

 知识链接

阴道微生态的概念

正常生理状态,阴道内有多种微生物,阴道依赖微生物菌群、局部免疫,及内分泌调节等因素的相互作用与制约,维系着阴道微生态的动态平衡,其中阴道菌群起着主要作用。其中乳杆菌是阴道的优势菌,可抑制一般致病菌生长,维持阴道微生态平衡,防止阴道炎症的发生。

当乳杆菌数量减少或功能下降,阴道微生态平衡被破坏,会出现多种阴道炎症。阴道炎症的治疗原则为:抗菌、修复、恢复微生态。

一、外阴阴道假丝酵母菌病

【病因】

外阴阴道假丝酵母菌病是由假丝酵母菌引起的阴道炎症。假丝酵母菌可正常寄生于阴道内,当机体及阴道局部免疫力下降时,假丝酵母菌才能大量繁殖而引发炎症。本病多见于孕妇、糖尿病患者、长期使用抗生素或接受大量雌激素治疗者。少数患者可通过性交直接传染,或通过接触污染的衣物等间接传染。

【临床表现】

1. 症状 外阴、阴道瘙痒难忍,或有灼痛、性交痛,严重时坐卧不安;阴道分泌物增多,色白稠厚,呈豆渣样或凝乳状;常伴尿频、尿急、尿痛等症。

2. 妇科检查 外阴红斑、水肿,有抓痕,在小阴唇内侧及阴道黏膜壁上附有白色块状物,擦除后可见黏膜面红肿,甚或出现糜烂及浅表溃疡。

【诊断要点】

根据上述症状、体征结合实验室检查,在阴道分泌物中找到假丝酵母菌的芽孢或假菌丝,若有症状而多次检查均为阴性,可采用培养法。再结合是否怀孕,或有无长久服用抗生素或大量运用皮质激素,或是否患有糖尿病等病史,协助做出诊断。

【治疗】

1. 消除诱因 若患糖尿病者应积极治疗;停用广谱抗生素、皮质类固醇激素及雌激素等;保持阴部清洁、干燥,勤换内裤,所用之内裤、毛巾及其他用具均用开水烫洗。

2. 局部用药 可选用以下药物放入阴道内:

(1)阴道冲洗:用2%~4%苏打液冲洗外阴及阴道,后坐浴,每日1次,10次为1个疗程。以改变阴道酸度,抑制假丝酵母菌生长。

(2)阴道纳药:克霉唑栓剂,每晚1粒,连用7天;咪康唑栓剂,每晚1粒(200mg),连用7天;制霉菌素栓剂,每晚1粒(10万U),连用10~14天。

3. 全身用药 伊曲康唑,每次200mg,每日1次,口服,连用3~5日;或氟康唑150mg,顿服。适用于不能耐受局部用药,或未婚女性。

二、滴虫阴道炎

【病因】

由阴道毛滴虫引起的阴道炎症,称为滴虫阴道炎。除了寄生于阴道外,尿道、尿道旁腺、膀胱、肾盂等处也常有毛滴虫侵入,此外,还可寄生于男性的包皮皱褶、尿道及前列腺中,因此男女双方均可通过性交直接传播给对方;也可通过公共浴盆、游泳池、坐式马桶及污染的医用、辅料、器械等间接传播。

【临床表现】

1. 症状　外阴及阴道瘙痒,或有灼痛、或性交痛;阴道分泌物增多,常呈稀薄泡沫状,色灰黄或黄绿,当合并细菌感染时则呈脓性,有臭味;可伴尿频、尿急、尿痛或血尿等尿路感染症状;阴道毛滴虫能吞噬精子,可致不孕。

2. 妇科检查　阴道黏膜充血,严重时有散在出血点,可呈"草莓样"宫颈,后穹窿有大量黄白色、灰黄色或黄绿色分泌物,多呈泡沫状。

【诊断】

根据上述症状和体征,结合实验室检查,在阴道分泌物中找到滴虫即可确诊。如未能从镜下找到滴虫者,可用培养法,准确率达98%左右。

【治疗】

滴虫阴道炎患者可同时有尿道、尿道旁腺及前庭大腺等处滴虫感染,故治疗以全身用药效果较好。

1. 全身用药　甲硝唑2g,单次口服;或替硝唑2g,单次顿服;或甲硝唑400mg,口服,每日2次,连用7日;替硝唑500mg,口服,每日2次,连用7天。性伴侣应同时治疗。

2. 局部用药

(1)阴道冲洗:用0.5%～1%乳酸或醋酸冲洗阴道,后坐浴,每日1次,10次为1个疗程,以抑制阴道毛滴虫生长。

(2)阴道纳药:甲硝唑200mg,或甲硝唑泡腾片200mg,于阴道冲洗后放入阴道内,每晚1次,10天1个疗程。

3. 注意事项　甲硝唑治疗期及停药24小时内禁止饮酒;孕期慎用,哺乳期用药者停止哺乳;治疗期间禁止性交,保持外阴清洁;所用的毛巾及内裤等应煮沸5～10分钟,以杀灭病原体;对性伴侣应同时治疗,避免重复感染。

三、细菌性阴道病

细菌性阴道病为阴道内正常菌群失调所引起的一种混合性感染,主要是加德纳菌与某些厌氧杆菌混合感染。

【病因】

细菌性阴道病,与阴道内乳酸杆菌减少引发其他细菌大量繁殖,主要为加德纳菌、厌氧菌及人型支原体等,其中厌氧菌居多,其数量比正常值增加100～1000倍,导致阴道生态系统失调。可能与性频繁、性紊乱或阴道灌洗,使阴道被碱化有关。

【临床表现】

1. 症状 阴道分泌物增多,色灰白,质稀薄,有鱼腥样臭味,性交后症状加重,可伴轻度外阴瘙痒或灼热感。约有 10%~40%患者无临床症状。

2. 妇科检查 阴道黏膜无红肿、充血的炎症反应,灰白色分泌物黏附于阴道壁,质稀薄,均匀一致,但黏度低,易从阴道壁上擦去。

【诊断】

下列 4 项中若有 3 项阳性者,细菌性阴道病的临床诊断即可确立。

1. 阴道分泌物 pH>4.5。

2. 黏附于阴道壁的白色、匀质、稀薄的阴道分泌物。

3. 线索细胞(clue cell)阳性 方法:取少量阴道分泌物放于玻片上,加一滴 0.9% 氯化钠溶液,在高倍显微镜下找到线索细胞,为阳性。线索细胞是指阴道脱落的表层细胞,细胞边缘贴附着大量的颗粒即各种厌氧菌,尤其是加德纳菌,该细胞边缘不清,呈锯齿状。

4. 胺臭味试验(whiff test)阳性 取少许阴道分泌物置于玻片上,滴入 10%氢氧化钾溶液 1~2 滴,能闻到鱼腥样臭味的,为阳性。

【治疗】

1. 全身用药 首选甲硝唑 400mg,每日 2 次,连服 7 日 1 个疗程,连续使用 3 个疗程。克林霉素 300mg,每日 2 次,连服 7 天。妊娠期细菌性阴道病,常选择全身用药,以预防上生殖道感染。

2. 局部用药 甲硝唑泡腾片 200mg,置入阴道内,每晚 1 次,连用 7 日;2%克林霉素软膏,涂布阴道,每晚 1 次,连用 7 天。

四、萎缩性阴道炎

【病因】

由于卵巢功能减退,雌激素水平下降,生殖器官及阴道壁萎缩,黏膜变薄,阴道内 pH 增高,使局部抵抗力降低,致病菌容易入侵或者过度繁殖,而引起的阴道炎症。本病常见于绝经后的妇女,也可见于卵巢手术切除、卵巢功能早衰等患者。

【临床表现】

1. 症状 外阴瘙痒、干涩灼热感、阴道分泌物增多。分泌物稀薄呈黄水样,严重者为血性、脓样,有臭味。可伴尿频、尿痛、尿失禁及性交痛。

2. 妇科检查 阴道呈老年性改变,上皮皱襞消失,菲薄,萎缩,黏膜潮红充血,有散在的小出血点或点状出血斑,可见浅表溃疡,严重病例可造成阴道粘连、狭窄、甚或闭锁。阴道分泌物若引流不畅可形成阴道积脓或宫腔积脓。

【诊断】

根据年龄、病史及临床表现,结合阴道分泌物涂片检查,一般不难做出诊断。对有血性白带者,需常规做宫颈刮片、分段诊刮及活组织检查以排除子宫恶性病变。

【治疗】

1. 局部用药 0.5%醋酸或 1%乳酸液冲洗阴道,抑制细菌生长;后将甲硝唑 200mg 或诺氟沙星 100mg 放入阴道内,每日 1 次,连续 7~10 日。雌三醇软膏涂抹阴道,每日 1~2 次,连续 14 日。

2. 全身用药　提高阴道抵抗力,补充雌激素。尼尔雌醇,首次 4mg,口服,以后每 2~4 周 1 次,每次 2mg,需维持 2~3 个月。或替勃龙 2.5mg,每日 1 次,控制症状。

第四节　盆腔炎性疾病

盆腔炎性疾病是指女性上生殖道及其周围组织的一组感染性疾病,主要有子宫内膜炎、输卵管炎、输卵管卵巢炎、盆腔腹膜炎。炎症可局限于一个部位,也可同时累及多个部位,以输卵管炎、输卵管卵巢炎最为常见。盆腔炎性疾病多发生育龄期妇女,初潮前、绝经后者甚少发病,如发病也往往是邻近器官炎症扩散所致。盆腔炎性疾病根据疾病进程,分为急性盆腔炎及盆腔炎性后遗症。

中医古籍无此病名记载,根据其症状特点,散在于月经不调、痛经、带下病、癥瘕、不孕症、妇人腹痛、产后发热等病证的范畴。

一、急性盆腔炎

急性盆腔炎是指女性上生殖道及其周围组织的急性炎症。其初期的临床表现与古籍记载的"妇人腹痛""热入血室""产后发热"等相似。

【病因病机】

本病多见经期或产后,湿热毒邪乘虚入侵胞宫、胞脉,邪正交争,或致热毒炽盛,或致湿热瘀结。

1. 热毒炽盛　经期产后,体弱胞虚,摄生不慎,或手术不洁,热毒内侵,与胞宫、胞脉气血相搏,瘀阻冲任,化热酿毒,蕴积成脓。

2. 湿热瘀结　经期产后,湿热之邪乘虚侵入胞宫、胞脉,与余血相搏;或宿有瘀滞,正虚邪未尽,遇寒热、房劳等因而复发,湿热之邪与气血相搏,使经络气血瘀阻,留于少腹而发病。

知识链接

盆腔炎性疾病(pelvic inflammatory disease,PID)病原体

PID 病原体有两个来源:①内源性病原体:来自原寄居于阴道内的菌群,包括需氧菌和厌氧菌,可以仅为需氧菌或厌氧菌感染,但以需氧菌和厌氧菌混合感染为多见;②外源性病原体:主要为性传播疾病的病原体,常见有支原体、沙眼衣原体、淋病奈瑟菌等。临床上 PID 病原体的两个来源往往同时合并存在。

【诊断要点】

1. 临床表现　下腹部或全腹持续性疼痛难忍,高热伴恶寒或寒战;带下量多,或赤白相兼,或呈脓性,气味秽臭;可伴腹胀、腹泻,尿频、尿痛等症状。

2. 妇科检查　阴道充血,内有大量脓性或脓血性分泌物;宫颈充血,抬举痛;子宫体可稍大,压痛明显,活动受限;双侧附件有明显压痛,可触及包块或增粗的输卵管;脓肿位置较低的,可见阴道后穹隆饱满,有波动感;下腹部可有压痛、反跳痛。

3. 辅助检查　血常规检查,白细胞总数及中性粒细胞升高;血沉加快;宫腔分泌物及血培养呈阳性;B超,提示盆腔积液及包块;后穹窿穿刺,若抽出脓液即可确诊;必要时作腹腔镜检查。

知识链接

盆腔炎性疾病(pelvic inflammatory disease,PID)诊断标准

1. 最低标准:宫体压痛或宫颈举痛或附件区压痛。

2. 附加标准:①口腔体温≥38.3℃;②宫颈或阴道异常黏液脓性分泌物;③阴道分泌物显微镜下见有大量白细胞;④红细胞沉降率升高;⑤血C反应蛋白升高;⑥实验室证实有宫颈淋病奈瑟菌或衣原体阳性。

3. 特异标准:①子宫内膜活检组织学证实子宫内膜炎;②阴道超声或核磁共振检查显示输卵管增粗、输卵管积液,伴或不伴有盆腔积液、输卵管卵巢肿块;③腹腔镜检查发现盆腔炎性疾病征象。

【鉴别诊断】

1. **急性阑尾炎**　均以发热、下腹疼痛为主症。急性阑尾炎疼痛多发生于右下腹部,麦氏点出现压痛、反跳痛。而急性盆腔炎之疼痛在下腹两侧,位置较低,可结合病史、体格检查及相关辅助检查等做出诊断。

2. **异位妊娠、黄体囊肿破裂、卵巢囊肿蒂扭转、卵巢巧克力囊肿破裂**　此类疾病与急性盆腔炎均有下腹疼痛,甚至剧痛,但前者多发生于一侧,后者常伴有发热。体格检查、妇科盆腔检查或B超检查,亦可资鉴别。

【辨证论治】

急性盆腔炎发病急,传变快,病情凶险。病因以热毒为主,兼有湿、瘀。病性一般属实、属热。

治疗以清热解毒为主,化瘀祛湿为辅。临床常需中西医结合治疗,务求及时彻底,以免加重病情,或延为盆腔炎性疾病后遗症。

1. **热毒炽盛**

主要证候:高热寒战,下腹剧痛拒按;或下腹包块,带下量多,色黄如脓,质黏稠,臭秽;或经量增多、经期延长、淋漓不尽。伴面赤心烦,口苦咽干,小便短赤,大便干结。舌质红、苔黄厚,脉滑数。

证候分析:热毒内侵,客于胞宫、胞脉,与气血相搏,正邪交争,营卫不和,故高热寒战;热灼成瘀,阻滞下焦,故下腹有块、疼痛而拒按;伤及任带,则带下量多;冲任失调,可见月经紊乱;火热炎上,灼津扰神,故面赤心烦,口苦咽干,小便短赤,大便干结。舌质红、苔黄厚,脉滑数,均为热毒炽盛之象。

治法:清热解毒,利湿排脓。

方药:五味消毒饮(《医宗金鉴》)合大黄牡丹汤(《金匮要略》)加栀子、薏苡仁、延胡索。

五味消毒饮:金银花　蒲公英　野菊花　紫花地丁　紫背天葵子

大黄牡丹汤:大黄　桃仁　牡丹皮　冬瓜子　芒硝

五味消毒饮清热解毒;大黄牡丹汤消肿散结,泻热逐瘀;加栀子清热除烦,薏苡仁利湿排脓,延胡索理气止痛。共凑清热解毒、利湿排脓、化瘀止痛之功。

若带下量多而秽臭如败酱者,加椿根皮、茵陈、车前草清热利湿止带;盆腔脓肿形成者,加皂角刺、红藤、白芷清热解毒排脓;身热不退者加柴胡、青蒿退热。

2. 湿热瘀结

主要证候:热势起伏,寒热往来;下腹疼痛拒按,或坠胀,痛连腰骶;带下量多,色黄如脓,气味臭秽;月经量多,经期延长,淋漓不止。或伴胸脘痞闷,口苦口腻,小便短赤,大便溏薄或燥结。舌质红,苔黄腻,脉弦滑。

证候分析:邪正交争,病势互有进退,故热势起伏;湿热之邪瘀结于下焦,气血运行不利,则下腹坠胀或疼痛拒按;伤及任带,见带下量多、色黄、臭秽;扰及冲任,则月经量多,经期延长,淋漓不止。湿热阻中,故胸脘痞闷,口苦口腻。湿热下注,伤于膀胱,滞于大肠,则小便短赤,大便溏薄或燥结。舌质红、边有瘀点,苔黄腻,脉弦滑,均为湿热瘀结之征。

治法:清热利湿,化瘀止痛。

方药:仙方活命饮(《校注妇人良方》)加薏苡仁、冬瓜仁。

仙方活命饮:金银花　赤芍　当归尾　乳香　没药　陈皮　白芷　防风　穿山甲　皂角刺　贝母　天花粉　甘草

方中金银花清热解毒;赤芍、当归尾、乳香、没药、陈皮行气化血,消肿止痛;白芷、防风疏风解表,又可散结消肿;穿山甲、皂角刺活血通络,消肿排脓;贝母、花粉清热化痰排脓;甘草既清热解毒,又调和诸药;加薏苡仁、冬瓜仁利湿排脓。诸药合用,能清热散结,化瘀止痛,利湿排脓。

高热兼恶寒者,加大青叶、柴胡解毒退热;带下多者,加椿根皮、黄柏清热利湿止带;大便秘结者,加大黄、芒硝泻热通便;腹痛加剧者,加延胡索、木香增理气止痛之功。

【西医治疗】

1. 支持疗法　卧床休息,取半卧位以利于脓液及炎症局限于子宫直肠陷凹;给予充分营养,纠正电解质平衡紊乱及酸碱平衡失调;高热时采用物理降温;避免不必要的妇科检查,防止炎症扩散。

2. 抗生素治疗　本病病原体多为厌氧菌、需氧菌及衣原体的混合感染,故临床多采用抗生素联合用药。应根据药敏试验选择用药,在无条件做细菌培养或细菌培养结果不明时,可根据临床特点结合病史选用广谱抗生素。给药途径以静脉滴注收效较快。

常用的配伍方案如下:①头孢菌素或头孢菌素的药物:如头孢替坦二钠2g,静脉滴注,12小时1次;头孢西丁钠2g,静脉滴注,6小时1次。②克林霉素与氨基糖甙类药物联合方案:如克林霉素900mg,静脉滴注,8小时1次;庆大霉素先给2mg/kg,再给予1.5mg/kg维持,静脉滴注,8小时1次。③青霉素与四环素类药物联合方案:如氨苄西林/舒巴坦3g,静脉滴注,6小时1次;加多西环素100mg,每日2次,口服,连用14日。④喹诺酮类药物与甲硝唑联合方案:如左氧氟沙星500mg,静脉滴注,每日1次;甲硝唑500mg,静脉滴注,8小时1次。

3. 手术治疗

(1)手术指征:①药物治疗无效;②脓肿持续存在;③脓肿破裂。

（2）手术方式：可选用经腹手术或腹腔镜手术，手术范围应以切除病灶为主，应根据患者的一般状态和年龄等全面考虑。

二、盆腔炎性疾病后遗症

盆腔炎性疾病后遗症是急性盆腔炎的遗留病变，多因盆腔炎性疾病失治、误治或治不彻底，迁延日久而得。主要包括输卵管增粗、输卵管阻塞；输卵管积水、积脓或输卵管卵巢囊肿；输卵管卵巢粘连形成输卵管卵巢肿块；宫腔粘连；子宫固定等。进而可导致异位妊娠、不孕及慢性盆腔痛等。

【病因病机】

本病主要病因是湿热之邪，根本病机为瘀血阻遏于胞中。

1. 湿热瘀结　湿热内伏，正气已伤，气血循行不畅，湿热与瘀血互结，阻滞胞宫、胞脉。

2. 气滞血瘀　素性抑郁，肝气不和，气滞血瘀，阻滞胞宫、胞脉。

3. 寒湿凝滞　素体阳虚，水湿不化，或感受寒湿，凝滞气机，冲任功能失调，瘀血滞留于胞宫、胞脉。

4. 气虚血瘀　素体虚弱，外邪侵袭，滞于冲任，血行不畅；或久病正虚，运血无力，瘀血内停，致气虚血瘀而发病。

【诊断要点】

1. 临床表现　下腹坠胀疼痛，或痛连腰骶，常于劳累、性交后、月经前后加剧。可伴低热起伏，易感疲劳，带下增多，月经不调，不孕等。若病程较长，部分患者可出现神经衰弱症状。

2. 妇科检查　若是输卵管病变，则在子宫一侧或两侧触及呈条索状增粗的输卵管，有轻度压痛；若是盆腔结缔组织病变，子宫大小可正常，常呈后倾后屈位，活动受限或粘连固定，子宫骶骨韧带增粗、变硬，有触痛，子宫一侧或两侧有片状增厚、压痛；若为输卵管积水或输卵管卵巢囊肿，则可扪及盆腔一侧或两侧的囊性肿块，活动多受限。

3. 辅助检查　盆腔 B 超、腹腔镜及子宫输卵管造影有助诊断。

【鉴别诊断】

子宫内膜异位症、卵巢囊肿、盆腔静脉淤血综合征、慢性结肠炎、肠粘连、慢性阑尾炎等疾病均有不同程度的下腹痛，可通过病史、临床表现、体格检查、妇科检查，必要时结合 B 超、腹腔镜、结肠镜等辅助检查以资鉴别。

【辨证论治】

本病病程较长，以慢性、持续性下腹痛为主症，或反复急性发作，或并发异位妊娠，或不孕。血瘀为本病的病理实质，临床多表现为寒热并见，虚实夹杂之候，辨证时须根据腹痛的部位、特点，月经、带下的表现及全身症状和舌脉辨其寒热虚实。

治疗以活血理气、化瘀散结为主。需采取整体与局部、内服与外治相结合的方法。并注意顾护正气，使祛邪不伤正，扶正不留邪。

1. 湿热瘀结

主要证候：少腹隐痛，或腹痛拒按，痛连腰骶，低热起伏，经行或劳累时加重；带下量多,色黄,质黏、臭秽。脘闷纳呆、口干不欲饮,小便短赤,大便溏薄或秘结。舌质红,边有瘀点、瘀斑,苔黄腻,脉滑数。

证候分析:湿热与瘀血互结,冲任胞宫不畅,则少腹部疼痛或痛连腰骶;邪正交争,病势交互进退,则低热起伏;经行、劳累耗伤气血,正气虚衰,则病势加重;湿热阻中,则脘闷纳呆、口干不欲饮;湿热下注则带下量多、色黄、质黏、臭秽,小便短赤,大便溏薄或秘结;舌质红,边有瘀点、瘀斑,苔黄腻,脉滑数均为湿热瘀结之象。

治法:清热利湿,化瘀散结。

方药:银甲丸(《王渭川妇科经验选》)。

金银花　连翘　大青叶　蒲公英　紫花地丁　升麻　红藤　椿根皮　茵陈　生蒲黄　生鳖甲　琥珀末　桔梗

方中金银花、连翘、大青叶、蒲公英、紫花地丁、升麻、红藤清热解毒为主;椿根皮、茵陈清热除湿,生蒲黄、生鳖甲、琥珀活血化瘀,软坚散结;桔梗辛散排脓。诸药合用,共奏清热除湿、化瘀散结之功。

发热者,加黄芩、柴胡清热;便溏者加藿香、苍术、白术健脾燥湿;湿邪盛,腹胀痛纳呆者,加茯苓、大腹皮、厚朴行气除湿。

2. 气滞血瘀

主要证候:少腹胀痛或刺痛,腰骶酸痛,劳累或经期加重;带下量多,色黄或白,有气味;或月经不调,或婚久不孕。情志抑郁,经前胁肋、乳房胀痛。舌黯,有瘀点、瘀斑,苔薄,脉细弦。

证候分析:肝气郁结,瘀血结于胞宫、胞脉,则少腹胀痛或刺痛,腰骶酸痛,情志抑郁,则胁肋、乳房胀痛;劳累或经期瘀滞加重,故疼痛加剧;伤及冲任督带,则月经、带下异常;胞脉闭阻,两精不能结合,故不孕。舌黯,有瘀点,脉细弦皆为气滞血瘀之征。

治法:活血化瘀,理气止痛。

方药:膈下逐瘀汤(《医林改错》)。

当归　川芎　赤芍　丹皮　桃仁　红花　五灵脂　延胡索　香附　枳壳　乌药甘草

方中当归、川芎、赤芍、桃仁、红花活血化瘀,行气养血;丹皮、五灵脂化瘀止痛;延胡索、香附、枳壳、乌药疏肝解郁,理气止痛;甘草调和诸药。全方共奏活血化瘀,理气止痛之效。

低热起伏者,加败酱草、蒲公英、黄柏、柴胡清热解毒退热;腹痛较剧,加蒲黄、五灵脂化瘀止痛;带下量多者,加白芷、薏苡仁利湿止带;有包块者加三棱、莪术、穿山甲、皂角刺等软坚散结。

3. 寒湿凝滞

主要证候:小腹冷痛,腰骶坠胀,得热痛减;带下量多、色白;月经后期,痛经,或婚久不孕。形寒肢冷,大便溏泄。舌质淡黯、苔白腻,脉沉迟。

证候分析:寒湿入侵胞宫,与血互结,故小腹冷痛,得热痛减,月经后期、痛经;湿邪下注,损伤任带,则带下量多;寒邪伤阳,温煦失职,则形寒肢冷,大便溏泄,宫寒不孕。舌淡黯、苔白腻,脉沉迟,均为寒湿凝滞之象。

治法:散寒除湿,化瘀止痛。

方药:少腹逐瘀汤(《医林改错》)加白术、茯苓。

少腹逐瘀汤:小茴香　干姜　肉桂　延胡索　没药　当归　川芎　赤芍　生蒲黄　五灵脂

方中小茴香、干姜、肉桂温经散寒止痛;当归、川芎、赤芍养血活血;蒲黄、五灵脂、延胡索、没药化瘀止痛;加白术、茯苓健脾渗湿。全方共奏温经散寒,健脾除湿,化瘀止痛之功。

若少腹冷痛甚,加吴茱萸、艾叶以增温经止痛之功;腰酸重者,加桑寄生、川断、牛膝温肾强腰;腹内有肿块者,加皂角刺、桃仁、三棱、莪术化瘀消癥。

4. 气虚血瘀

主要证候:小腹部结块胀痛,痛连腰骶,经前、经期加重,缠绵日久;经期延长,量多有块;带下量多、色白质黏。面色无华,神疲乏力,食少便溏。舌黯或有瘀点、瘀斑,苔薄白,脉弦涩无力。

证候分析:瘀血内结,留著于冲任胞宫,故小腹结块胀痛,痛连腰骶;经前、经期血泻益瘀,故经期小腹胀痛加重;气虚不固,血瘀不畅,则经期延长,量多有块;中气不足,则面色无华,神疲乏力,食少纳呆;脾虚水湿下注,故带下量多;舌黯或瘀斑,苔薄白,脉弦涩无力,为气虚血瘀之象。

治法:益气健脾,化瘀散结。

方药:理冲汤(《医学衷中参西录》)。

党参　生黄芪　白术　山药　知母　天花粉　三棱　莪术　生鸡内金

方以党参、生黄芪、白术、山药健脾益气,扶正固本;三棱、莪术化瘀消癥;知母、天花粉清热生津,解毒排脓;鸡内金健脾胃,消瘀结。全方共奏益气健脾、化瘀散结、行气止痛之功。

若小腹疼痛不减,加延胡索、乌药行气止痛;虚热未清者,加生地、地骨皮养阴退热。

【其他疗法】

1. 中药保留灌肠

(1)复方红藤汤(《新编妇科秘方大全》):红藤、败酱草、蒲公英、丹参各30g,金银花、连翘、鸭跖草各20g,紫花地丁25g。水煎浓缩至100ml,于经净后3~5天开始,每晚睡前保留灌肠。10天为1个疗程,持续2~3个疗程。适用于急性盆腔炎之湿热瘀结证。

(2)三棱、莪术、延胡索、五灵脂各20g,金银花、连翘、桃仁、红花各20g,皂角刺、荔枝核、赤芍、丹参各10g(《中西医临床妇科学》)。浓煎成100ml,于经净后3~5天开始,每晚睡前保留灌肠,10天为1个疗程。适用于盆腔炎性疾病后遗症之气滞血瘀证。

2. 中药外敷

(1)取鲜蒲公英适量,洗净捣烂,加白酒调匀,敷于下腹部。适用于急性盆腔炎。

(2)用金黄膏敷于下腹部,每日1次。用于急性盆腔炎之湿热瘀结证。

(3)乌头、艾叶、肉桂、鸡血藤、红花、当归、川芎、川椒、五灵脂、延胡索、皂角刺各20g。研成细末,装入布袋,隔水蒸后,热敷下腹部,每日1~2次。适用于盆腔炎性疾

盆腔炎性疾病的其它治疗(微课)

病后遗症之寒湿凝滞证。

3. 中成药 妇科千金胶囊,适用于温热瘀结证;桂枝茯苓胶囊,适用于寒湿瘀滞证;坤复康胶囊,适用于气滞血瘀证;丹黄祛瘀片,适用于气虚血瘀证。

4. 穴位注射 取归来、四满、水道、大巨,或腹部阿是穴,选1~2个穴位,用当归注射液注射,隔天1次,10次为1个疗程。

5. 针灸

(1)体针:主穴取关元、气海、中极,配穴取三阴交、阴陵泉、子宫等。

(2)耳针:取子宫、内分泌、盆腔、交感穴,用王不留籽敷贴并按压。

【预后转归】

盆腔炎性疾病经过积极有效的治疗,多可痊愈或好转。若未能得到及时、彻底治疗,使病情长期迁延,经久难愈,可能发生一系列的后遗症,如可导致盆腔淤血综合征、输卵管妊娠、不孕症、慢性盆腔痛以及炎性反复发作等,严重者可引起夜寐多梦、心烦等自主神经功能失调的症状。

【预防调摄】

1. 注意经期、产后的卫生保健,积极参加体育锻炼,增强体质。

2. 正确处理各产程及宫腔手术,严格无菌操作。凡有引起感染可能的,应及时正确地行预防性治疗。

3. 应及时彻底治愈急性盆腔炎阶段,以防转化为慢性。

4. 保持心情舒畅,解除思想顾虑,树立战胜疾病的信心。

5. 注意配合饮食调理和生活调摄,避免复感外邪。

 病案分析

胡某,38岁,已婚。小产后,发热4月余未退,小腹隐痛,阴道流出脓汁带有秽臭味,时带红,小便中混有血丝,精神疲乏,胸闷,口干潮热,腰酸肢楚,舌苔薄黄,脉细数。此次小产后即行避孕,现月经3个月未来潮。

检查为盆腔炎。证属湿热内蕴,阴虚火旺。治拟养阴清热之法。

鲜生地30g,大红藤15g,黄柏9g,知母9g,甘草梢4.5g,怀山药9g,粉丹皮9g,茯苓9g,山茱萸9g,樗白皮12g

复诊:上方加减,服用半月后,潮热消失,秽带减少,尿血亦止,腹部已感轻快,唯尚精神疲惫,大便燥结不畅。治拟健脾固肾,兼清余邪。

黄芪9g,白术6g,陈皮6g,生地9g,菟丝饼9g,山茱萸9g,肉苁蓉9g,黄柏9g,茯苓9g,白槿花9g,甘草梢4.5g

分析:本证性极顽固,所以在各种症状逐渐消失后,宜继续调理一个时期,否则极易复发。治法宜在调养气血药中酌加清热化湿之品如黄连、黄柏等。一则增强体力,使能抵抗疾病;另则清除余邪,免留后患。

(朱南孙,朱荣达. 朱小南妇科经验选[M]. 北京:人民卫生出版社,2005)

第五节 阴 挺

子宫从正常位置沿阴道下降,宫颈外口达坐骨棘水平以下,甚则子宫全部挺出阴户之外,统称"阴挺"。常发生于产后,故又有"产肠不收""子肠不收"之称。本病始见于《针灸甲乙经·妇人杂病》。

西医学盆腔脏器脱垂可参照本病辨证论治。

【病因病机】

主要机制为脾肾气虚,冲任不固,提摄无权。

1. 气虚　素体不足,中气虚衰,复因产时用力太过,或分娩处理不当,胞络损伤,或产后过早持重,或长期咳嗽、便秘、腹泻等,均耗气伤中,以致中气下陷,系胞无力,升举无权,而致阴挺。

2. 肾虚　先天不足,或年老体弱,或房劳多产,肾气亏虚,冲任不固,无力系胞,而致阴挺。

【诊断要点】

1. 临床表现　自觉阴道有物脱出,劳力、行走、站立过久、下蹲、负重或咳嗽时症状加重,病情较轻者,休息或睡卧时多能自行缩复,严重者不能自行回缩。可伴有带下增多,小腹坠胀,腰骶酸痛等。如子宫脱出阴户之外,摩擦损伤,邪毒入侵,湿热下注,以致溃烂。如伴阴道前后壁膨出时,可见尿频、排尿困难、尿失禁或便秘。

2. 妇科检查　依据患者平卧用力向下屏气时子宫下降的程度,将子宫脱垂分为三度(图 11-1、图 11-2):

Ⅰ度　轻型:宫颈外口距处女膜缘<4cm,未达处女膜缘;重型:宫颈外口已达处女膜缘,阴道口可见子宫颈者。

Ⅱ度　轻型:宫颈已脱出阴道口外,宫体仍在阴道内;重型:部分宫体脱出阴道口外。

Ⅲ度　宫颈及宫体全部脱出于阴道口外。

图 11-1　子宫脱垂

图 11-2　子宫脱垂分度

知识链接

盆腔器官脱垂定量(POP-Q)分类法

POP-Q 根据利用阴道前壁、阴道顶端、阴道后壁上各 2 个解剖指示点与处女膜的关系来界定盆腔器官的脱垂程度,与处女膜平行为 0,以上为负数,以下为正数。

0 度:无脱垂。

Ⅰ度:脱垂最远端在处女膜平面上>1cm,量化值<−1cm。

Ⅱ度:脱垂最远端在处女膜平面上<1cm,量化值−1cm～+1cm。

Ⅲ度:脱垂最远端在处女膜平面上>1cm,但<阴道总长度−2cm,量化值+1cm～阴道总长度−2cm。

Ⅳ度:下生殖道呈全长外翻,脱垂最远端超过阴道总长度−2cm,量化值>阴道总长度−2cm。

子宫脱垂分度

【鉴别诊断】

1. 子宫黏膜下肌瘤或宫颈肌瘤　妇科检查可见阴道口内外有鲜红色球状物,质硬,突出物表面找不到宫颈外口,于其一侧或周围可扪及扩张变薄的宫颈边缘。

2. 阴道前、后壁脱垂　阴道前壁或后壁的黏膜向阴道口脱出,阴道壁皱襞变薄,松弛而柔软。而下垂的子宫颈光滑无皱襞、质较硬,通过妇检不难区别。

3. 阴道壁囊肿　阴道内可见囊性肿物,壁薄,边界清楚,部位固定,推之不移。

【辨证论治】

本病有气虚、肾虚之别,总以虚为本。

在治疗上遵循"虚者补之,陷者举之,脱者固之"原则,治以益气升提、补肾固脱为主。兼湿热者,辅以清热利湿。对于Ⅱ、Ⅲ度子宫脱垂,病情较重,经药物治疗无效者,可考虑手术治疗。

1. 气虚

主要证候:子宫沿阴道下移或脱出于阴道口外,劳则加剧。带下量多、色白、质稀,面色少华,神疲乏力,少气懒言,小腹下坠,小便频数。舌淡、苔薄白,脉缓弱。

证候分析:脾虚中气下陷,冲任不固,无力系胞,则子宫下脱,劳则加剧;气血生化乏源,则面色少华,神疲乏力,气短懒言,小腹下坠等。舌淡、苔薄白,脉缓弱,皆为气虚之征。

治法:补气升提。

方药:补中益气汤(《脾胃论》)加杜仲、续断、金樱子。

补中益气汤:人参　黄芪　白术　炙甘草　当归　升麻　陈皮　柴胡

方中黄芪、人参、白术、炙甘草益气升提;当归养血和血;升麻、柴胡升提阳气,陈皮理气和胃;加杜仲、续断、金樱子补肾益气固脱。全方共奏补益中气,升阳举陷之效。

若带下量多、色白质稀者,加薏苡仁、芡实、山药除湿止带;若腰骶酸痛者,加桑寄生、菟丝子、续断以强腰壮肾。

2. 肾虚

主要证候:子宫沿阴道下移或脱出于阴道口外。腰膝酸软,头晕耳鸣,小腹下坠,小便频数或失禁。舌淡、苔薄,脉沉弱。

证候分析:肾虚则冲任不固,系胞无力,故子宫下脱;肾虚腰府、髓窍失养,膀胱失约,则腰膝酸软,头晕耳鸣,小便频数或失禁;舌淡、脉沉弱,亦为肾虚之征。

治法:补肾固脱。

方药:大补元煎(《千家妙方》)加紫河车、金樱子、芡实。

大补元煎:人参　山药　熟地　当归　山茱萸　杜仲　枸杞　升麻　鹿角胶

方用人参、山药健脾和中,补气升提;当归、熟地养血滋阴;杜仲、枸杞、山茱萸、鹿角胶补肝肾、填精血;升麻升阳举陷;加紫河车、金樱子、芡实温肾填精固脱。全方共奏补肾益气固脱之功。

若腰膝酸软,畏寒肢冷者,加巴戟天、制附子温肾助阳;若湿毒浸淫,脱出之子宫出现红肿溃烂,黄水淋沥者,加黄柏、败酱草、车前子、薏苡仁、土茯苓清热除湿止带,或用龙胆泻肝汤清泻肝经湿热。

【其他疗法】

1. 子宫托　适用于Ⅰ度及Ⅱ度子宫脱垂和阴道前后壁脱垂。子宫托放置于阴道内,可以支撑骨盆底组织,使阴道壁和子宫能够维持在阴道内不脱出。手术前放置,能促进膨出面溃疡的愈合。

2. 盆底肌肉锻炼　对增强肛提肌张力有效。方法:用力收缩肛门,每次 10~15 分钟,每天 2~3 次或数次,同时配合膝胸卧式效果更好。

3. 针灸疗法　主穴:子宫、维胞、三阴交。配穴:百会、长强、阴陵泉。每次选 1~2 个配穴,每周针 2~3 次,2~3 周为 1 个疗程。

4. 外洗　金银花、蒲公英、蛇床子、紫花地丁各 30g,苦参 20g,黄连 6g,黄柏、枯矾各 10g,煎水熏洗坐浴。适用于阴挺兼湿热下注者。

5. 手术治疗　适应于经上述方法治疗无效,或重度子宫脱垂患者。当根据患者的年龄、病症轻重、生育要求及全身健康状况选择合适的手术方式。

【预后转归】

轻度子宫脱垂者,坚持中药治疗配合盆底肌肉锻炼,病情可好转或痊愈;Ⅲ度子宫脱垂伴有症状者,应行手术治疗。子宫脱垂的程度可随年龄的增长而加重,易伴有小便失禁,影响生活质量。

【预防调摄】

1. 加强围产期保健,避免难产、滞产,正确处理各产程,及时处理产伤。

2. 重视产后保健,多卧床休息,避免过早劳累,特别避免久站、久蹲及负重。提倡产后体操,多做腹肌锻炼及缩肛运动,增强盆底肌肉张力。

3. 积极防治增加腹压的慢性病,如慢性咳嗽、慢性腹泻、习惯性便秘等。

4. 多食蔬菜水果,保持大便通畅。

病案分析

李××,女,55 岁,成都××餐厅工作。

初诊:1977 年 8 月 20 日。

症状:生育子女七八个,当 50 岁时,月经停后,小腹下坠。经××医院检查结果"子宫脱垂已近三级"部分宫体露出阴道外寸许。由于家庭劳动与工作劳动甚感劳累,并导致呼吸短促,而显气喘,胸痛心悸,脱出的宫体部分,与裤裆摩擦而见皮破红肿。体尚肥胖,食欲正常,睡眠较好。脉濡缓,苔白薄。

诊断:阴挺后期(子宫脱垂)。

辨证:气虚夹湿。

治则:补气清湿。

处方:潞党参 30g,鸡血藤 18g,生黄芪 60g,桑寄生 30g,炒升麻 30g,槟榔 10g 红藤 24g,蒲公英 24g,板蓝根 24g,琥珀末 6g。一周 6 剂,连服两周。

外治:①蛇床子 30g,黄柏 30g 煎水,熏洗坐浴。②大青叶,黄柏,冰片,琥珀等分。研极细末,用菜油调擦患处。

二诊:经治脱出之物已变软收缩,现已进入阴道。嘱以内服药与外用药概不更换,续服用一个月。诸症消失,随访,未再复发。

分析:本案病症较重,由于辨证准确,用药得当,故收效甚佳。

(王渭川.王渭川妇科治疗经验[M].成都:四川人民出版社,1981)

(李冬梅　王　秀)

复习思考题

1. 简述妇科杂病的定义、范围。

2. 癥与瘕的区别是什么?

3. 癥瘕痰湿型与湿热型的病机与证治有何不同?

4. 引起不孕症的女性因素有哪些?

5. 为什么不孕症治疗重点是温养肾气、调理气血?

6. 如何辨治阴痒肝经湿热型、肝肾阴虚型?

7. 请阐述盆腔炎性疾病后遗症的辨证论治。

8. 简述盆腔炎性疾病后遗症除了内服中药外,还可配合选用哪些治法?

9. 试述子宫脱垂临床如何分度。

扫一扫
测一测

附　篇

PPT 课件

第十二章

女性生殖系统解剖与生理

扫一扫
知重点

学习要点

　　骨盆的组成；女性内、外生殖器的解剖与生理功能；卵巢的周期性变化及卵巢激素的生理作用；子宫内膜及生殖器官其他部位的周期性变化；下丘脑-垂体-卵巢轴的相互关系。

第一节　女性骨盆与骨盆底

一、骨盆

　　女性骨盆是胎儿阴道分娩时的必经骨产道，其大小、形状直接影响分娩。通常女性骨盆较男性骨盆宽而浅，利于胎儿娩出。

（一）骨盆的组成

　　1. 骨盆的骨骼　骨盆由左右两块髋骨、骶骨及尾骨组成。每块髋骨又由髂骨、耻骨及坐骨组成。骶骨由5~6块骶椎合成，其上缘向前方突出称为骶岬。尾骨由4~5块尾椎合成(图12-1)。

图 12-1　正常女性骨盆（前上观）

2. 骨盆的关节　有骶髂关节、骶尾关节和耻骨联合。骶骨和两侧髂骨相连,形成骶髂关节;骶尾关节为骶骨与尾骨联合而成,位于骨盆后方,有一定的活动度。两耻骨之间由纤维软骨连接形成耻骨联合。

3. 骨盆的韧带　连接骨盆各部的韧带中,有两对重要的韧带,即骶棘韧带和骶结节韧带,两韧带均自骶尾骨发出,分别止于坐骨棘和坐骨结节。骶棘韧带宽度是判断中骨盆是否狭窄的重要指标。妊娠期受性激素的作用,韧带松弛,关节活动度增加,有利于分娩。

（二）骨盆的分界

以耻骨联合上缘、两侧髂耻缘及骶岬上缘连线为界,将骨盆分为真假两部分。上部为假骨盆（大骨盆）,与分娩无直接关系,但长短可作为了解真骨盆大小的参考。下部为真骨盆（小骨盆）,是胎儿经阴道娩出的骨产道,其大小、形状直接影响分娩。真骨盆有上下两口,分别为骨盆入口与骨盆出口,两口之间为骨盆腔。

二、骨盆底

骨盆底由多层肌肉和筋膜组成,封闭骨盆出口,承托盆腔脏器于正常位置。且有尿道、阴道和直肠经此通过。如骨盆底结构或功能异常,可影响盆腔脏器的位置及功能,且能引起分娩障碍。骨盆底从外至内依次分为3层:浅层筋膜与肌肉（外层）、泌尿生殖膈（中层）及盆膈（内层）。

女性骨盆模型

会阴也为骨盆底的一部分。有广义和狭义之分。广义会阴指封闭骨盆出口的所有软组织。狭义的会阴指阴道口与肛门之间的软组织,厚3~4cm,由外向内为皮肤、皮下脂肪,部分肛提肌及会阴中心腱,逐渐变窄呈楔状,又称会阴体。妊娠后期局部组织变软,利于分娩;分娩时变薄,应保护会阴,避免发生撕裂。

第二节　女性生殖系统解剖

女性生殖系统包括内、外生殖器官及其相关组织。

一、外生殖器

外生殖器模型

女性外生殖器是指生殖器官外露部分,又称外阴。位于两股内侧之间,前为耻骨联合,后以会阴为界（图12-2）。

（一）阴阜

为耻骨联合前面隆起的脂肪垫。青春期该处皮肤开始生长阴毛,阴毛呈倒三角形分布,其疏密和色泽程度因人而异。

（二）大阴唇

大阴唇为靠近两股内侧一对隆起的皮肤皱襞,前起阴阜,后至会阴。外侧面皮肤青春期后生长阴毛,内侧面湿润似黏膜。大阴唇皮下脂肪有丰富的血管、神经和淋巴管,受伤后易形成血肿。未产妇女的两侧大阴唇自然合拢,遮盖尿道口及阴道口;分娩后向两侧分开;绝经后萎缩,阴毛稀少。

（三）小阴唇

小阴唇位于大阴唇内侧的一对薄的皱襞,表面湿润,光滑无毛,神经末梢丰富,极

阴唇前连合 — 阴阜
— 阴蒂
阴蒂包皮 — 阴蒂头
大阴唇 — 尿道口
小阴唇 — 阴道口
阴道前庭 — 处女膜
— 舟状窝
前庭大腺开口处 — 会阴体
阴唇系带

肛门

图 12-2　女性外生殖器

为敏感。两侧小阴唇顶端相互融合包绕阴蒂,后端与大阴唇后端会合,于正中线处形成阴唇系带,在分娩后消失。

（四）阴蒂

阴蒂位于两侧小阴唇顶端的联合处,与男性的阴茎海绵体相似。前端为阴蒂头露于外阴,神经末梢丰富,属性感受器官。中部为阴蒂体,后部为左、右阴蒂脚,附着于两侧耻骨支上。

（五）阴道前庭

为两小阴唇之间的菱形区域;前为阴蒂,后为阴唇系带;内有下列结构:

1. 尿道外口　略呈圆形,位于阴道前庭前部,阴蒂头后下方。后壁有一对尿道旁腺,其分泌物有润滑作用,也易有细菌潜伏。

2. 阴道口及处女膜　阴道口位于前庭后部,尿道口下方。其周边覆盖一层较薄黏膜,称处女膜。膜中央有一小孔,其形状、大小及厚薄因人而异。初次性交时,处女膜破裂;经阴道分娩后,仅留有处女膜痕。

3. 前庭球　又称球海绵体,由一对细长的勃起组织构成。位于前庭两侧,其前端与阴蒂相连,后端膨大,与同侧前庭大腺相邻,表面由球海绵体肌覆盖。

4. 前庭大腺　又称巴多林腺,位于大阴唇后下方,左右各一,如黄豆大小,腺管开口于前庭后方的小阴唇与处女膜之间的沟内。性兴奋时可分泌有润滑作用的黏液。如腺管口闭塞,可形成前庭大腺脓肿或囊肿。

二、内生殖器

女性内生殖器包括阴道、子宫、输卵管和卵巢。后两者合称为子宫附件(图 12-3)。

（一）阴道

阴道是性交的器官,为排出经血及娩出胎儿的通道。阴道位于真骨盆下部中央,呈上宽下窄的管道,前壁长 7～9cm,后壁长 10～12cm。上端包绕宫颈,下端开口于阴道前庭后部。环绕宫颈的部分形成前、后、左、右穹隆,后穹隆与盆腔最低的直肠子宫陷凹相邻近,临床上可经后穹隆穿刺或引流。

阴道壁由黏膜、平滑肌及纤维组织膜组成,阴道黏膜呈淡红色,无腺体,受性激素

图 12-3　女性内生殖器

（1）矢状断面观　（2）后面观

的影响有周期性变化。阴道壁有很多横纹皱襞,有很大的伸展性。阴道壁静脉丛丰富,受损时易出血或形成血肿。

（二）子宫

1. 功能　青春期后,子宫内膜受性激素的影响发生周期性变化产生月经;性交后,精子到达输卵管的通道;孕育胎儿的场所;分娩时子宫收缩协助胎儿及附属物娩出。

2. 位置和形态　子宫位于盆腔中央,前邻膀胱,后邻直肠,呈轻度前倾前屈位。子宫呈前后略扁的倒置梨形,壁厚腔小。成年妇女的子宫长 7~8cm,宽 4~5cm,厚 2~3cm,重约 50~70g,容量约 5ml。子宫上部较宽称宫体,宫体顶部隆起称宫底,宫底两侧为宫角,与输卵管相通。子宫下部较窄称宫颈,宫腔为上宽下窄的三角形。子宫下部较狭呈圆柱状称宫颈。宫体与宫颈之比,婴儿期为 1:2,育龄妇女为 2:1,绝经后为 1:1。宫体与宫颈之间最狭窄的部分称子宫峡部,未孕期长约 1cm,上端因解剖上较狭窄,称解剖学内口;下端因在此处黏膜组织由子宫内膜变为宫颈黏膜,称组织学内口。妊娠期子宫峡部逐渐伸展变长,妊娠末期可达 7~8cm。子宫颈管呈梭形,下端称之为宫颈外口。宫颈下端伸入阴道内的部分称为宫颈阴道部,阴道以上的部分称宫颈阴道上部。未产妇宫颈外口呈圆形;经产妇呈横裂状,将宫颈分为前唇与后唇(图 12-4)。

图 12-4　子宫各部

（1）子宫冠状断面　（2）子宫矢状断面

3. 组织结构　子宫体与子宫颈的组织结构不同。

（1）子宫体：由内向外依次为子宫内膜层、肌层、浆膜层。

子宫内膜分为功能层和基底层。功能层为内膜层表面 2/3，受卵巢激素影响可周期性脱落产生月经。基底层为内膜层下 1/3，无周期性变化。

肌层为子宫壁最厚的一层，由平滑肌束和弹力纤维组成。肌束分三层：外层纵行、内层环行、中层多方交织成网状。

浆膜层为覆盖子宫底部及前后面的脏层腹膜。在子宫前面接近子宫峡部处，腹膜向前反折覆盖膀胱，形成膀胱子宫陷凹。在子宫后面，腹膜在宫颈后方及阴道后穹窿处，折向直肠，形成直肠子宫陷凹。

（2）子宫颈：主要由结缔组织组成，亦含有血管、平滑肌纤维及弹力纤维。宫颈管黏膜为单层高柱状上皮，内有腺体分泌黏液，形成宫颈管内黏液栓，受性激素的影响黏液栓可发生周期性变化。宫颈阴道部由复层鳞状上皮覆盖。宫颈外口柱状上皮与鳞状上皮交界处是宫颈癌的好发部位。

4. 子宫韧带　共有 4 对，维持子宫的正常位置。

（1）圆韧带：呈圆索状，起于子宫双角前面，输卵管起始部下方，向前下方走行达两侧骨盆壁，再穿过腹股沟管止于大阴唇前端。维持子宫保持前倾前屈位置。

（2）阔韧带：为覆盖子宫前后面的一对翼状腹膜，自子宫侧缘向外伸展达骨盆侧壁，可限制子宫向两侧倾斜。韧带上缘游离，内侧 2/3 包绕输卵管（伞部除外），外侧 1/3 向外延伸至骨盆侧壁，形成骨盆漏斗韧带，也称卵巢悬韧带，卵巢血管经此穿过。卵巢内侧与子宫角之间的阔韧带稍增厚，称卵巢韧带或卵巢固有韧带。

（3）主韧带：在阔韧带下方，横行于宫颈两侧和骨盆侧壁之间，又称宫颈横韧带。因其较坚韧，是固定子宫颈位置、防止子宫脱垂的主要结构。

（4）宫骶韧带：从宫颈后面的上侧方（相当于组织学内口水平），向两侧绕过直肠止于第 2、3 骶椎表面的筋膜。向后向上牵拉宫颈，维持子宫保持前倾位置。

（三）输卵管

输卵管为卵子与精子相遇的场所及受精卵运送的肌性管道。细长而弯曲，全长 8～14cm，内侧与宫角相通，外端游离与卵巢接近。根据输卵管的形态由内向外分 4 部分：间质部、峡部、壶腹部和伞部。壶腹部为卵子与精子相遇处;伞部呈漏斗状,有拾卵的作用(图 12-5)。

　　输卵管壁由 3 层组织构成,外层为浆膜层,为腹膜的一部分;中层为平滑肌层,由内环行、外纵行的平滑肌组成;内层为黏膜层,内含纤毛细胞。输卵管肌肉的收缩和黏膜上皮细胞的形态、分泌及纤毛摆动均受卵巢激素影响有周期性变化。

图 12-5　输卵管各部及其横状断面

（四）卵巢

　　卵巢为女性性腺。能产生和排出卵细胞,分泌性激素。位于子宫两侧,输卵管的后下方,由骨盆漏斗韧带和卵巢固有韧带悬于骨盆壁与子宫之间。呈扁椭圆形,左右各一,表面灰白色,无腹膜覆盖。青春期前,卵巢表面光滑;青春期后,因排卵表面逐渐凹凸不平。成年女性卵巢大小约为 4cm×3cm×1cm,重约 5~6g;绝经期后萎缩变硬。

　　卵巢组织分皮质和髓质,皮质在外层,是卵巢主体,内含原始卵泡及致密结缔组织;髓质在中心,不含卵泡(图 12-6)。

图 12-6　卵巢的构造(切面)

第三节　女性生殖系统生理

一、卵巢的功能及周期性变化

　　卵巢为女性性腺,具有生殖和内分泌两大功能。从青春期至绝经前,卵巢在形态和功能上发生的周期性变化称卵巢周期。表现为：

（一）卵泡的发育及成熟

卵巢周期性变
化

卵巢中卵泡的发育始于原始卵泡，新生儿出生时卵巢内约有 200 万个原始卵泡。儿童期多数卵泡退化，至青春期只剩下 30 万~50 万个。生育期一般只有 400~500 个卵泡发育成熟且排出，仅占总数的 0.1%。每月发育一批卵泡，但一般只有一个优势卵泡可发育成熟并排出，其余卵泡发育到一定程度自行退化，称卵泡闭锁。

原始卵泡有一个卵母细胞，周围有一层梭形细胞环绕。开始发育后，卵母细胞增大在其周围形成透明带。梭形细胞变为立方形，且复合成双层，胞浆中出现颗粒细胞。颗粒细胞快速分裂，同时分泌液体。液体融合成腔，将颗粒细胞挤到周围。卵细胞不断增大，埋于颗粒细胞中，使一部分颗粒细胞凸出形成卵丘。透明带周围的颗粒细胞呈放射状排列称放射冠。卵泡周围的卵巢间质细胞形成两层卵泡膜，即卵泡内膜和卵泡外膜。在卵泡发育过程中，卵泡内膜细胞及颗粒细胞分泌雌激素。成熟卵泡的结构从外向内依次为：卵泡外膜、卵泡内膜、颗粒细胞、卵泡腔、卵泡液、卵丘、卵细胞、放射冠、透明带；成熟卵泡体积可达 18~23mm（图 12-7）。

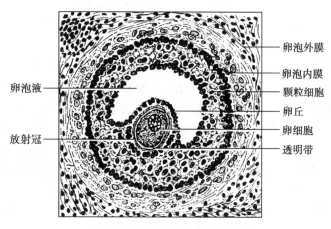

图 12-7　发育成熟的卵泡

（二）排卵

卵细胞及它周围的卵丘颗粒细胞被排出的过程称排卵。排卵时随卵细胞同时排出的有透明带、放射冠及卵丘内的小部分颗粒细胞。

成熟卵泡移行至卵巢表面，突出类似一个水泡，在血 LH/FSH 峰的刺激下，发生破裂并排卵。排卵多发生在下次月经来潮前 14 天左右，经由卵巢排出的卵泡称为卵子，卵子可由一侧卵巢连续排出，也可由双侧卵巢轮流排出。

（三）黄体的形成及退化

排卵后卵泡液流出，卵泡腔内压力下降，使卵泡壁塌陷，卵泡内膜细胞和颗粒细胞向内侵入，外有卵泡外膜包围，共同形成黄体。排卵后黄体体积增大，在排卵后 7~8 天，黄体体积和功能均达最高峰，直径达 1~2cm，外观色黄。

如卵子未受精，排卵后 9~10 日黄体开始退化，黄体细胞萎缩变小，周围的成纤维细胞及结缔组织侵入黄体，逐渐被结缔组织所取代，组织纤维化，外观色白，称为白体。排卵日至下次月经来潮前为黄体期，通常为 14 日，黄体衰退后月经来潮。卵巢中又有新的卵泡发育，新的周期开始。

（四）卵巢分泌的甾体激素

卵巢合成及分泌的性激素,主要是雌激素、孕激素和少量雄激素。排卵前雌激素来自卵泡膜细胞,排卵后,黄体细胞分泌孕激素和雌激素,卵巢间质细胞能合成极少量雄激素。

1. 雌激素　在卵泡发育初期雌激素分泌量很少,随着卵泡逐渐成熟,其分泌量逐渐增加,排卵前形成一个高峰;排卵后分泌量稍减少,约在排卵后7~8日黄体成熟时,形成另一高峰,但峰较平坦,其均值低于第一高峰。黄体萎缩后,雌激素水平急剧下降,在月经前达最低水平。雌激素主要生理作用为:

（1）子宫肌:促使子宫发育,使肌层增厚,增加子宫平滑肌对缩宫素的敏感性及收缩力。

（2）子宫内膜:使子宫内膜增生。

（3）宫颈:使宫颈口松弛,宫颈黏液分泌增多,质变稀薄,拉丝度强,以利于精子通过。

（4）输卵管:促使输卵管发育,增强输卵管节律性收缩的振幅,以利于运送精子和受精卵。

（5）阴道:使阴道黏膜增厚。上皮细胞增生与角化,细胞内糖原增多,保持阴道酸性环境,促使阴唇发育丰满,色素沉着。

（6）卵巢:促使卵泡的发育,在卵泡发育过程中发挥作用,如不足将致使卵泡发育停止而闭锁。使卵巢积储胆固醇。

（7）乳房:促进乳腺腺管发育,乳头、乳晕着色,促使其他第二性征的发育。

（8）下丘脑、垂体:对下丘脑和垂体发挥正负反馈调节,以调节促性腺激素的分泌,从而对卵巢功能产生调节作用。

（9）代谢作用:促进水与钠的潴留;降低循环中胆固醇水平,防止冠状动脉硬化;促进骨中钙的沉积,维持正常骨质,加速骨骺闭合。

2. 孕激素　分泌量于排卵后逐渐增加,至排卵后7~8日黄体成熟时达高峰,之后逐渐下降,在月经来潮前降到排卵前水平。其生理作用表现为:

（1）子宫肌:降低缩宫素的敏感性,抑制子宫收缩,利于受精卵着床和胚胎发育。

（2）子宫内膜:使增生期子宫内膜由增生期转变为分泌期内膜,为受精卵着床做好准备。

（3）宫颈:使宫颈口闭合,黏液减少、质变黏稠。

（4）输卵管:抑制输卵管节律性收缩的振幅和频率。

（5）阴道:使阴道上皮细胞加速脱落。

（6）乳房:促进乳腺腺泡发育,大剂量孕激素对乳汁分泌有一定抑制作用。

（7）下丘脑、垂体:对下丘脑、垂体发挥负反馈调节作用,可抑制促性腺激素的分泌。

（8）体温:孕激素兴奋下丘脑的体温调节中枢,使基础体温在排卵后上升0.3~0.5℃。临床可依据基础体温变化来判定排卵日期。

（9）代谢作用:促进水和钠的排泄。

3. 雄激素　女性体内的雄激素主要来自肾上腺皮质,少量由卵巢产生。雄激素的生理作用主要表现为以下两方面:①促使阴阜、阴蒂和阴唇的发育,促进阴毛、腋毛生长;与性欲有关。雄激素过多,会对雌激素产生拮抗作用,如减缓子宫及其内膜的生长,长期使用雄激素可出现男性化的表现。②对机体代谢功能的影响。促进蛋白合成,促进肌肉生长,刺激骨髓中红细胞的增生,增加基础代谢率。在性成熟期前,促使长骨钙的保留和骨基质生长;性成熟后可使骨骺闭合,停止生长。

二、子宫内膜及生殖器官其他部位的周期性变化

卵巢的周期性变化调节女性生殖器官,使其发生一系列的周期性变化,以子宫内膜的周期性变化最显著,从而产生月经。

（一）子宫内膜的周期性变化

子宫内膜结构上分基底层和功能层两部分。基底层不受月经周期中激素变化的影响,故不发生脱落;功能层靠近宫腔,受卵巢激素的影响发生周期性坏死脱落。一个正常月经周期以 28 日为例,其组织形态的周期性变化可分 3 个时期:

1. 增生期　月经周期第 5~14 天,即卵泡期。在雌激素作用下,月经后的子宫内膜由基底层细胞再生修复,迅速增生增厚,内膜中腺体数目增多、变长,呈弯曲形;腺上皮细胞由立方形或低柱状变为高柱状,核分裂相增多。间质细胞呈星状;组织内水肿明显,小动脉渐变弯曲,管腔增大。到增生晚期内膜厚度可至 3~5mm,表面凹凸不平,略呈波浪形。

2. 分泌期　月经周期第 15~28 天,即黄体期。黄体分泌大量雌激素和孕激素,共同促使已增殖的子宫内膜继续增厚呈锯齿状,腺体更长,更加弯曲,腺上皮细胞出现糖原,继之糖原溢入腺体。腺上皮细胞增大,间质出现水肿,间质细胞的胞浆增多;螺旋小动脉迅速增长,血管管腔扩张,弯曲明显。至分泌晚期,内膜可达 10mm 厚,呈海绵状,有糖原等分泌物溢出,使间质更疏松。

3. 月经期　月经周期第 1~4 天,雌、孕激素分泌减少,内膜中的前列腺素合成活化,致使子宫内膜海绵状功能层从基底层脱落。经前 24 小时,内膜螺旋状动脉收缩与舒张,导致血管破裂引起内膜底部血肿,使内膜从基底部缺血坏死与剥脱,脱落的内膜碎片与血液相混排出,形成月经。

月经期之后又循环进入内膜增生期,新的一轮周期又如期开始。

（二）生殖器官其他部位的周期性变化

1. 阴道黏膜　主要表现为阴道上皮的变化。排卵前,阴道上皮受雌激素影响,增生增厚;表层细胞出现角化,细胞内含糖原增多,在阴道杆菌分解下形成乳酸,使阴道内保持一定的酸度,防止致病菌的繁殖。排卵后,受孕激素的作用,阴道表层细胞脱落。临床上常依据阴道脱落细胞的改变了解体内雌激素水平及有无排卵。

2. 宫颈黏液　月经结束后,随着雌激素增多,黏液分泌量增加,质稀薄而透明,状若蛋清,排卵期达高峰,拉丝度可达 10cm 以上。宫颈黏液涂片检查,干燥后可见羊齿植物叶状结晶,此种结晶在月经周期的第 6~7 天即可出现,排卵期最清晰典型。排卵期的宫颈黏液最适宜精子穿过。排卵后受孕激素作用,黏液分泌量减少,质变黏稠而混浊,拉丝度差。涂片检查干燥后可见植物叶状结晶逐步消失,被排列成行的椭圆体取代。

3. 输卵管　排卵前,雌激素可促进输卵管黏膜上皮纤毛细胞生长和输卵管发育,加强输卵管肌层的节律性收缩。排卵后,孕激素可抑制输卵管黏膜上皮纤毛细胞的生长,且可增加输卵管的收缩速度,减少输卵管的收缩频率。雌、孕激素的协同作用,保证受精卵在输卵管内正常运行。

三、性激素的调节

丘脑下部和脑垂体调节卵巢,使其分泌性激素并能作用于它的靶器官,称为下丘

脑-垂体-卵巢轴(H-P-O-A)。随着卵巢的周期性变化,其他生殖器官也发生相应的周期性变化,称为性周期。它每个环节都有特殊的神经内分泌功能,且相互影响和相互调节。在下丘脑分泌促性腺激素释放激素(GnRH)作用下,腺垂体分泌 FSH 与 LH,促使卵巢分泌性激素,子宫内膜受性激素的调节发生周期性变化,所以月经是性周期的调节产物,其正常与否反映神经内分泌系统的调节功能。

性腺轴的调节功能主要是通过激素反馈调节和神经调节来实现的。排卵前,大量雌激素兴奋下丘脑分泌 LH-RH(正反馈),同时抑制下丘脑分泌 FSH-RH(负反馈),LH/FSH 渐至高峰,在峰值刺激下发生排卵,排卵后,大量孕激素对下丘脑分泌 GnRH 呈抑制作用(负反馈),使垂体的促性腺激素和卵巢释放激素均减少,黄体失去促性腺激素支持萎缩,其产生的雌激素和孕激素也减少。子宫内膜失去性激素支持而坏死、出血、剥脱,月经来潮。同时,下丘脑的抑制被解除,再度分泌 GnRH,新的周期开始(图 12-8)。

图 12-8　下丘脑-垂体-卵巢轴在月经周期中的变化

(韩　莹)

 复习思考题

1. 试述女性内生殖器的组成及各器官的功能。
2. 简述卵巢的周期性变化与阴道上皮、宫颈黏液及输卵管周期性变化的关系。
3. 试比较雌激素与孕激素的生理作用。
4. 试描述性周期的调节机制。

第十三章

正 常 妊 娠

学习要点

　　胚胎的形成；胎儿发育的特征；胎儿附属物的功能；妊娠期母体的变化；妊娠的诊断要点；产前检查的主要内容。

第一节　妊娠生理

　　妊娠是胚胎及胎儿在母体内发育成长的过程。该过程从卵子受精开始，终止于胎儿及其附属物自母体娩出。

一、胎儿的形成

（一）受精

　　成熟的卵子和精子相结合的过程称受精。卵子排出后由输卵管伞部捡拾进入输卵管内，停留在峡部与壶腹部连接处等待受精。精子随精液射入阴道内，离开精液由宫颈管进入宫腔，与子宫内膜接触，子宫内膜的白细胞释放 α、β 淀粉酶可解除精子顶体酶上的"去获能因子"，使精子具有受精能力，称精子获能。精子在女性生殖道的寿命一般为 1~3 天，受精能力约维持 20 小时，大部分精子在阴道酸性环境中即失去活力或死亡，能到达输卵管壶腹部的获能精子约 200 个。当获能精子和卵子相遇，精子顶体外膜破裂，释放顶体酶，发生顶体反应。在酶作用下，精子穿透放射冠和透明带。受精发生在排卵后 12 小时内，整个受精的过程约需 24 小时。受精卵的形成，标志新生命的开始。

（二）受精卵着床

　　借助输卵管蠕动和纤毛的摆动，受精卵向宫腔方向移动，同时进行有丝分裂。约在受精后第 3 日，分裂成桑葚胚，也称早期囊胚。受精后第 4 日，进入宫腔并继续分裂成晚期囊胚。受精后第 6~7 日，晚期囊胚植入子宫内膜下，该过程称受精卵着床，也称植入。受精卵着床后，子宫内膜迅速发生蜕膜样变。按蜕膜与胚泡的部位关系，将蜕膜分为底蜕膜、包蜕膜与真蜕膜（图 13-1）。

图 13-1 早期妊娠子宫蜕膜与绒毛的关系

（三）胚胎与胎儿发育特征

妊娠开始 10 周（受精后 8 周）内的胎体称胚胎，为主要器官分化完成时期。自妊娠 11 周（受精后 9 周）至分娩前称胎儿，各器官进一步发育成熟。一般以 4 周为一个孕龄单位描述胚胎、胎儿的发育特征。胚胎及胎儿各时期发育特征如下：

4 周末：可辨认胚盘与体蒂。

8 周末：胚胎初具人形，可分辨出眼、耳、鼻、口，四肢初具雏形。B 超可见心脏搏动。

12 周末：胎儿身长约 9cm，体重约 14g。外生殖器已发育，部分能辨出胎儿性别，可见四肢活动。

16 周末：胎儿长约 16cm，体重约 110g。经外生殖器可确定胎儿性别。皮肤菲薄，呈深红色，无皮下脂肪，头皮已长出头发。开始出现呼吸运动。部分孕妇可自觉胎动。

20 周末：胎儿身长约 25cm，体重约 320g。皮肤暗红，全身皮肤有胎脂及毳毛，开始有吞咽和排尿功能。检查时可听到胎心音。

24 周末：胎儿身长约 30cm，体重约 630g。各脏器已发育，皮下脂肪开始沉积，长出眉毛及眼毛。

28 周末：胎儿身长约 35cm，体重约 1000g。皮肤粉红，皮下脂肪不多。可有呼吸运动，但胎儿肺脏发育尚未成熟，肺泡 II 型细胞产生的表面活性物质较少。出生后易患呼吸窘迫综合征。如加强护理，可能存活。

32 周末：胎儿身长约 40cm，体重约 1700g。皮肤深红，面部毳毛均脱落。出现脚趾甲，睾丸下降。出生后注意护理可以存活。

36 周末：胎儿身长约 45cm，体重约 2500g。毳毛明显减少，皮下脂肪较多，面部皱褶消失。出生后能吸吮及啼哭，生活能力良好，出生后基本可存活。

40 周末：胎儿身长约 50cm，体重约 3400g。发育成熟。皮肤粉红，皮下脂肪多，外观体形丰满。足底皮肤有纹理。女性胎儿外生殖器发育良好，男性睾丸降至阴囊内。出生后吸吮力强，哭声响亮，能很好存活。

胎儿身长的增长有规律，临床上常根据新生儿的身长判断胎儿月份。前 5 个妊娠月，胎儿身长（cm）= 妊娠月数的平方；后 5 个妊娠月，胎儿身长（cm）= 妊娠月数×5。

二、胎儿附属物的形成及功能

胎儿附属物指胎儿以外的组织，包括胎盘、胎膜、脐带及羊水。

胎儿与胎盘模型

（一）胎盘

胎盘是胎儿与母体间进行物质交换的器官。由底蜕膜、叶状绒毛膜及羊膜组成。足月胎盘呈圆形或椭圆形，重约450~650g，直径16~20cm，厚1~3cm，分母体面和胎儿面。胎盘的主要功能有：在母体与胎儿间进行气体交换；供给胎儿营养物质；助胎儿排出代谢产物；防御某些有害物质对胎儿的损害；合成激素和酶。

（二）胎膜

胎膜由平滑绒毛膜和羊膜组成。绒毛膜在外层，发育过程中渐至萎缩退化成平滑绒毛膜。羊膜在内层，与覆盖胎盘、脐带的羊膜层相连。妊娠14周末，羊膜腔占据整个宫腔，且随妊娠进展不断增大。胎膜能生成游离花生四烯酸的溶酶体，且含大量前列腺素的前身物质，对分娩发动有一定作用。

（三）脐带

脐带是连接胎儿脐部与胎盘的条索状器官。一端附着于胎盘的胎儿面，另一端连于胎儿腹壁脐轮。足月胎儿的脐带平均约55cm，直径0.8~2mm。表面被羊膜覆盖，内有两条脐动脉和一条脐静脉。脐带是母体与胎儿间进行物质交换的重要通道。

（四）羊水

羊水为充满在羊膜腔内的液体。妊娠早期，羊水来源是母体血清经胎膜进入羊膜腔的透析液；妊娠中期，尿液为羊水主要来源；妊娠晚期，胎肺参与羊水的生成。羊水量在妊娠后逐渐增多，妊娠38周时羊水量最多，约1000ml。以后逐渐减少，足月时约800ml。羊水呈弱碱性或中性。妊娠早期羊水无色澄清，足月时羊水略混浊、不透明，内悬小片状物。

羊水的功能表现在两方面。一是能保护胎儿：防止胎儿受到挤压，发生胎体畸形和粘连；为胎儿提供适宜的温度环境与体液平衡；避免脐带受压引起胎儿窘迫；临产时，使宫缩压力均匀分布，避免胎儿局部受压。二是能保护母体：可减轻因胎动引起母体的不适感；临产后，前羊水囊扩张宫口及阴道；破膜后羊水润滑和冲洗产道，防止感染。

三、妊娠期母体的变化

妊娠期，为适应胚胎及胎儿生长发育的需要，在胎盘产生的激素和神经内分泌的作用下，孕妇体内各系统发生了一系列的变化。了解母体的适应性变化，有利于做好孕期保健工作。对于患有器质性疾病的孕妇，应及早发现并处理。

（一）生殖系统的变化

1. 子宫

（1）宫体：妊娠期宫体逐渐增大变软。子宫重量由未孕时50~70g，逐渐增到妊娠足月时重约1100g，增加近20倍。妊娠足月时子宫大小约35cm×25cm×22cm。宫腔容量由未孕时约5ml，至妊娠足月约5000ml，增加约1000倍。妊娠早期子宫呈球形或椭圆形，但不对称。妊娠12周后，增大的子宫逐渐对称并超出盆腔，可于耻骨联合上方触及。因有乙状结肠在盆腔左侧占据，故妊娠晚期的子宫呈不同程度的右旋。

（2）子宫峡部：为宫体与宫颈之间最狭窄部位。未孕时长约1cm，妊娠后，子宫峡部明显变软，逐渐伸展拉长变薄，成为子宫腔的一部分。临产后可拉长至7~10cm，成为软产道的一部分，称为子宫下段。

（3）宫颈：妊娠后宫颈肥大、变软,呈紫蓝色。宫颈管内腺体肥大,宫颈黏液分泌增多,形成黏液栓,防止细菌侵入宫腔。近临产时,宫颈管变短并轻度扩张。

2. 卵巢　妊娠期卵巢略增大,排卵及新卵泡发育均停止。早期妊娠时,妊娠黄体分泌雌激素与孕激素。妊娠 10 周后,黄体开始萎缩,其功能被胎盘取代。

3. 输卵管　妊娠期输卵管伸长,但肌层不增厚。黏膜层上皮细胞变扁平,或呈蜕膜样改变。

4. 阴道　妊娠期黏膜充血水肿,变软呈紫蓝色。皱襞增多,伸展性增加。阴道分泌物增多呈白色糊状。阴道上皮细胞含糖原增加,阴道内酸度增加,防止发生感染。

5. 外阴　妊娠期外阴部充血,皮肤增厚,有色素沉着,结缔组织变松软,伸展性增加,利于胎儿娩出。

（二）乳房的变化

妊娠期间乳房受雌激素、孕激素、垂体催乳素、胎盘生乳素、生长激素及胰岛素的影响,乳腺腺管和腺泡增生,脂肪沉积。乳房增大,充血明显。孕妇自觉乳房发胀或有刺痛。乳头增大变黑,易勃起;乳晕变黑,乳晕外围皮脂腺肥大,形成散在的结节状小隆起,称蒙氏结节。为泌乳做准备,但妊娠期并不分泌乳汁,可能与大量雌、孕激素抑制乳汁生成有关。

（三）循环系统的变化

1. 心脏　妊娠后期因膈肌升高,心脏向上、左、前移位,心尖搏动左移约 1~2cm,心浊音界稍扩大。心脏移位致大血管轻度扭曲,加上血流量增加及血流速度加快,使多数孕妇心尖区可闻及 Ⅰ~Ⅱ 级柔和的吹风样杂音,产后逐渐消失。心率在妊娠末期每分钟约增加 10~15 次,因心脏左移心电图出现电轴左偏约 15°。

2. 心排出量　心排出量于妊娠 10 周开始增加,到妊娠 32~34 周达高峰。临产后第二产程期间,心排出量明显增加。左侧卧位心排出量较未孕时约增加 30%。

3. 血压　妊娠早期及中期血压偏低,在妊娠 24~26 周后轻度升高,脉压稍增大。一般因外周血管扩张、血液稀释及胎盘形成动静脉短路,使舒张压轻度降低,而收缩压无变化,从而脉压增大。血压受体位影响,坐位高于仰卧位。

4. 静脉压　妊娠对下肢静脉压影响明显。自 20 周开始,股静脉压于站立、坐位或仰卧位时均明显升高,系因妊娠后盆腔血液回流至下腔静脉的血流增加,增大的子宫压迫下腔静脉影响血液回流,而侧卧位能解除子宫对下腔静脉的压迫,改善静脉回流。如孕妇长时间处于仰卧位姿势,能使回心血量减少,心排出量减少,血压下降,称仰卧位低血压综合征。在妊娠期下肢、外阴及直肠静脉压升高,孕妇易发生下肢及外阴静脉曲张和痔疮。

（四）血液系统的变化

1. 血容量　妊娠 6~8 周起血容量开始增加,孕 32~34 周时达高峰,平均约增加 1450ml。血浆增加多于红细胞的增加,血浆约增加 1000ml,红细胞约增加 450ml,故血液呈稀释状态。

2. 血液成分　由于血液稀释,红细胞计数减少为 $3.6×10^{12}/L$,血红蛋白值下降为 110g/L,容易缺铁性贫血,应于妊娠中、晚期注意补铁,防止血红蛋白值明显降低。白细胞于妊娠 7~8 周开始轻度增加,孕 30 周达高峰,约为 $(5~12)×10^9/L$,甚至可达 $15×10^9/L$,主要为中性粒细胞增加。妊娠期间血小板无明显改变,凝血因子呈高凝状态。

血浆蛋白自妊娠早期开始降低,尤其是白蛋白减少,约减为 35g/L,持续此水平直至分娩。

（五）泌尿系统的变化

1. 肾脏 妊娠期孕妇肾脏负担加重。肾脏略增大,肾血浆流量（RPF）增加约 35%,肾小球滤过率（GFR）增加约 50%。由于 GFR 增加,肾小管对葡萄糖再吸收能力不能相应增加,约 15% 孕妇饭后可出现妊娠生理性糖尿阳性。

2. 输尿管 受孕激素的影响,泌尿系统平滑肌松弛,输尿管增粗且蠕动减弱,使尿流缓慢,加之右旋的子宫压迫右侧输尿管,致使尿液逆流,引起肾盂积水。妊娠期易患急性肾盂肾炎,以右侧多见。

3. 膀胱 妊娠期增大子宫压迫膀胱,排尿次数增多;孕妇仰卧位尿量增加,故孕期夜尿量多于日尿量。

（六）呼吸系统的变化

妊娠期耗氧量增多,肺通气量增加,有过度通气现象,以供给孕妇及胎儿所需的氧。妊娠晚期子宫增大,膈肌活动幅度减少,胸廓活动加大,以胸式呼吸为主,肺活量无明显改变。呼吸次数于妊娠期变化不大,每分钟不超过 20 次,但呼吸较深。上呼吸道黏膜增厚,充血水肿,易发生感染。

（七）消化系统的变化

妊娠期受雌激素影响,齿龈肥厚,易充血水肿,易患牙齿松动、牙龈出血及龋齿。胃肠道平滑肌张力下降,贲门括约肌松弛,使胃内容物反流至食管产生烧灼感。胃排空时间延长,易出现上腹饱满感。肠蠕动减弱,易出现便秘及引起痔疮。肝脏大小及功能无明显改变。胆囊排空时间延长,胆道平滑肌松弛,致胆汁黏稠淤积,易诱发胆囊炎及胆石症。

（八）皮肤的变化

妊娠期间大量雌、孕激素刺激黑色素细胞,使黑色素增加,使孕妇乳头、乳晕、腹白线、外阴等处色素沉着。孕妇面颊部出现蝶状褐色斑,称为妊娠黄褐斑,在产后逐渐消退。妊娠期间肾上腺皮质分泌有分解弹力纤维蛋白作用的糖皮质激素,加之腹壁皮肤张力加大使皮肤弹力纤维断裂,于孕妇腹壁可见不规则平行略凹陷的条纹,称为妊娠纹,初产妇呈紫色或淡红色,经产妇呈银白色。

（九）新陈代谢的变化

1. 基础代谢率 妊娠早期稍下降,妊娠中期渐增高,妊娠晚期可增高 15%～20%。

2. 糖、脂肪、蛋白质代谢 孕妇空腹血糖值稍低于未孕妇女,对胰岛素需要量增加。妊娠期血脂升高,肠道吸收脂肪能力增强,脂肪能较多地积存。孕妇对蛋白质的需求量增加,呈正氮平衡。

3. 体重 妊娠 12 周前改变不明显。自妊娠第 13 周起,体重平均每周增加 350g（如超过 500g 可能有隐性水肿）,至妊娠足月时体重平均增加 12.5kg。体重的增加主要来自子宫及内容物、乳房、增加的血容量、组织间液及少量的母体脂肪和蛋白的贮存。

4. 矿物质代谢 胎儿生长发育需大量钙、磷、铁,故妊娠期应补充维生素 D 及钙。胎儿造血及合成酶均需要铁,应适时补充铁剂。

（十）内分泌系统的变化

妊娠期腺垂体增大。促性腺激素分泌减少,使卵巢停止发育和排卵。催乳素、促甲状腺激素、促肾上腺皮质激素及促黑素细胞刺激激素均增多。肾上腺皮质激素与甲状腺激素增多,但肾上腺皮质与甲状腺均无功能亢进表现。妊娠早期甲状旁腺素水平降低,妊娠中晚期逐渐升高。

第二节 妊娠诊断

临床上将妊娠全过程分为 3 个时期,妊娠 13 周末以前称为早期妊娠,第 14~27 周末为中期妊娠,第 28 周及以后为晚期妊娠。

一、早期妊娠诊断

（一）临床表现

1. **停经** 凡月经周期规律,有性生活史的育龄妇女,一旦停经,应首先考虑妊娠。

2. **早孕反应** 停经 6 周后有头晕、嗜睡、乏力、食欲不振、厌食油腻、喜食酸物、恶心呕吐等现象,称早孕反应。多在妊娠 12 周左右自行消失。

3. **尿频** 因妊娠增大的子宫压迫膀胱,出现尿频。妊娠 12 周后,增大的子宫超出盆腔后,症状自然消失。

4. **乳房变化** 乳房逐渐增大,孕妇自觉乳房胀痛。乳头和乳晕皮肤着色,乳晕周围出现蒙氏结节。

5. **妇科检查** 阴道黏膜及宫颈充血呈紫蓝色。妊娠 6~8 周时,行双合诊检查宫颈变软,子宫峡部极软,宫颈与宫体似不相连感,称为黑加征。妊娠 8 周宫体约为未孕宫体的 2 倍,妊娠 12 周宫体约为未孕宫体的 3 倍,此时宫底超出盆腔,可于耻骨联合上方触及。

（二）辅助检查

四维超声胎儿

1. **尿妊娠试验** 妊娠后滋养细胞分泌大量绒毛膜促性腺激素(HCG),经由孕妇尿中排出,可用免疫学方法检测。临床上多用早孕试纸法检测受检者尿液,检测结果阳性结合临床表现可以确诊为妊娠。

2. **超声检查**

（1）B 型超声:是检查早孕快速准确的方法。最早可在停经 5 周时可见宫腔内的圆形或椭圆形妊娠囊,囊内可见胚芽与原始心管搏动,即可确诊为宫内妊娠、活胎。停经 12 周时,测量胎儿头与臀的长度,能准确地估计孕周。

（2）超声多普勒:最早在妊娠 7 周时,在子宫区内可听到单一高调、有节律的胎心音,胎心率为 140~160 次/分,可诊断为早期妊娠、活胎。

超声多普勒仪

3. **宫颈黏液检查** 宫颈黏液量少而黏稠,涂片镜下可见排列成行的椭圆体,这种结晶既见于黄体期,也可见于妊娠期。

4. **基础体温测定** 具有双相体温的妇女,如高温相持续 18 天仍不见下降者,早孕可能性大。如高温相持续 3 周以上,则早孕的可能性更大。

5. **黄体酮试验** 对可疑早孕的妇女,每天肌内注射黄体酮 20mg,连续 3~5 日,停药后 2~7 日出现阴道流血,可排除早孕。未出现流血者,妊娠可能性大。

应根据临床表现及辅助检查,对早孕做出诊断。临床表现不典型者,应注意与生理性闭经、异位妊娠、子宫肌瘤、卵巢囊肿、尿潴留等相鉴别。

二、中、晚期妊娠诊断

妊娠中期以后,子宫增大明显,能扪到胎体,触及胎动和听到胎心音,容易确诊。

(一)临床表现

1. 子宫增大　子宫随妊娠进展逐渐增大。可根据手测宫底高度及尺测耻骨联合上方子宫长度判断胎儿大小及妊娠周数(表 13-1)。宫底高度因孕妇脐耻间距离、羊水量、孕妇营养、胎儿发育情况、单胎或多胎等有所差异。

表 13-1　不同妊娠周数的宫底高度及子宫长度

妊娠周数	手测宫底高度	尺测耻上子宫长度(cm)
12 周末	耻骨联合上 2~3 横指	
16 周末	脐耻之间	
20 周末	脐下 1 横指	18(15.3~21.4)
24 周末	脐上 1 横指	24(22.0~25.1)
28 周末	脐上 3 横指	26(22.4~29.0)
32 周末	脐与剑突之间	29(25.3~32.0)
36 周末	剑突下 2 横指	32(29.8~34.5)
40 周末	脐与剑突之间或略高	33(30.0~35.3)

2. 胎动　指胎儿在子宫内冲击子宫壁的活动。自妊娠 18~20 周,孕妇可自觉胎动。妊娠月份越大,胎动越活跃,至妊娠 32~34 周达高峰,妊娠末期减少。

3. 胎心　自妊娠 18~20 周经孕妇腹壁可听到胎儿心音,呈双音,如钟表的"滴答"声,每分钟 120~160 次。妊娠 24 周以前,多在脐下正中或稍偏左、右听到。妊娠 24 周以后,多在胎儿背部所在侧最清楚。胎心音应与子宫杂音、腹主动脉音、脐带杂音等相鉴别。

4. 胎体　妊娠 20 周后,可于腹壁触到胎体。妊娠 24 周后触诊能区分胎头、胎背、胎臀和四肢。胎头圆而硬,有浮球感;胎背宽且平坦;胎臀宽而软,形状稍不规则;四肢小且有不规则活动。

(二)辅助检查

1. 超声检查　借助 B 型超声检查可了解胎产式、胎先露、胎方位、胎儿数目、胎心搏动及胎盘位置和分级、羊水量、有无胎儿畸形等。还可测量股骨长度、胎头双顶径等多条径线,了解胎儿发育情况。

2. 胎儿心电图　常用间接法检测胎儿心电图,操作无损伤,可反复使用。妊娠 12 周以后即能显示较规律的图形,妊娠 20 周后成功率更高。

妊娠腹部增大模型

第三节　产前检查

产科检查是围生期保健的主要内容之一。通过产前检查可及早发现孕妇及胎儿存在的异常情况并处理,保障母儿的健康,促进安全分娩。

产前检查应自确诊早孕开始进行。对有遗传病家族史的孕妇,应由专科医生进行遗传咨询。首次产前检查未见异常者,应自妊娠 20 周起进行系列产前检查,即妊娠 20~36 周每 4 周检查 1 次,自妊娠 36 周起每周检查 1 次,即 20、24、28、32、36、37、38、39、40 周共进行产前检查 9 次。凡属高危孕妇,应酌情增加产前检查次数。

一、询问病史

（一）年龄

初产妇年龄过小易难产;年龄过大,尤其是 35 岁以上,容易并发产力异常、产道异常、妊娠期高血压疾病、遗传病儿和先天缺陷儿等。

（二）职业

从事接触有毒物质工作的孕妇,应检测血常规及肝功能。接触放射性物质及高温作业者在孕期应调换工作。

（三）推算预产期

以末次月经第 1 天起计算,月份加 9 或减 3,日数加 7。如末次月经第一日为公历 2016 年 11 月 10 日,预产期则为 2017 年 8 月 17 日。若孕妇仅知农历日期,月份推算同上,日数加 14。如末次月经日期不明或哺乳期月经尚未恢复而受孕者,可根据早孕反应出现时间、自觉胎动开始时间、测量宫底高度、B 超测量胎头双顶径来推算。实际的分娩时间与推算的日期可相差 1~2 周。

（四）了解本次妊娠经过

妊娠早期有无早孕反应,早孕反应出现时间,胎动开始时间,有无病毒感染及用药史。妊娠期有否阴道出血、腹痛、头晕、头痛、视物不清、胸闷、心悸和下肢水肿等。

（五）月经史及孕产史

询问月经初潮年龄、月经周期等。如月经周期延长,其预产期需相应推迟。了解婚次及配偶健康状况。经产妇应了解以往妊娠、分娩、产后情况,包括有无流产、早产、难产、死胎死产史、有无产后出血及其他合并症,末次分娩或流产的日期,并了解新生儿出生时情况。

（六）既往史

有无高血压、糖尿病、心脏病、肺结核、血液病、肝肾疾病等和手术史,了解其发病时间和治疗情况。

（七）家族史

家族有无多胎妊娠、妊娠合并症及高血压病、传染病、糖尿病等其他与遗传有关的疾病。

二、全身检查

注意观察孕妇营养、发育、体态、身高及精神状态。身材矮小者常伴骨盆狭窄。检查脊柱、下肢有无畸形及乳房发育。测量体重,妊娠末期每周体重增加不应超过 500g,超过者多有隐性水肿或水肿。测量血压,孕期血压正常不超过 140/90mmHg。注意心脏有无病变,必要时做胸透检查。

三、产科检查

包括腹部检查、骨盆测量、阴道检查及肛门指诊。

（一）腹部检查

孕妇排空膀胱,仰卧于检查床上,头部垫高,暴露腹部,腹肌放松,双腿屈曲稍分开。检查者站于孕妇右侧。

1. 视诊　观察腹部外形、大小,腹壁水肿、手术疤痕和妊娠纹等。宫底过高腹部过大者,可疑为巨大胎儿、羊水过多或双胎妊娠等;宫底过低腹部过小者,可能为胎儿宫内发育迟缓或孕周计算错误;宫底位置较低、腹部向两侧膨出,可能为肩先露;初产妇站立时腹部前突或经产妇腹部向下悬垂,应考虑伴有骨盆狭窄。

2. 触诊　注意腹壁紧张度、子宫肌敏感度及羊水多少。用手测宫底高度或以软尺测量腹围及耻上子宫长度。用四步触诊法检查子宫的大小、胎产式、胎先露、胎方位以及先露部衔接程度。前3步检查时,医生面向孕妇,第4步时,面向孕妇足端(图13-2)。

(1)　　　　　　　　　　　　(2)

(3)　　　　　　　　　　　　(4)

图 13-2　胎位检查的四步触诊法

第1步:检查者双手置于宫底部,了解子宫外形,检查宫底高度,以估计胎儿大小与妊娠月份是否相符。双手相对轻推,判断宫底部的胎儿部分,若为胎头则圆、硬且有浮球感,若为胎臀则软、宽且形状略不规则。

第2步:检查者双手分别置于腹部两侧,一手固定,另一手轻轻深按,两手交替检查,辨别胎背及胎体位置。平坦饱满者是胎背,高低不平可变形部分为胎儿肢体。

第3步:检查者右手拇指与其余四指分开,放在耻骨联合上方,握住胎先露部,进一步明确胎先露部是胎头或胎臀,并左右推动其以确定是否衔接。如已衔接,先露部无法推动,如先露部浮动表示尚未衔接。

第4步:检查者双手分别置于先露部两侧,朝骨盆入口方向向下深按检查,进一步明确胎先露部的诊断及其入盆程度。

3. 听诊　自妊娠18~20周起可经孕妇腹部听到胎心音。胎心在靠近胎背上方的孕妇腹壁上听诊最清楚。枕先露者于脐左(右)下方,臀先露者于脐左(右)上方听诊胎心最清楚。

（二）骨盆测量

产前检查必须要进行骨盆测量。可了解骨盆的形态及大小,预测足月胎儿能否经阴道分娩。有骨盆外测量与骨盆内测量两种。

1. 骨盆外测量　间接估计骨盆的形状与大小。操作简便,常测的径线有:

（1）髂棘间径:孕妇取伸腿仰卧位,测量两髂前上棘外缘之间距离,正常值为23~26cm。

（2）髂嵴间径:孕妇取伸腿仰卧位,测量两髂嵴外缘间最宽的距离,正常值为25~28cm。

（3）骶耻外径:孕妇取左侧卧位,左腿屈曲,右腿伸直,测量第5腰椎棘突下(米氏菱形窝上角)与耻骨联合上缘中点间的距离,正常值为18~20cm。

（4）坐骨结节间径(骨盆出口横径):孕妇取仰卧位,双腿弯曲,双手抱膝,使膝关节与髋关节全屈。测量两坐骨结节内侧缘的距离,正常值为8.5~9.5cm。也可用拳头估测,其间如能容纳成人手拳,则该值大于8.5cm。若此径线不足8cm时,应测量出口后矢状径。

（5）出口后矢状径:为坐骨结节间径中点至骶骨尖端的距离。检查者右手食指戴指套,向骶骨方向伸入孕妇肛门,拇指置于孕妇骶尾部,两指共同找到骶骨尖端,将尺放于坐骨结节径线上,用汤姆斯骨盆测量器的一端置在坐骨结节间径中点,另一端置于骶骨尖端,两端的距离即为出口后矢状径的长度,正常值为8~9cm。若与坐骨结节间径之和大于15cm,说明骨盆出口无狭窄。

（6）耻骨弓角度:双手拇指对拢,置于耻骨降支上,两拇指间角度即为耻骨弓角度。该角度反映骨盆出口横径的宽度,正常值为90°,不足80°为不正常。

2. 骨盆内测量　将一手食、中指伸入阴道内,分别触及两侧坐骨棘,估测坐骨棘间径,正常值约10cm;将阴道内食指在韧带上移动,估测坐骨切迹宽度,如能容纳3横指,说明该值正常,不存在中骨盆狭窄。外测量如发现骶耻外径不足18cm时须测量骶耻内径(对角径),即耻骨联合下缘至骶岬上缘中点的距离,正常值为12.5~13cm,该值减去1.5~2cm为骨盆入口前后径的长度,也称真结合径。测量宜在24~36周进行。方法是检查者将一手的食、中指伸入阴道,以中指尖触及骶岬上缘中点,食指上缘紧贴耻骨联合下缘,接触点作以标记,测量中指尖到此接触点的距离,即为骶耻内径。如中指触不到骶岬则表示此径大于12.5cm。

胎位检查的四步触诊法

（三）阴道检查

妊娠早期孕妇初诊时,应行双合诊。了解软产道有无狭窄、畸形及其他异常。应同时注意是否有骨盆侧壁内斜及坐骨棘突出,了解骶骨凹度等,以估计坐骨棘间径的长短及中骨盆是否狭窄。妊娠最后一个月内及临产后,应避免不必要的阴道检查。

（四）肛门指诊

可了解胎儿先露部、骶骨前面弯曲度、骶尾关节活动度、坐骨棘间径及坐骨切迹宽度。

四、辅助检查

常规检查血象(红细胞计数、血红蛋白、白细胞总数、血小板数)、出凝血时间、血型及尿常规(尿糖、尿蛋白)等。还应根据具体情况进行肝功能、心电图、胸透、B 超、血液生化、唐氏筛查、羊水等项检查。

五、复诊

复诊时应询问前次检查后有无特殊情况出现,如阴道流血、水肿、头痛及其他症状。每次复诊均应量体重,测血压,检查有无水肿,复查有无蛋白尿。检查胎方位、胎心音及胎儿大小。必要时进行 B 型超声检查。做好孕期卫生宣传,并预约下次复诊时间。

（韩　莹）

复习思考题

1. 简述胎儿附属物的组成及功能。
2. 描述妊娠期母体生殖系统的变化。
3. 简述早期妊娠和中、晚期妊娠的诊断要点。
4. 说出产前检查的内容及预产期的推算方法。
5. 试述四步触诊法的检查方法及内容。

第十四章

PPT 课件
14章PPT

正 常 分 娩

 学习要点

决定分娩的四因素;枕先露的分娩机制;先兆临产与临产的诊断;总产程的划分;三个产程的临床经过及处理。

扫一扫
知重点

妊娠满 28 周及以后,胎儿及附属物从临产发动至从母体完整娩出的过程,称为分娩。妊娠满 37 周至不足 42 周间分娩,称为足月产;不满 37 足周分娩称早产;满 42 周及以后发娩为过期产。

第一节　决定分娩的四因素

决定分娩的四因素是产力、胎儿、产道及孕妇精神心理因素。四要素均正常且能相互适应,胎儿从阴道顺利娩出,为正常分娩。

一、产力

产力为将胎儿及附属物从产道内逼出的力量。包括子宫收缩力、腹肌膈肌收缩力和肛提肌收缩力。

1. 子宫收缩力　简称宫缩,为临产后的主产力,促使宫颈管短缩消失、宫口扩张、胎先露部下降及胎盘胎膜娩出。正常宫缩的特点有节律性、对称性、极性和缩复作用。

(1)节律性:临产后每次宫缩由弱到强,持续一个短时期后(一般 30~40 秒)又逐渐减弱直至消失,两次宫缩一般间隔 5~6 分钟。宫口开全时,宫缩时间可延长至 60 秒,间歇期仅 1~2 分钟。如此反复,直至分娩结束。

(2)对称性与极性:宫缩自子宫双角开始,先向子宫底中部扩散,再向子宫下段扩展,左右对称,此为宫缩的对称性。子宫收缩力以上部最强,自底部至下段逐渐减弱,此为宫缩的极性。

(3)缩复作用:每次宫缩后肌纤维松弛,但不恢复至原来长度,反复收缩后,肌纤维逐渐变短,称为"缩复"。子宫体肌纤维的缩复作用,可使宫腔容积逐渐缩小,迫使胎先露部下降,宫颈管消失及宫口扩张。

2. 腹肌膈肌收缩力　简称腹压,是第二产程胎儿娩出的重要辅助力量。腹肌膈肌强有力的收缩使腹压增加,协助胎儿娩出。

3. 肛提肌收缩力　有协助胎先露部在骨盆腔内进行内旋转的作用。分娩时当胎头枕骨露于耻骨弓下,能协助胎头仰伸和娩出。胎盘降至阴道时,有助于胎盘娩出。

二、产道

产道为娩出胎儿的通道,分骨产道与软产道两部分。

1. 骨产道　即真骨盆,是产道极为重要的部分。其大小、形态与分娩有直接关系。在激素影响下,孕妇骨盆韧带变软,关节有所松弛,使骨盆径线略有增加。

2. 软产道　由子宫下段、宫颈、阴道、外阴及骨盆底软组织共同组成。

(1)子宫下段:由未孕时子宫峡部形成。妊娠后随妊娠进展子宫峡部被伸展拉长,到妊娠末期形成子宫下段。临产后进一步伸长至 7~10cm,成为软产道的一部分(图 14-1)。

(2)宫颈管消失与宫口扩张:临产后规律的宫缩及胎先露部下降,向上牵拉宫颈使宫颈口扩张,宫颈管逐渐短缩直至消失,成为子宫下段的一部分。宫颈管消失后,子宫颈口便逐渐开大,宫口开至 10cm 时,足月胎头才能通过,此称宫口开全。

(1) 非妊娠子宫；(2) 足月妊娠子宫；

(3)分娩第一产程妊娠子宫；(4)分娩第二产程妊娠子宫

图 14-1　子宫下段形成及宫口扩张

3. 阴道、骨盆底与会阴变化　破膜后胎先露部下降压迫骨盆底,使软产道下段形成向前弯的筒状,阴道外口开向前上方,阴道黏膜横纹皱襞展平使阴道腔增宽。肛提肌向两侧和下方扩展,肌束被分开拉长,使会阴体变薄,利于胎儿娩出。但分娩时如会阴保护不当,也容易造成会阴撕裂。

三、胎儿

胎儿大小、胎位及胎儿畸形可直接决定胎儿是否顺利通过产道。

1. 胎儿大小　是影响分娩难易的重要因素。胎头是胎体的最大部分,是通过产道最困难的部分,如胎头径线过大,即使骨盆大小正常,也可引起相对头盆不称导致难产。

2. 胎位　产道为纵行管道,若为纵产式(头先露或臀先露)容易通过产道。头先露时,颅骨重叠、周径变小,有利于娩出,矢状缝和囟门可确定胎位。臀先露时,因胎臀较胎头周径小且软,阴道不能充分扩张,胎头娩出时又无变形机会,造成胎头娩出困难。横产式(肩先露)时,妊娠足月胎儿不能通过产道。

3. 胎儿畸形　如脑积水、联体儿、胎腹巨大等,由于胎体或胎头过大,造成娩出困难。

四、精神心理因素

对产妇来说分娩是一种持久而强烈的应激源,这种应激既有生理上的,也有精神心理上的。精神心理因素对分娩的影响已越来越引起产科工作者的重视。

相当数量的初产妇从多种渠道了解有关分娩的负面诉说,害怕分娩的过程,如怕出血、怕疼痛、怕难产、怕胎儿性别不理想、怕胎儿畸形、怕自己或胎儿有生命危险等,使临产后精神紧张,处于不安、焦虑和恐惧的精神心理状态。加之待产室的陌生环境,产房频繁叫嚷的噪音及逐渐增强的宫缩,都可增加产妇的紧张恐惧。现已经证实,产妇的这种情绪状态会使机体发生一系列改变,如呼吸急促、心率加快、肺内气体交换不足,使子宫缺氧收缩乏力,宫口扩张缓慢,胎先露部下降受阻,产程延长,也可使产妇神经内分泌发生改变,使交感神经兴奋,释放儿茶酚胺,血压升高,使胎儿缺血缺氧、呼吸窘迫。

分娩过程中,产科工作者应耐心安慰产妇,讲解分娩是生理过程,告知分娩时必要的呼吸和躯体放松技术,开展家庭式产房,允许亲友陪伴,尽可能消除产妇的焦虑和恐惧心理,顺利度过分娩全过程。

第二节　枕先露的分娩机制

分娩机制指胎儿先露部在产道内为适应骨盆各平面的不同形态,被动的进行一系列旋转动作,以最小径线通过产道的全过程。临床以枕先露左前位最多见。

1. 衔接　胎头进入骨盆入口平面,颅骨最低点接近或达到坐骨棘水平,称为衔接。胎头半俯屈状态以枕额径衔接,因该径较骨盆入口平面前后径大,胎头矢状缝落在骨盆入口右斜径上,枕骨位于骨盆左前方(图 14-2)。

2. 下降　胎头沿骨盆轴向下的动作称为下降。下降与其他动作相伴进行,贯穿于分娩全过程。临床上观察胎头下降程度,是产程进展的重要标志之一。

3. 俯屈　胎头下降至骨盆底时,原处于半俯屈状态的胎头枕骨遇肛提肌阻力进一步俯屈,由胎头衔接时的枕额径变为枕下前囟径,有助于胎头继续下降。

图 14-2　胎头衔接

4. 内旋转　胎头降至骨盆底时,为适应中骨盆及骨盆出口前后径大于横径的特点,胎头向前向中线旋转45°,后囟转至耻骨弓下方,使胎头矢状缝与中骨盆及出口前后径相一致,此动作称为内旋转。胎头在第一产程末期完成内旋转,有利于胎头娩出。

5. 仰伸　内旋转完成后,胎头降至阴道外口,宫缩和腹压使胎头继续下降,加之肛提肌收缩力将胎头推向前方,两者合力使胎头向下向前,以耻骨弓为支点使胎头仰伸。胎头的顶、额、鼻、口、颏依次娩出。同时胎儿双肩径沿左斜径进入骨盆入口（图14-3）。

6. 复位和外旋转　胎头仰伸后，枕部向左旋转45°，恢复胎头与胎肩正常关系称为复位。胎肩继续在骨盆腔内下降，右（前）肩向前向中线旋转45°，使胎儿双肩径与出口前后径一致，胎头枕部在外向左旋转45°以保持胎肩与胎头的垂直关系，称为外旋转（图14-4）。

图14-3　胎头仰伸　　　　　图14-4　胎头外旋转

7. 娩出　外旋转后，胎儿右（前）肩于耻骨弓下娩出，左（后）肩于会阴前缘娩出。双肩娩出后，胎体及下肢随之顺利娩出（图14-5）。

(1) 前肩娩出　　　　　(2) 后肩娩出

图14-5　胎肩娩出

第三节　分娩的临床经过及处理

一、先兆临产

分娩发动前出现预示不久将临产的症状，称为先兆临产。

1. 假临产　分娩发动前出现不规则宫缩，即为假临产。其特点为宫缩时间短且不恒定，间歇时间长而不规律，宫缩强度不增强，宫颈管不短缩，宫口不扩张，常于夜间出现而清晨消失,给予镇静剂能抑制宫缩。

2. 胎儿下降感 因胎儿下降进入骨盆入口使宫底下降,产妇感到上腹部轻松,呼吸轻快,进食量增多。膀胱因胎儿压迫,可出现尿频症状。

3. 见红 临产前24~48小时内,因宫颈内口附近胎膜与此处子宫壁分离,毛细血管破裂而有少量出血,与宫颈黏液相混排出,称为见红,是分娩即将开始比较可靠的征象。

二、临产

临产的标志是出现持续30秒或以上,间歇5~6分钟的有规律且逐渐加强的宫缩,伴随着进行性宫颈管消失、宫口扩张与胎先露部下降。

三、总产程分期

分娩全过程(总产程)是指从开始出现规律性子宫收缩至胎儿胎盘娩出。分为3个产程:

1. 第一产程(宫颈扩张期) 指临产后开始至宫口开全,初产妇需11~12小时,经产妇需6~8小时。

2. 第二产程(胎儿娩出期) 指宫口开全至胎儿娩出,初产妇需1~2小时,不超过2小时;经产妇通常数分钟即可完成,不超过1小时。

3. 第三产程(胎盘娩出期) 指胎儿娩出至胎盘娩出,需5~15分钟,不应超过30分钟。

四、第一产程的临床经过及处理

(一)临床表现

1. 规律宫缩 临产后出现伴有疼痛的宫缩,习称"阵痛"。开始时持续时间短(约30秒),间歇时间长(5~6分钟)。随产程进展,持续时间延长(50~60秒),间歇时间缩短(2~3分钟)。宫口近开全时,持续时间可延长至1分钟或更长,间歇时间仅1~2分钟。

2. 宫口扩张 逐渐增强的宫缩使宫颈管短缩且消失,宫口逐渐扩张至开全(10cm)。阴道检查和肛诊可以确定宫口的扩张程度。

3. 胎头下降 阴道检查和肛诊明确胎头下降程度,是决定能否经阴道分娩的重要观察项目。

4. 胎膜破裂 胎儿先露部衔接后,将羊水分成前后两部分,前羊水囊随宫缩楔入宫颈管内,扩张宫口。随宫缩增强,羊膜腔内压力增加至一定程度时,胎膜自然破裂。正常破膜多发生于宫口接近开全时。

(二)产程、母体观察及处理

1. 产程观察及处理

(1)子宫收缩:连续定时观察并记录宫缩持续时间、间歇时间、强度及规律性。检测方法可由助产人员将手掌放在产妇腹壁上宫缩时子宫体部变硬隆起,间歇时变软松弛。也可用胎儿监护仪描记宫缩曲线,以观察宫缩强度、宫缩持续时间及频率。

(2)宫口扩张及胎头下降

1)宫口扩张:第一产程分成潜伏期和活跃期。潜伏期是从临产开始至宫口扩张6cm,此期扩张速度较慢。活跃期为宫口扩张 6cm 以上至宫口开全,宫口扩张速度明显加快。

2)胎头下降:以胎头颅骨最低点与坐骨棘平面关系进行评价。胎头颅骨最低点平坐骨棘平面,标记"0";在坐骨棘平面上 1cm,标记"-1";坐骨棘平面下 1cm 时,标记"+1",以此类推(图 14-6)。

图 14-6　产程图

(3)胎心音:潜伏期每隔 1~2 小时于宫缩间歇时听胎心一次,活跃期 15~30 分钟听胎心一次。若胎心音异常,均提示胎儿窘迫,应积极处理。

(4)胎膜破裂:胎膜多在宫口近开全前破裂,羊水流出。破膜后应立即听胎心,观察羊水的性状、流出量和颜色,记录破膜时间。

2. 母体观察与处理

(1)精神安慰:此期因产程较长,腹痛渐剧,产妇易紧张焦虑,甚至情绪失控,情绪异常可影响产程进展。助产医生应热情耐心,谈心疏导;指导产妇在宫缩时进行深呼吸,也可指按太冲、三阴交等穴位。

(2)饮食与活动:鼓励产妇少食多餐,摄入充足的水分,吃高热量易消化食物,以保证精力与体力充沛。若宫缩不强且未破膜,可适当走动,加速产程进展。

(3)血压:宫缩时血压升高 5~10mmHg,间歇期恢复。应每隔 4~6 小时测 1 次血压。如血压升高,应增加测量次数,给予相应处理。

(4)排便与排尿:鼓励产妇每 2~4 小时排尿 1 次,以免膀胱充盈影响产程进程。初产妇宫口扩张 < 4cm,经产妇 < 2cm 时,应行温肥皂水灌肠,既可避免分娩时排便造成污染,又可刺激宫缩促进产程进展。但有灌肠禁忌证如胎膜早破、阴道流血、严重心脏病等均不适宜灌肠。

五、第二产程的临床经过及处理

(一)临床表现

胎膜大多自然破裂,宫缩较第一产程强,每次持续 1 分钟,间歇 1~2 分钟。若仍未破膜,应人工破膜。当胎头降到骨盆出口,压迫骨盆底组织,产妇有排便感,不自主地向下屏气。随产程进展,会阴体渐膨隆变薄,肛门括约肌松弛。宫缩时胎头露出于阴道口,且露出部分不断增大,宫缩间歇时,胎头又回缩阴道内,称为胎头拨露。当胎头双顶径超过骨盆出口,宫缩间歇时胎头不再回缩,称为胎头着冠。此时会阴极度扩张,胎头仰伸、复位及外旋转,随之胎肩、胎体相继娩出。

（二）产程观察及处理

1. 密切监测胎心 此产程宫缩频而强,应密切监测胎心,5~10分钟听一次。发现异常立即阴道检查,尽快结束分娩。

2. 指导产妇屏气 指导产妇正确使用腹压,让其两手握紧产床把手,双足蹬于产床上,宫缩时深吸气屏住,后如排便样向下屏气用力增加腹压,间歇时呼气且全身放松。如此反复,加速产程。

3. 接产准备 初产妇宫口开全、经产妇宫口扩张6cm且宫缩规律有力时,应将产妇送到产室,做好接产准备。指导产妇仰卧于产床,臀下置塑料布或便盆,用消毒纱球蘸肥皂水消毒外阴,顺序是大小阴唇、阴阜、大腿内上1/3、会阴及肛门周围,用温开水冲掉肥皂水,最后用酮碘消毒,铺无菌巾于臀下,准备接产。

4. 接产 接产人员在胎头拨露阴唇后联合紧张时,开始保护会阴,并协助胎头俯屈,让胎头以最小径线通过阴道口,以防止会阴撕裂。保护会阴的方法:接产人员以手掌大鱼际垫以纱布托住会阴部,宫缩时向上向内托压,同时左手协助胎头俯屈缓慢下降、仰伸。胎头娩出后,左手挤出胎儿口鼻内的羊水和黏液,协助胎头复位、外旋转及胎肩娩出。胎肩娩出后停止保护会阴。在距脐轮10~15cm处,剪断脐带。如有胎儿过大或会阴过紧,估计会阴撕裂不可避免者,或母儿有急性病理情况需结束分娩者,应行会阴切开术。

六、第三产程的临床经过及处理

（一）临床表现

胎儿娩出后,宫底降至脐平,宫缩暂停产妇轻松,几分钟后又出现宫缩。因宫腔容积急骤缩小,胎盘不能相应缩小而与子宫壁错位剥离,剥离面出血形成胎盘后血肿。进一步宫缩使胎盘剥离面积增大直至娩出。

胎盘剥离的征象:①胎盘降至子宫下段,宫体被推向上,宫底上升;②阴道口外露脐带自行向外延伸;③阴道少量流血;④在产妇耻骨联合上缘轻压子宫下段时,宫底上升而外露的脐带不再回缩。

（二）产程观察及处理

1. 新生儿处理

（1）清理呼吸道:断脐后用吸痰管或导管清除呼吸道内羊水和黏液,以免发生吸入性肺炎。新生儿多数能迅速建立自主呼吸,大声啼哭。

（2）阿普加评分:判断新生儿窒息及严重程度。以出生后1分钟内的心率、呼吸、肌张力、喉反射及皮肤颜色为依据,每项0~2分（表14-1）,8~10分为正常新生儿,4~7分为轻度窒息,需清理呼吸道、吸氧、人工呼吸、用药等措施方能恢复,4分以下为重度窒息,需紧急抢救,气管内插管并给氧。

（3）脐带处理:以75%酒精消毒脐带根部及周围,在距脐根部0.5cm处结扎第一道无菌粗线,在结扎线外0.5cm处结扎第二道线,在第二道线外0.5cm处剪断脐带。挤出残血,以20%高锰酸钾消毒断面,用无菌纱布包盖。

表 14-1　新生儿阿普加评分法

体征	0分	1分	2分
每分钟心率	0	<100 次	≥100 次
呼吸	0	浅慢,不规则	佳
肌张力	松弛	四肢稍屈曲	四肢屈曲,活动好
喉反射	无反射	有些动作	咳嗽,恶心
皮肤颜色	全身苍白	躯干红,四肢青紫	全身粉红

(4) 新生儿处理:以弱蛋白银滴眼以预防眼炎。打足印及拇指印于新生儿病历上,注明新生儿性别、出生时间、体重、母亲姓名及床号。详细体检后抱给母亲,进行首次哺乳。

2. 协助胎盘娩出　确认胎盘剥离后,以一手轻压宫底,一手轻拉脐带以协助胎盘娩出。当发现胎膜部分破裂,用血管钳夹住断裂上端胎膜,继续向原方向旋转牵拉,直到胎盘完整娩出。

3. 检查胎盘、胎膜　铺平胎盘以检查胎盘母体面有无缺损,再将胎盘提起,检查胎膜是否完整。若有副胎盘、部分胎盘或大块胎膜残留,应于无菌操作下徒手取出,或以大号刮匙清宫。

4. 检查软产道　仔细检查软产道有无裂伤,若有裂伤,应立即缝合。

5. 预防产后出血　正常分娩时出血量不超过 300ml。对有产后出血高危因素者,可在胎肩娩出后静脉注射缩宫素 10~20U,可加速胎盘剥离减少出血。若胎盘未完全剥离而出血多时,应于无菌环境下行手取胎盘术。若胎盘娩出后出血多时,可将麦角新碱 0.2mg 直接注入宫体或肌内注射,也可将缩宫素 20U 加入 5% 葡萄糖 500ml 内静脉滴注。

6. 产后观察　分娩后产妇应在产房内观察 2 小时。分娩后 1 小时,协助产妇首次哺乳;严密观察血压脉搏、子宫收缩、子宫底高度、膀胱充盈、阴道出血量、会阴及阴道部有无血肿等情况。

第四节　正常产褥

产妇全身各器官除乳腺外从胎盘娩出至恢复或接近正常未孕状态所需的时期,称为产褥期,一般规定为 6 周。

一、生殖系统的变化及处理

1. 子宫复旧　产褥期内子宫变化最大,胎盘娩出后,子宫逐渐恢复至孕前状态的过程,称为子宫复旧。产后第 1 日因宫颈外口升至坐骨棘水平,致使宫底稍上升平脐,以后每日下降 1~2cm,于产后 1 周缩小至约妊娠 12 周大小,在耻骨联合上方可扪及,至产后 10 日子宫降至骨盆腔内,42 天左右恢复孕前大小。

2. 产后宫缩痛　产褥早期因宫缩引起下腹部剧烈的阵发性疼痛,称为产后宫缩痛。多见于经产妇,一般于产后 1~2 日出现,持续 2~3 日自然消失,无需特殊处理。

疼痛较严重者,可按摩子宫,并参考产后腹痛辨证治疗。

3. 恶露　产后经阴道排出的血液、坏死蜕膜组织等,称为恶露。正常恶露 4~6 周排净,有血腥味,不臭,总量 250~500ml。恶露分为血性恶露、浆液恶露、白色恶露三种。最初 3~5 日分泌的为血性恶露,色鲜红,含血液、蜕膜组织及黏液;后逐渐成为浆液性恶露,色淡红,含少量血液、坏死蜕膜组织及宫颈黏液等;2 周左右转为白色恶露,色白,含大量白细胞、细菌、坏死蜕膜及表皮细胞,持续 3 周排净。若子宫复旧不全或宫腔内有残留胎盘、胎膜或合并感染时,恶露持续时间长、量增多、有臭味。恶露异常者,参考产后恶露不绝辨证治疗。

4. 会阴侧切水肿　会阴侧切者保持局部清洁干爽,常换护垫。每日用 1∶5000 高锰酸钾液或 1∶1000 苯扎溴铵液擦洗会阴 2~3 次。若会阴水肿、疼痛较重,可用红外线照射或 50% 硫酸镁湿热敷。若伤口化脓应提前拆线,行清创术并抗感染治疗。

二、泌尿系统的变化及处理

妊娠期体内滞留的多余水分,在产褥早期主要经肾外排,故产后数日内尿量增多。使肾盂及输尿管生理性扩张,4~6 周可恢复正常。由于分娩过程中膀胱受压而使黏膜水肿、充血、肌张力降低以及会阴侧切疼痛、不习惯卧床排尿等原因,产后易发生尿潴留。出现尿潴留可采取以下方法处理:

1. 做好产妇思想工作,解除对排尿疼痛顾虑。
2. 诱导排尿　用温开水冲洗尿道口。
3. 刺激排尿　在下腹部膀胱区放置热水袋刺激膀胱肌肉收缩。
4. 针刺排尿　针刺三阴交、气海、关元及阴陵泉等穴。
5. 导尿术　以上方法无效时采用。

三、消化系统的变化及处理

产后胃肠蠕动力及肌张力减弱,2 周左右恢复。故产褥期易发生便秘。故产妇产后宜食清淡易消化富于营养的饮食,勿食生冷辛辣油腻煎炒之品,以免内伤脾胃;注意补充足够的水分及热量、维生素、蛋白质和铁剂,早日起床活动,促进胃肠蠕动,恢复体质。出现便秘者,可饮用蜂蜜水或多食新鲜蔬菜、水果以润肠通便。

四、内分泌系统的变化及处理

1. 月经与排卵　不哺乳产妇在产后 6~10 周月经来潮,平均在产后 10 周左右恢复排卵。哺乳产妇平均在产后 4~6 个月恢复排卵,有的在哺乳期月经一直不来潮。

2. 乳房及哺乳　分娩后,体内雌激素、孕激素水平突然下降,解除对催乳激素的抑制,乳腺开始分泌乳汁。之后乳汁的长期维持要依赖新生儿反复的吸吮,刺激垂体催乳激素的分泌以促进乳汁的大量排出。乳汁的分泌量还与乳腺的发育、产妇的营养、健康状况及情绪有关。

哺乳前用温开水擦洗乳头及乳晕。因乳头过小,或婴儿吸乳时用力过大,或哺喂不正确等,可造成乳头皲裂。轻度皲裂者,可继续哺乳,局部可涂擦 10% 鱼肝油剂或 10% 复方安息香酸酊,于哺乳前洗净。重度皲裂者停止哺乳,用吸乳器吸出乳汁喂给新生儿。若因乳腺管不通而乳房胀痛者,可用热毛巾湿敷或用通乳散结之中药内服并外敷,以防发生乳腺炎。

（韩 莹）

复习思考题

1. 描述决定分娩的四因素。
2. 简述先兆临产与临产的诊断。
3. 简述第一产程的临床经过及处理。
4. 试述阿普加评分的内容及意义。

第十五章

妇科检查与常用的辅助检查

 学习要点

盆腔检查的方法、内容及记录顺序；临床常用辅助检查的方法及其临床意义。

第一节 妇 科 检 查

妇科检查即盆腔检查，包括外阴、阴道、宫颈、宫体及双侧附件的检查。盆腔检查，可排除内外生殖系统器质性疾病等。

一、检查方法及内容

1. 外阴检查 观察外阴的发育、皮肤及黏膜的色泽及质地变化，阴毛的分布及浓密，有无皮炎、溃疡、赘生物、肿块、畸形，及有无皮肤增厚、变薄或萎缩。分开小阴唇，注意前庭大腺是否肿大，尿道口及阴道口有无红肿、损伤、畸形，处女膜是否完整，有无会阴裂伤。检查时嘱患者屏气向下用力，观察是否有尿失禁、阴道壁膨出或子宫脱垂等。

2. 阴道窥器检查 根据患者阴道壁松弛情况及阴道大小，选用适合的阴道窥器（图 15-1），临床常用鸭嘴形阴道窥器。检查方法是：将窥器两叶合拢，涂抹液状石蜡或肥皂水润滑（若取阴道分泌物作细胞涂片检查时应改用生理盐水润滑，以免润滑剂影响涂片质量），用左手食指和拇指分开两侧小阴唇，暴露阴道口，右手沿阴道侧后壁将窥器轻轻斜行插入，缓慢旋转成正位，张开窥器两叶充分暴露宫颈，然后旋转窥器，充分暴露阴道各壁及穹窿部。观察阴道有无畸形，黏膜有无充血、溃疡、出血、囊肿及赘生物；注意阴道分泌物量、性状、颜色及气味；观察宫颈大小、外口形状、颜色，有无出血、外翻、腺囊肿、息肉、糜烂或赘生物等。需作宫颈刮片或阴道涂片时，同时取分泌物标本待查。无性生活史者未经本人同意，禁行窥器检查。

3. 双合诊 检查者将一手的两指或一指伸入阴道，另一手于腹部配合检查的方法，称为双合诊（图 15-2）。了解阴道、宫颈、宫体、输卵管、卵巢与宫旁结缔组织等情况。检查者以食、中两指蘸生理盐水或肥皂水，沿阴道后壁轻轻伸入阴道，检查阴道深度和是否通畅，有无畸形、瘢痕与肿块。再触诊宫颈有无接触性出血，抬举痛及摇摆

图 15-1　阴道窥器检查

痛。然后将阴道内两指平放于宫颈下唇,向前向上抬举宫颈,置于腹壁的手指自腹部平脐处,向后向下按压腹壁,双手配合检查子宫的位置、大小、形态、软硬度、有无压痛及活动度。再将阴道内两指分别移向两侧穹窿部,与腹壁上的手相互配合,检查双侧附件有无肿块、压痛或增厚。如触及肿块要注意其位置、形状、大小、活动度、软硬度、与子宫的关系及有无压痛。正常情况下,卵巢有时可扪及,触后有酸胀感,输卵管不能触及。

4. 三合诊　经阴道、直肠及腹壁的联合检查,称为三合诊。检查者以一手的食指伸入阴道,中指伸入直肠,另一手置于下腹部进行联合检查(图 15-3)。三合诊可弥补双合诊的不足,更清楚地了解盆腔后部,发现子宫后壁、宫骶韧带的病变及子宫直肠陷凹部肿块与直肠的关系,了解后屈后倾子宫的大小和形态。此方法在生殖器肿瘤、结核、炎症与内膜异位症的诊查时尤为重要。

图 15-2　双合诊检查　　　　　　图 15-3　三合诊检查

5. 直肠-腹部诊　一手食指蘸肥皂水伸入直肠,另一手在腹壁配合检查,称为直肠-腹部诊。适用于处女膜闭锁、无性生活史或其他原因不宜作阴道指诊者。

二、盆腔检查记录

盆腔检查后,将检查结果按解剖位置先后顺序记录:

外阴:未婚、已婚未产或已产史(发育情况及婚产史)。异常者,应详细描述。

阴道:是否通畅。异常者,应描述黏膜颜色及有无赘生物、溃疡等,分泌物量、颜色、性状及气味。

宫颈:是否光滑。如异常,应描述宫颈的大小、质地、外口形状,有无糜烂、裂伤、息肉、腺囊肿、接触性出血、抬举痛与摇摆痛等。

宫体:位置、大小、活动度、硬度、有无压痛、与外周组织的关系等。对异常者,应详细描述之。

附件:有无压痛、增厚及肿块。异常者,如有肿块,应记录其位置、大小、硬度、有无压痛、表面是否光滑、活动度、与子宫及盆腔的关系。左右两侧检查情况应分别记录。

第二节　妇产科常用的辅助检查

一、妊娠试验

利用孕妇血清及尿液中含有绒毛膜促性腺激素(HCG)的生物学或免疫学特点,检测受检者体内的 HCG 水平,用以诊断早期妊娠,也用于滋养细胞肿瘤的监测和诊断。

二、阴道分泌物检查

1. 滴虫检查　用棉签拭取阴道后穹窿处分泌物,直接与玻片上已滴好的生理盐水混合均匀,立即在显微镜下观察,如见有增多的白细胞被推移及波状运动的滴虫,为阳性。

阴道毛滴虫检查

2. 假丝酵母菌检查　用棉签拭取阴道后穹窿处分泌物,以 10%氢氧化钾作白带悬滴检查,如找到典型的芽孢及假菌丝为阳性。

3. 阴道清洁度　取阴道分泌物做悬滴检查,有助于炎症的诊断及做好术前准备,临床上分三度:

Ⅰ度镜下以阴道杆菌与阴道上皮细胞为主,无白细胞或量极少,属正常。

Ⅱ度有等量阴道上皮细胞和白细胞,表明阴道有炎症。

Ⅲ度有大量白细胞及细菌,阴道上皮细胞极少,表明阴道炎症较重。

三、阴道及宫颈细胞学检查

1. 阴道脱落细胞检查　阴道上皮细胞受卵巢激素的影响,而有周期性改变。生育期妇女阴道细胞分表层、中层和底层,细胞由底层逐渐向表层成熟,其成熟程度与体内雌激素水平成正相关,故可观察阴道脱落细胞以了解体内雌激素水平。雌激素水平越高,阴道上皮细胞分化程度越好,阴道上皮表层细胞越增多,细胞核致密,故以致密核细胞的百分数表示雌激素影响的程度。雌激素水平低落时,表层细胞明显减少代之以底层细胞,故以底层细胞的百分数表示雌激素低落程度。

(1)检查方法:于阴道侧壁上 1/3 处刮取阴道分泌物,制作涂片,固定及染色后进行镜检。取标本前 24 小时内,禁止性交、阴道检查、灌洗及局部用药等。

（2）临床意义：用以了解卵巢的功能。

1）雌激素影响时，涂片中底层细胞消失，根据表层致密核细胞计数，划分为四级：

雌激素轻度影响：致密核细胞占 20% 以下。见于月经刚过，或接受小剂量雌激素治疗者。

雌激素中度影响：大多为表层细胞，致密核细胞占 20%~60%。见于卵泡发育迅速时，或在排卵前期，或接受中等剂量雌激素治疗者。

雌激素高度影响：细胞均为表层，致密核细胞占 60%~90%。见于正常排卵期或接受大剂量雌激素治疗者。

雌激素过高影响：致密核细胞及嗜伊红表层细胞超过 90%。见于卵泡膜细胞瘤或颗粒细胞肿瘤患者。

2）雌激素低落时，以底层细胞计数，分为四级：

雌激素轻度低落：底层细胞占 20% 以下，见于卵巢功能低下者。

雌激素中度低落：以中层细胞为主，底层细胞约占 20%~40%，见于闭经期及哺乳期者。

雌激素高度低落：底层细胞占 40% 以上，见于卵巢功能缺损患者及绝经期妇女。

雌激素极度低落：均为底层细胞，见于绝经或卵巢切除后患者。

2. 宫颈刮片检查　常用于宫颈癌普查，为筛选早期宫颈癌的重要方法。

（1）检查方法：用清洁干燥的木质刮板围绕宫颈外口轻轻刮取 1 周，薄而均匀地涂抹于玻片上。再将玻片放至 95% 乙醇中固定不少于 10 分钟，用巴氏染色法进行染色镜检。

（2）临床意义：细胞学诊断标准一般多用巴氏 Ⅴ 级分类法。

Ⅰ 级正常，属正常的宫颈/阴道涂片。

Ⅱ 级为炎症，临床分为 Ⅱ A 及 Ⅱ B 两种。

Ⅲ 级为可疑癌。

Ⅳ 级为高度可疑癌。

Ⅴ 级为癌症。内有典型的大量癌细胞。

巴氏 Ⅴ 级分类法因缺点较多，将逐渐被新的 TBS 分类法所取代。

四、基础体温测定

排卵后产生的孕激素可作用于体温调节中枢使体温升高，故用来协助诊断早孕及有无排卵。

1. 测量方法　长时期休息或睡眠后，多于每日清晨醒后，未进行任何活动时测口腔体温 5 分钟，结果记录于体温单上，将每天测量体温连接成线。同时标记生活中的特殊情况，如性生活、月经期、阴道出血、白带增多、感冒等情况，以供参考。连续测量 3 个月经周期以上。

2. 临床意义　有排卵的妇女基础体温曲线呈双相型，即在排卵前体温略低，排卵后体温升高 0.3~0.5℃。未受孕者，体温于月经前下降；如已受孕，体温持续于高水平不下降；无排卵周期中的基础体温曲线呈单相型，持续处于较低水平。故可用于了解卵巢功能、诊断早期妊娠、指导受孕或避孕、鉴别闭经原因等。

五、宫颈黏液检查

宫颈黏液受卵巢分泌激素的影响而产生周期性变化。在雌激素影响下,宫颈黏液含水量高、稀薄似蛋清样、拉丝长度可达 10cm;在孕激素影响下,黏液变黏稠、质浑浊,拉丝长度仅为 1~2cm。于月经周期的第 7 天起,宫颈黏液中出现无机盐与黏蛋白形成的结晶,排卵期出现典型羊齿植物叶状结晶;排卵后或妊娠期,受孕激素影响,结晶断裂成小块,在月经周期第 22 天左右变为椭圆体。

1. 检测方法 观察宫颈黏液的透明度,以棉球擦净宫颈外口及阴道穹窿部的分泌物,用干燥长钳伸入子宫颈管内 1cm 左右,取出黏液,缓慢分离开钳柄,观察其拉丝度。再将黏液置于玻片上,干燥后镜下观察宫颈黏液结晶,其分类为:

Ⅰ型:典型羊齿状结晶,主梗粗而直,分支长而密。

Ⅱ型:较典型羊齿状结晶,边缘较厚,色较暗,主梗弯曲较软,分支短而少。

Ⅲ型:不典型结晶,树枝形象模糊,分支稀疏量少,呈离散状。

Ⅳ型:主要为椭圆体或梭形体,顺同一方向排列成行,较白细胞狭长,不见羊齿状结晶。

2. 临床意义

(1)预测排卵期:可根据结晶形态,指导避孕及受孕。

(2)诊断妊娠:月经过期,涂片持续 2 周以上呈现排列成行的椭圆体,不见羊齿状结晶,可能为妊娠。早孕时如呈不典型结晶,提示孕激素不足,可能发生先兆流产。

(3)诊断闭经原因:若闭经患者宫颈黏液有正常周期性变化,说明卵巢功能正常,闭经原因在子宫;若无周期性变化,闭经原因在卵巢或卵巢以上部位。

(4)了解是否排卵:功血患者未流血时应定期作宫颈黏液检查,若在流血前出现羊齿状结晶,提示无排卵。

六、常用激素测定

1. 垂体促性腺激素测定 包括卵泡刺激素(FSH)与黄体生成激素(LH)。两者共同促进排卵,刺激雌、孕激素的合成。卵泡刺激素主要作用为刺激卵泡生长、发育及成熟,并促进雌激素分泌。黄体生成激素主要是促进排卵及黄体生成,刺激黄体分泌雌激素和孕激素。

临床上测定垂体促性腺激素主要应用于鉴别闭经原因、诊断多囊卵巢综合征、区别真性与假性性早熟、指导不孕症的治疗及指导避孕药物的研究等。

2. 催乳激素(PRL)测定 催乳激素是由垂体分泌的一种多肽蛋白激素,其功能主要是促进乳腺发育、泌乳及调节生殖功能。催乳素升高可见于垂体肿瘤、颅咽管瘤、性腺轴调节异常、性早熟、神经精神刺激、甲状腺功能低下、闭经-泌乳综合征、口服氯丙嗪及避孕药等。当垂体功能减退、单纯性催乳激素分泌缺乏时,催乳素水平降低。

3. 雌激素(E)测定 分为雌酮(E_1)、雌二醇(E_2)与雌三醇(E_3)三种。主要由卵巢、胎盘分泌,少量由肾上腺皮质产生。E_2 对维持女性生殖功能及第二性征有重要作用,绝经后女性以 E_1 为主,妊娠后胎盘合成 E_3,测量 E_3 值可了解胎盘功能状态。测量雌二醇值可用于判断闭经原因、监测卵泡发育及排卵功能等。E_2 值降低见于原发或继发性卵巢功能低下或下丘脑-垂体调节异常、药物影响及高催乳激素血症等。E_2

值升高见于妊娠期、卵巢颗粒细胞癌、使用排卵药后、肝硬化及女性性早熟等。

4. 孕激素测定　主要由卵巢和胎盘产生,少量来源于肾上腺皮质。检测体内孕酮水平,可用于判断卵巢有无排卵、了解黄体及胎盘功能,孕酮升高时,协助诊断肾上腺肿瘤或肾上腺皮质功能亢进。

5. 雄激素测定　来源于肾上腺皮质和卵巢。雄激素水平升高时,可见于卵巢男性化肿瘤、多囊卵巢综合征、肾上腺皮质增生或肿瘤。监测雄激素水平,还有助于鉴别两性畸形、女性多毛症及雄激素类药物对机体的影响。

七、超声检查

因其快速而准确,为妇产科首选的影像学检查方法。损伤小,快捷、方便、无痛苦,可反复使用。常用经腹和经阴道两种检查方法。超声仪器包括 B 型超声诊断仪与彩色多普勒超声仪。B 型超声诊断仪用于诊断妊娠、测量胎儿径线、明确胎体位置、鉴别胎儿存活与否、做胎盘定位、胎儿畸形、胎儿性别、探测羊水量、胎儿数量及葡萄胎等。还用于诊断子宫及盆腔肿块、肿块的定位与定性、监测卵泡发育及探查宫内节育器等。彩色多普勒超声仪有助于测定孕期母体与胎儿血流、胎儿心脏超声及判断盆腹腔肿物边界与血流分布。

八、宫颈活组织检查

可疑宫颈癌时,应在宫颈外口鳞状与柱状上皮交界处,选 3、6、9、12 点处取材。已确诊为宫颈浸润癌者,为明确浸润程度及病理类型可单点取材。于碘不着色区或阴道镜下取材,准确性更高。疑有宫颈管病变者,同时行宫颈管搔刮术。活检后用消毒纱布压迫止血,24 小时后取出,所取组织放入小瓶以 10%甲醛溶液固定,送检。妊娠期和月经前 1 周内不做活检。宫颈上皮内瘤样病变或重度宫颈糜烂、可疑浸润癌者,可行宫颈锥形切除术。

九、诊断性刮宫(诊刮)与分段刮宫

诊断性刮宫目的是刮取宫腔内容物做病理检查以协助诊断。如同时疑有宫颈管病变或了解癌灶累及颈管程度时,需先后刮取子宫颈管组织及子宫内膜组织,称分段刮宫。标本分别置于 10%甲醛溶液中固定,送检。此诊法适用于子宫异常出血、不孕症、产后出血或排除子宫内膜癌者。诊刮时注意发生出血、感染及子宫出血等并发症,避免反复刮宫造成子宫内膜炎或宫腔粘连。

十、输卵管通畅检查

可明确输卵管是否通畅,并有一定的治疗作用,主要用于诊断输卵管性不孕症、检验输卵管手术后效果、防止及疏通输卵管粘连。手术多在月经干净后 3~7 天内进行。内、外生殖器急性炎症、经期及严重全身性疾病者禁止检查。

1. 输卵管通液术　外阴消毒后铺巾,检查子宫位置,置阴道窥器,使宫颈充分暴露,用宫颈钳夹住宫颈前唇使其固定,将宫颈通液管轻轻插入宫颈管内,使宫颈通液管与注射器相连,由注射器向内注入生理盐水约 2ml(含庆大霉素 8 万 U),或缓慢注入含庆大霉素 8 万 U、地塞米松 5mg、透明质酸酶 1500U 及生理盐水的溶液共 20ml。若注入时无明显阻力感、患者无不适,表明输卵管通畅;如有轻度阻力,但液体仍能缓慢注入,表明输卵管有狭窄;如阻力明显,且有液体回流,则表示输卵管阻塞不通。

2. 子宫输卵管造影术　如通液术已证实输卵管不通,多行造影术,以确定阻塞位置及能否手术。也用于协助诊断子宫内膜结核与息肉、输卵管结核、子宫粘连与畸形、较小的子宫黏膜下肌瘤等。造影术前须作碘过敏试验,阴性者方可进行。方法与通液术基本相同。用40%碘油缓缓注入子宫,在X线透视下观察碘油流经输卵管及宫腔情况并摄片。也可选用76%泛影葡胺液取代碘油,但子宫输卵管边缘显影不清,注药时有明显疼痛。

十一、阴道后穹窿穿刺

直肠子宫陷凹为体腔最低部位,腹腔与盆腔积液均易积聚于此。经阴道后穹窿向直肠子宫陷凹穿刺,抽取积液以了解积液性质,或后穹窿附近的肿物性质。通过穿刺液协助了解病变。超声介导下行后穹窿穿刺取卵,用于各种辅助生育技术。

穿刺方法:外阴常规消毒后铺巾,用宫颈钳夹住宫颈后唇并上提,以18号长针接10ml注射器,于宫颈后唇与阴道后壁之间,沿宫颈平行稍后的方向刺入2~3cm,有落空感后抽吸,根据有无液体抽出,可适当调整针刺方向和深浅度。如抽出血液,5~6分钟不凝固,为内出血。如为血水或脓液,可能为炎性或肿瘤渗出液,应送镜检、病检及行细菌培养。

(韩　莹)

 复习思考题

1. 试描述盆腔检查的内容。
2. 简述宫颈细胞学检查的临床意义。
3. 试述测定各激素水平的临床意义。
4. 试述B型超声检查的内容。
5. 试述输卵管通畅试验的方法。

扫一扫
测一测

PPT课件
16章PPT

扫一扫
知重点

第十六章

计 划 生 育

 学习要点

> 工具避孕、药物避孕的方法、适应证和禁忌证；其他避孕方法；人工流产、药物流产的方法、适应证和禁忌证；绝育手术的适应证和禁忌证。

计划生育政策是我国的一项基本国策，旨在科学控制人口数量，提高人口素质。具体工作包括晚婚、晚育、节育及提高人口素质。其方法是以避孕为主，创造条件保障使用者知情，选择安全、有效、适宜的避孕措施。

第一节 避 孕

避孕，是指采用科学的手段使妇女暂时不受孕。避孕的关键是控制受孕过程中的三个重要环节：一、抑制卵子或精子的产生；二、阻止精子与卵子结合；三、阻止受精卵着床或发育。

一、工具避孕

（一）宫内节育器（IUD）

因其相对安全、简便、有效、经济和可逆转，为目前我国育龄妇女的主要避孕措施。我国将 TCu-200B、TCu-380A、TCu-220C、ML Cu-375（母体乐铜375）及孕酮铜五种列为推荐的宫内节育器。

宫内节育器种类分为惰性宫内节育器及活性宫内节育器两大类（图16-1）。惰性宫内节育器由金属、硅胶、塑料等惰性材料制成，是第一代宫内节育器。活性宫内节育器由含有金属、激素及药物等活性物质组成，是第二代宫内节育器，较第一代避孕效果好且副作用小。

1. 适应证 凡育龄妇女要求放置宫内节育器且无禁忌证者均可放置。

2. 禁忌证 生殖器急性炎症或慢性炎症急性发作；生殖器官肿瘤或子宫畸形；宫颈过松、子宫脱垂或陈旧性重度宫颈裂伤；妊娠或可疑妊娠者；有严重全身性疾病；人工流产、正常产或剖宫产后有妊娠组织物残留或有感染可能者。

3. 放置时间 通常在月经干净后3~7天放置；人工流产术后宫腔深度<10cm者，

金属圆环	麻花环	节育花
V形节育器	硅橡胶盾环	金属塑环
TCu-200	TCu-380A	孕酮T-IUD

图16-1 常用宫内节育器

可立即放置;产后42天恶露已净,子宫恢复正常,会阴伤口已愈合者;剖宫产术后半年放置;哺乳期放置应先排除早孕;含孕激素的宫内节育器在月经第3日放置。

4. 节育器选择 主要根据宫腔深度及节育器种类来选择,还须考虑宫腔大小及宫颈口松紧情况。

5. 放置方法 受术者排空膀胱,取膀胱截石位。常规消毒外阴铺巾,双合诊检查子宫位置、大小及两侧附件情况。放置阴道窥器,暴露宫颈,再次消毒,用宫颈钳夹住宫颈前唇,将探针顺子宫屈向伸入,探测宫腔深度。用放置器将节育器送入宫腔,注意节育器上缘须抵达宫底部,如带有尾丝在距宫口2cm处剪断。观察有无出血,未见出血取出宫颈钳及阴道窥器。

6. 术后注意事项 严格无菌操作,以防感染。节育器要一次放至宫底部,不可扭动放置器。哺乳期子宫小而软,易穿孔,操作须谨慎。术后应卧床休息3日,1周内避免从事重体力劳动,2周内禁止性交及盆浴,3个月内在排便或经期时应注意宫内节育器有无脱落。术后定期随访(第一年1、3、6、12月及以后每年1次随访)。

7. 宫内节育器取出

(1)适应证:①带器后出现副反应或并发症,治疗无效者;②带器后避孕失败者;③计划再生育者;④改用其他避孕措施或绝育者;⑤放置期限已满需更换者;⑥围绝经期停经1年者。

(2)禁忌证:处在疾病急性期或全身状况不良者,在病情好转后取出;并发生殖道炎症者,在给予抗感染治疗治愈后取出。

(3)取出时间:常于经净后 3~7 日取出为宜;带器后出现副反应或并发症,治疗无效者,可随时取出,应同时行诊断性刮宫,取组织送检;带器早孕者,行人工流产同时取器;带器异位妊娠者,在术前诊刮时或术后出院前取器。取器前须观察宫口尾丝或借助 B 超、X 线检查以确定宫腔内是否存在节育器及类型。

(4)取器方法:常规消毒,如有尾丝者,用血管钳夹住尾丝轻轻牵引取出。如无尾丝,先用探针探查宫内节育器位置,再用取环钳或取环钩牵引取出。若为金属单环,用取环钩钩住环下缘牵引取出,动作应轻柔。如取器困难,可于 B 超监视下或宫腔镜取出。

8. 宫内节育器的副反应

(1)出血:常发生于放置宫内节育器后半年左右,多见于最初 3 个月内。表现为经期延长、经量过多或月经周期中淋漓出血。

(2)腰酸坠胀:如宫内节育器与宫腔大小及形态不符,可引起子宫收缩过频导致腰酸或下腹坠胀。

9. 宫内节育器的并发症

(1)子宫穿孔及节育器异位:子宫位置、大小检查错误或哺乳期(子宫薄而软),均易导致子宫穿孔而放到宫腔外。确定节育器异位后,应根据其所在位置,经阴道或腹部取出节育器。

(2)感染:未严格执行无菌操作、因节育器尾丝引起上行性感染,或生殖道原有感染灶,均可引起急性或亚急性炎症发作。病原体包括一般细菌、厌氧菌、衣原体,尤其放线菌感染占重要地位。一旦发生感染,应立即取出宫内节育器,应用抗生素控制感染。

(3)节育器嵌顿:由于节育器放置时损伤子宫肌壁或放置时间过长,部分器体嵌入子宫肌壁,应及时取出。取出困难者,应借助 B 超或宫腔镜下取出宫内节育器,可减少子宫穿孔的几率。

(4)节育器脱落:放置时操作不规范,未将节育器放至宫底部;或节育器大小及形态与宫腔不符均可使节育器脱落。多发生于放置后 1 年内,尤其前 3 个月内,常在月经期与经血一起排出。带器者应定期随访。

(5)带器妊娠:宫内节育器嵌顿、移位、未放置于宫底部或位置下移,均可致带器妊娠,应行人工流产的同时取出节育器。

(二)阴茎套

阴茎套又称避孕套,为男性避孕工具。性交时套于阴茎上,射精时精液排在套内,不能进入阴道而达到避孕目的。如使用得当,有效率为 93%~95%。阴茎套还具有预防性疾病传播的作用,应用较广泛。

二、药物避孕

我国目前常用的女用避孕药,为人工合成的甾体类激素。

(一)作用机制

药物避孕的机制主要是改变宫颈黏液性状,使宫颈黏液黏稠而量少,不利于精子穿过;抑制排卵;改变子宫内膜组织形态与功能,阻止受精卵着床。

（二）药物种类与用法

1. 短效口服避孕药

（1）制剂：①复方炔诺酮片（避孕片1号）；②复方甲地孕酮片（避孕片2号）；③复方炔诺孕酮一号片；④复方去氧孕烯片（妈富隆）。

（2）适应证：生育年龄的健康妇女均可使用。

（3）用法及注意事项：避孕片1号、避孕片2号及复方炔诺孕酮，自月经第5日起每晚服用一片，连服22日，停药7日开始服用第2周期。复方去氧孕烯片（妈富隆），自月经第1日开始服药，连服21日，停药7日后服用第2周期。若漏服可于第二日早晨补服1片。

2. 长效注射避孕药

（1）制剂：①复方己酸羟孕酮注射液（避孕针1号）；②美尔伊避孕注射液。

（2）适应证：适用于有避孕要求的健康妇女或口服避孕药有明显胃肠反应者。

（3）用法：选其中一种，首次于月经周期第5天及第12天各肌内注射1支，之后每月在月经周期的第10~12天肌内注射1支。用药后12~16天月经来潮。肌内注射1次可避孕1个月。

3. 复方长效口服避孕药

（1）制剂：①复方炔雌醚-18甲基炔诺酮；②复方炔雌醚-氯地孕酮。

（2）用法及注意事项：月经来潮第5日服第1片，第10日服用第2片。以后每月月经来潮第5日服用1片。

4. 速效避孕药　也称探亲避孕药，适用于短期探亲时服用。

（1）制剂：①炔诺酮探亲片；②甲地孕酮探亲避孕片1号；③炔诺孕酮探亲避孕片；④双炔失碳酯（53号抗孕片）。

（2）用法：①炔诺酮探亲片：于性交当晚口服第1片，以后每晚口服1片。服用14天探亲未结束者，可接服短效避孕药至探亲结束；②甲地孕酮探亲避孕片1号：性交前8小时服第1片，当晚再服1片，之后每晚服1片，直至探亲结束次晨加服1片；③炔诺孕酮探亲避孕片：于性交前1~2天开始服用，每天服1片，连服14~15天，如需继续避孕，可接服短效避孕药；④53号抗孕片：每次性交后立即服1片，次晨加服1片，之后每日最多1片，每月不少于12片，多用于紧急避孕。

5. 缓释避孕药

（1）原理：将避孕药（主要是孕激素）与有缓慢释放性能的高分子化合物制成多种剂型，在体内持续恒定进行释放，起长效避孕作用。

（2）种类及用法：①皮下埋植剂：可避孕5年，有效率99%以上。于月经周期第7日在上臂或前臂内侧将硅胶囊呈扇形植入皮下。该制剂不含雌激素，可随时取出，恢复生育功能快，不影响乳汁质量，使用方便。但可引起阴道不规则少量流血甚至闭经，3~6个月后症状可逐渐减轻及消失。出血者应用药止血，常用炔雌醇，每日1~2片，连续服用不超过2周。血止后停用。②微球和微囊避孕针：是一种新型缓释避孕针。将具有生物降解作用的高分子化合物与甾体类避孕药混合制成微球或微囊，通过针头注入皮下，在体内降解、吸收，缓慢释放药物性能。每3个月皮下注射1次，可避孕3个月。③缓释阴道避孕环：环内含有甲地孕酮200mg或者250mg，又称为甲硅环。放置后可避孕1年，月经期不取出。

6. 外用避孕药　目前常用的是以壬苯醇醚水溶于聚乙烯醇制成的药膜,性交前于阴道给药能快速杀精或使精子灭活。

(三)甾体激素类避孕药的禁忌证

有血栓性疾病及严重心血管疾病者;急、慢性肝炎或肾炎者;内分泌异常者;癌前病变、恶性肿瘤、子宫或乳房有肿块者;哺乳期有哺乳要求者;有严重偏头痛且反复发作者;月经稀发或年龄超过 45 岁者;年龄大于 35 岁的吸烟患者;精神病患者长期服药者。

(四)甾体激素类避孕药的副反应及处理

1. 类早孕反应　激素刺激胃黏膜引起食欲不振、恶心、呕吐以致乏力、头晕。轻症可不做处理,数日后可减轻或消失。重症持续 1~3 个周期后可消失,也可对症治疗或口服维生素 B_6 20mg、维生素 C 100mg、山莨菪碱 10mg,每日 3 次,连续服用 1 周。

2. 月经影响　多数患者服药后月经变规则,经期缩短,经量减少,痛经症状减轻或消失。约 1%~2% 月经不规则妇女发生闭经。长效注射避孕药使用头 3 个月,可出现经量多及月经紊乱。停药后月经未来潮者需排除妊娠。

3. 阴道不规则出血　服药期间发生不规则少量流血,称突破性出血,多因药物漏服、迟服、服用方法错误、药片质量受损或内源性雌孕激素不足引起。轻者点滴出血,无需特殊处理。若出血偏多者,在服避孕药同时加服雌激素,直至停药。若出血量多如月经或出血时已接近月经期,可停止服药,待出血第 5 日再开始下一周期用药。

4. 体重增加　少数可引起体重增加。

5. 面部蝴蝶斑　少数妇女面部出现淡褐色色素沉着,停药后消退或减轻。

6. 其他影响　未发现增加生殖器官肿瘤的机会及影响受孕,但长期服用避孕药者于停药 6 个月后再受孕为宜。复方去氧孕烯片(妈富隆)是近年使用较多的一种口服避孕药,其雌激素含量低,恶心、乳房胀痛、呕吐等副作用少,对体重影响不大,可改善痤疮、多毛等症状。

三、其他避孕方法

(一)紧急避孕法

在无防护性生活后或避孕失败后的几小时或几日内,妇女为防止非意愿性妊娠而采用的避孕方法,称紧急避孕或房事后避孕。通过阻止或延迟排卵,干扰受精或阻碍着床而达到避孕目的。

1. 适应证　适用于性生活中未使用任何避孕方法、避孕失败或遭到性暴力者。

2. 禁忌证　已确诊早孕者。

3. 方法

(1)放置宫内节育器:在无保护性生活后 5 日内放入带铜宫内节育器,有效率达 95% 以上。

(2)服用激素类或非激素类紧急避孕药:在无保护性生活后 72 小时内服用。药物包括:①复方左炔诺孕酮片。内含炔雌醇 30μg、左炔诺孕酮 150μg。首服 4 片,12 小时后再服 4 片。②左炔诺孕酮片。内含左炔诺孕酮 0.75mg。首服 1 片,12 小时再服 1 片。目前我国生产的"毓婷""安婷""惠婷"均为此类药。③米非司酮。为抗孕激素制剂。在无保护性生活 120 小时之内服用 1 片即可。

（二）安全期避孕法

使用安全期避孕需事先确定排卵日期，通过基础体温测定、宫颈黏液检查或通过月经周期来推算。卵子排出后可存活 1~2 天，受精通常发生在排卵后 24 小时内，精子进入阴道可存活 2~3 天，因此，排卵日及其前后 4~5 天最易受孕，以外的时间即为安全期。因妇女排卵过程可受性活动、情绪、健康状况或外界环境等因素影响而提前或推迟，故安全期避孕法并不绝对可靠，失败率达 20%。

第二节 人工流产

因避孕失败所致的意外妊娠，可于妊娠早期行药物流产或手术流产，作为避孕的补救措施。

一、药物流产

药物流产是指在妊娠早期用药物终止早孕的方法。优点是痛苦小、安全、高效、简便、副反应少及无创伤性。适用于停经不足 49 天，确诊宫内妊娠且无用药禁忌证的妇女。药物流产应在具备抢救失血性休克和过敏性休克的条件下进行。

目前最佳用药方案为米非司酮与米索前列醇配伍。完全流产率达 95% 左右。米非司酮是一种类固醇制剂，具有抗孕激素及抗糖皮质激素作用。米索前列醇具有兴奋子宫和软化宫颈作用。

用药方法：米非司酮 25mg，每日口服 2 次，连服 3 天，第 4 日服用米索前列醇 0.6mg。若药物流产失败，及时手术终止妊娠；如引起不全流产，出血量多者需及时刮宫。此方法的主要副作用是产后出血量多和出血时间长，有些患者可有恶心、呕吐、乏力、头痛、下腹痛、腹泻等表现，但程度较轻。异位妊娠服用药物流产可导致休克，必须引起警惕。

药物流产的禁忌证：①有肾上腺或其他内分泌疾病、妊娠期皮肤瘙痒史、血液病、血液栓塞等米非司酮禁忌证；②有心血管疾病、哮喘、青光眼、结肠炎、癫痫等前列腺素药物禁忌证；③其他：过敏体质，带器妊娠，宫外孕，妊娠剧吐，长期服用抗癫痫、抗抑郁、抗结核、抗前列腺素药等。

二、人工流产

人工流产是指在妊娠 14 周内，用手术的方法终止妊娠。按受孕时间长短，可分为负压吸引术和钳刮术。

（一）负压吸引术

1. 适应证 适用于妊娠 10 周内有终止妊娠要求且无禁忌证者；因疾病不宜继续妊娠者。

2. 禁忌证 生殖道急性炎症；各种急性病；严重贫血；心力衰竭、高血压伴自觉症状；妊娠剧吐酸中毒；术前两次体温≥37.5℃等。

3. 术前准备 详细询问病史，常规内科检查，双合诊检查，进行辅助检查以明确早孕的诊断。受术者知情同意并签署同意书。

4. 手术操作

（1）术者穿清洁工作衣，戴帽、口罩及无菌手套。受术者排尿后取膀胱截石位，常规消毒外阴、阴道，铺巾。双合诊复查子宫的位置、大小及附件情况。

（2）探测宫腔：用阴道窥器使宫颈充分暴露，宫颈钳夹住宫颈前唇，将子宫探针伸入探测子宫屈向及深度。妊娠 6~8 周，宫腔深约 8~10cm；妊娠 9~10 周，宫腔深约 10~12cm。

（3）扩张宫颈：用宫颈扩张器沿子宫方向缓慢轻柔扩张宫颈管，一般从 5 号开始，扩张至比准备用的吸管大半号或 1 号为宜。

（4）吸管吸引：根据宫腔深度选择吸管及负压大小。将吸管与负压装置连接，试负压，将吸管的头部缓慢送入宫底部，吸管伸入的深度不宜超过子宫探针所测的宫腔深度。吸管开口对准胚胎着床部位，负压调整为 400~500mmHg 左右。将吸管按顺时针或逆时针方向在宫腔内反复移动，吸取胚胎组织。如吸管内有振动感、宫腔深度缩小、宫壁变粗糙、少量血性泡沫排出而无出血，说明已吸干净，可取出吸管（不要带负压进出宫颈口）。

（5）检查宫腔是否吸净：吸宫后，用小号刮匙轻刮宫腔 1 周，特别是宫底及双侧宫角部，检查是否刮彻底。全部吸出物用纱布过滤，观察有无绒毛及胚胎组织，有无水泡状物。发现异常者，应送病理检查。

（二）钳刮术

适用于妊娠 10~14 周，因胚胎较大，易造成出血、穿孔、裂伤等并发症。故钳刮术前，应先做扩张宫颈准备，可于术前 3~4 小时将前列腺素制剂塞入阴道或肌内注射，以软化及扩张宫颈。或于术前 12 小时将 16 号或 18 号导尿管插入宫腔深度的 1/2 以上，导尿管末端用消毒纱布包裹，置于阴道后穹窿，次日手术时取出。近年来多口服米非司酮与米索前列醇后再行钳刮术，效果良好。操作方法基本同负压吸引术，扩张宫颈后，钳破胎膜，逐步钳出胎儿胎盘组织。

（三）手术流产后处理

1. 术后应留院观察，注意阴道流血情况，若无异常可回家休息。

2. 术后 1 个月内禁止盆浴及性生活，术后应抗感染并促进子宫收缩。

3. 指导避孕，选择避孕方法。

（四）人工流产的并发症及防治

1. 子宫穿孔　因妊娠期尤其哺乳期子宫柔软、剖宫产后子宫有瘢痕、子宫过度倾曲或畸形等，行人工流产术时易致穿孔。器械进入宫腔超过检查时宫腔深度或突然出现"无底"感觉，即可诊断为子宫穿孔。术者应查清子宫大小及位置，谨慎操作，探针沿子宫屈向伸入时，动作要轻柔，切忌粗暴用力。人工流产术时，操作幅度不宜过大。如妊娠物已清除，穿孔小，无明显并发症，应马上停止手术，给予缩宫素和抗生素，住院严密观察。胚胎组织尚未吸净者，患者情况稳定，可于 B 超或腹腔镜监视下完成手术。如穿孔裂伤较大，内出血量多或疑有脏器损伤者，应立即剖腹探查并相应处理。

2. 人工流产综合反应　指受术者在术中或术后出现心律失常、血压下降、心动过缓、面色苍白、出汗、头晕、胸闷，甚至晕厥和抽搐。主要因宫颈和子宫受机械性刺激兴奋迷走神经、孕妇精神紧张、不能耐受宫颈扩张及负压吸宫等。故术前应予精神安慰、操作要轻柔，扩张宫颈时切忌粗暴及过分牵拉，吸宫时掌握适当负压。术前于宫颈管内放置利多卡因可预防该反应发生。一旦出现心率减慢,静脉注射阿托品 0.5~1mg。

3. 吸宫不全　宫体过度屈曲或技术不熟练容易发生胚盘或胎儿组织残留。术后流血过多超过 10 日,或流血停止后又大量流血,应疑为吸宫不全,B 超检查可协助诊断。无感染征象者,改行刮宫术,刮出物送检,术后应用抗生素预防感染。

4. 漏吸　确定为宫内妊娠,但因宫体过度屈曲、胎囊过小或子宫畸形,造成术时未吸到胚胎及绒毛。此时应排除宫外孕的可能,之后复查子宫大小及位置,并再次探查宫腔。确为漏吸后再次行负压吸引术。

5. 术中出血　多发生于妊娠月份较大的钳刮术,主要因胚胎无法迅速排出,使子宫收缩不良。可在扩张宫颈后,宫颈注射缩宫素促进子宫收缩,同时立即钳取或吸取胚胎组织。

6. 术后感染　因吸宫不全或流产后过早性交、器械消毒不严格或未严格执行无菌操作所引起。主要表现为体温升高、下腹疼痛、不规则流血或白带混浊,双合诊触诊子宫或附件时有压痛,治疗主要应及时足量应用抗生素。通常术后都应预防性应用抗生素,如宫腔内有残留妊娠物按流产感染处理。

7. 羊水栓塞　偶见于人工流产钳刮术。因羊水性状不同,孕早期症状及严重程度较晚期妊娠轻。

第三节　经腹输卵管结扎术

输卵管绝育术是通过切断、结扎、电凝、钳夹、环套输卵管或用药物粘堵、栓堵输卵管管腔,使精子与卵子无法相遇而达到绝育目的的方法。

(一)适应证

适用于自愿接受绝育手术而无禁忌证者,或患有全身性疾病不宜妊娠者。

(二)禁忌证

有严重全身性疾病者;急、慢性盆腔炎及腹部皮肤有感染病灶者;各种疾病急性期;严重神经官能症者;24 小时内两次体温在 37.5℃ 或以上者。

(三)术前准备

1. 做好解释工作,消除受术者思想顾虑。

2. 详细询问病史,进行全身检查及妇科检查,检验血常规、肝功能、白带常规和出凝血时间。必要时做胸透及肾功能检查。

3. 腹部及外阴皮肤准备,进行普鲁卡因皮试。

(四)手术时间

手术多在月经干净后 3~4 日施行。人工流产或分娩后宜在 48 小时内进行。剖宫产或其他妇科手术时宜同时进行。哺乳或闭经妇女在排除早孕后进行手术。

(五)麻醉

局部浸润麻醉或硬膜外麻醉。

(六)手术方法

1. 提取输卵管有指板取管法、吊钩取管法和卵圆钳夹取法三种。

2. 结扎常用抽心近端包埋法和双折结扎切除法。

（七）术后并发症

1. 膀胱、肠管损伤。

2. 腹腔内积血或血肿。

3. 感染。

4. 输卵管复通、绝育失败。

（八）术后处理

术后应卧床休息6小时。注意生命体征,观察有无体温升高、腹痛、腹腔内出血或脏器损伤征象。鼓励患者及早排尿。术后5天切口无感染可拆线。术后2周内禁止性生活。

（韩　莹）

复习思考题

扫一扫
测一测

1. 说出常用的避孕方法。

2. 叙述药物流产的操作方法及并发症。

3. 何为人工流产？其操作方法及并发症如何？

附录 方剂汇编

一画

一贯煎(《续名医类案》)　沙参　麦冬　当归　生地　川楝子　枸杞

二画

二仙汤(《中医方剂临床手册》)　仙茅　淫羊藿　巴戟天　知母　黄柏　当归

二至丸(《医方集解》)　旱莲草　女贞子

人参养荣汤(《太平惠民和剂局方》)　白芍　当归　熟地　人参　黄芪　白术　陈皮　茯苓　远志　桂心　五味子　炙甘草

八物汤(《济阴纲目》)　当归　川芎　芍药　熟地　延胡索　川楝子　炒木香　槟榔

八珍汤(《正体类要》)　当归　川芎　白芍　熟地　人参　白术　茯苓　炙甘草

八珍汤(《医垒元戎》)　延胡索　川楝子　炒木香　槟榔　当归　川芎　芍药　熟地

三画

下乳涌泉散(《清太医院配方》)　当归　白芍　川芎　生地黄　柴胡　青皮　天花粉　漏芦　通草　桔梗　白芷　穿山甲　王不留行　甘草

大补元煎(《千家妙方》)　人参　山药　熟地　当归　山茱萸　杜仲　枸杞　升麻　鹿角胶

大补元煎(《景岳全书》)　人参　山药　熟地　杜仲　当归　山茱萸　枸杞　炙甘草

大黄牡丹汤(《金匮要略》)　大黄　牡丹皮　桃仁　冬瓜仁　芒硝

小柴胡汤(《伤寒论》)　柴胡　黄芩　人参　半夏　炙甘草　生姜　大枣

小营煎(《景岳全书》)　当归　白芍　熟地黄　山药　枸杞　炙甘草

小半夏加茯苓汤(《金匮要略》)　半夏　茯苓　生姜

四画

丹栀逍遥散(《内科摘要》)　丹皮　山栀子　当归　白芍　柴胡　茯苓　白术　炙甘草　煨姜　薄荷

丹溪治湿痰方（《丹溪心法》） 苍术 半夏 茯苓 白术 滑石 香附 当归 川芎

乌药汤（《兰室秘藏》） 乌药 香附 木香 当归 甘草

五味消毒饮（《医宗金鉴》） 蒲公英 金银花 野菊花 紫花地丁 紫背天葵子

五子衍宗丸（《证治准绳》） 覆盆子 菟丝子 枸杞 五味子 车前子

六味地黄丸（《小儿药证直诀》） 熟地 山茱萸 山药 泽泻 丹皮 茯苓

内补丸（《女科切要》） 鹿茸 肉苁蓉 菟丝子 潼蒺藜 肉桂 制附子 黄芪 桑螵蛸 白蒺藜 紫菀茸

天仙藤散（《校注妇人良方》） 天仙藤 香附 陈皮 甘草 乌药 生姜 木瓜 紫苏叶

少腹逐瘀汤（《医林改错》） 小茴香 肉桂 干姜 当归 川芎 赤芍 生蒲黄 五灵脂 延胡索 没药

开郁种玉汤（《傅青主女科》） 当归 白芍 白术 丹皮 茯苓 香附 花粉

止带方（《世补斋·不谢方》） 猪苓 茯苓 车前子 泽泻 茵陈 赤芍 丹皮 黄柏 栀子 牛膝

牛黄清心丸（《痘疹世医心法》） 牛黄 朱砂 黄连 黄芩 郁金 栀子仁

五画

仙方活命饮（《校注妇人良方》） 金银花 赤芍 当归尾 乳香 没药 陈皮 白芷 防风 穿山甲 皂角刺 贝母 天花粉 甘草

加味圣愈汤（《医宗金鉴》） 人参 黄芪 当归 川芎 熟地 白芍 杜仲 续断 砂仁

加减一阴煎（《景岳全书》） 生地 熟地 白芍 麦冬 知母 地骨皮 炙甘草

右归丸（《景岳全书》） 肉桂 附子 山药 枸杞 熟地 杜仲 山茱萸 鹿角胶 菟丝子 当归

四苓散（《丹溪心法》） 茯苓 猪苓 白术 泽泻

四君子汤（《太平惠民和剂局方》） 人参 白术 茯苓 炙甘草

四物汤（《太平惠民和剂局方》） 熟地 川芎 当归 白芍

四神丸（《校注妇人良方》） 补骨脂 吴茱萸 肉豆蔻 五味子

四逆散（《伤寒论》） 枳实 柴胡 芍药 炙甘草

圣愈汤（《兰室秘藏》） 人参 黄芪 当归 川芎 熟地黄 生地黄

失笑散（《太平惠民和剂局方》） 蒲黄 五灵脂

左归丸（《景岳全书》） 山药 熟地 枸杞 山茱萸 菟丝子 龟板胶 鹿角胶 川牛膝

归肾丸（《景岳全书》） 菟丝子 杜仲 熟地 枸杞 山药 山茱萸 茯苓 当归

归脾汤（《济生方》） 人参 黄芪 当归 白术 茯神 龙眼肉 远志 枣仁 木香 甘草 生姜 大枣

生化汤（《傅青主女科》） 当归 川芎 桃仁 炮姜 炙甘草

生脉散（《内外伤辨惑论》） 人参 麦冬 五味子

生铁落饮（《医学心悟》） 天冬 麦冬 贝母 胆南星 橘红 远志 连翘 茯苓 茯神 玄参 钩藤 丹参 辰砂 石菖蒲 生铁落

白术散(《全生指迷方》) 白术 茯苓 大腹皮 生姜皮 陈皮

白虎加人参汤(《伤寒论》) 石膏 知母 粳米 甘草 人参

艾附暖宫丸(《沈氏尊生书》) 艾叶 香附 当归 续断 吴茱萸 川芎 白芍 黄芪 生地 肉桂

龙胆泻肝汤(《医宗金鉴》) 龙胆草 黄芩 山栀子 泽泻 车前子 木通 当归 柴胡 甘草 生地

六画

夺命散(《证治准绳》) 没药 血竭

安神生化汤(《傅青主女科》) 当归 川芎 炮姜 桃仁 甘草 人参 茯神 柏子仁 陈皮 益智仁

当归芍药散(《金匮要略》) 当归 白芍 川芎 茯苓 白术 泽泻

血府逐瘀汤(《医林改错》) 当归 生地 桃仁 红花 川芎 赤芍 柴胡 枳壳 牛膝 桔梗 甘草

七画

两地汤(《傅青主女科》) 生地 地骨皮 白芍 玄参 麦冬 阿胶

完带汤(《傅青主女科》) 人参 白术 白芍 山药 苍术 陈皮 柴胡 车前子 黑荆芥 甘草

寿胎丸(《医学衷中参西录》) 菟丝子 桑寄生 续断 阿胶

杞菊地黄丸(《医级》) 熟地 山茱萸 山药 泽泻 丹皮 茯苓 枸杞 菊花

肠宁汤(《傅青主女科》) 当归 熟地 阿胶 人参 山药 续断 麦冬 肉桂 甘草

苍附导痰丸(《叶天士女科诊治秘方》) 法半夏 茯苓 陈皮 甘草 香附 苍术 枳壳 胆南星 生姜 神曲

苏叶黄连汤(《温热经纬》) 苏叶 黄连

补中益气汤(《脾胃论》) 人参 黄芪 白术 炙甘草 当归 升麻 陈皮 柴胡

补肾固冲丸(《中医学新编》) 菟丝子 续断 巴戟 当归 熟地 鹿角霜 枸杞 阿胶 党参 白术 大枣 砂仁 杜仲

补肾祛瘀方(李祥云经验方) 仙茅 淫羊藿 熟地黄 怀山药 鸡血藤 丹参 三棱 莪术 香附

身痛逐瘀汤《医林改错》当归 川芎 桃仁 红花 五灵脂 没药 秦艽 羌活 地龙 牛膝 香附 甘草

八画

参附汤(《校注妇人良方》) 人参 附子

参苓白术散(《太平惠民和剂局方》) 人参 白术 扁豆 茯苓 甘草 山药 莲子肉 桔梗 薏苡仁 砂仁

固本止崩汤(《傅青主女科》) 人参 白术 黄芪 熟地 当归 黑姜

固阴煎(《景岳全书》)人参 山药 山茱萸 熟地 远志 炙甘草 五味子 菟丝子

易黄汤(《傅青主女科》)　山药　芡实　黄柏　车前子　白果

知柏地黄丸(《医宗金鉴》)　熟地黄　山茱萸　山药　丹皮　茯苓　泽泻　知母　黄柏

肾气丸(《金匮要略》)　干地黄　山药　山茱萸　泽泻　茯苓　丹皮　桂枝　附子

苓桂术甘汤(《伤寒论》)　茯苓　白术　桂枝　甘草

九画

举元煎(《景岳全书》)　人参　白术　黄芪　升麻　炙甘草

保阴煎(《景岳全书》)　熟地　生地　黄芩　黄柏　山药　白芍　续断　甘草

养荣壮肾汤(《《叶氏女科证治》)　当归　川芎　独活　肉桂　续断　杜仲　桑寄生　防风　生姜

养精种玉汤(《傅青主女科》)　熟地　山茱萸　当归　白芍

宫外孕Ⅰ号方(山西医学院附属第一医院)　赤芍　桃仁　丹参

宫外孕Ⅱ号方(山西医学院附属第一医院)　丹参　赤芍　桃仁　三棱　莪术

独参汤(《十药神书》)　人参

独活寄生汤(《备急千金要方》)　独活　桑寄生　秦艽　防风　细辛　当归　川芎　白芍　干地黄　桂心　茯苓　杜仲　人参　牛膝　甘草

胎元饮(《景岳全书》)　人参　当归　杜仲　白芍　熟地　白术　陈皮　炙甘草

茯苓导水汤(《医宗金鉴》)　茯苓　槟榔　猪苓　砂仁　木香　陈皮　泽泻　白术　木瓜　大腹皮　桑白皮　苏叶

荆防四物汤(《张皆春眼科证治》)　荆芥　防风　川芎　当归　白芍　地黄

顺经汤(《傅青主女科》)　当归　熟地　沙参　白芍　茯苓　黑芥穗　丹皮

香砂六君子汤(《名医方论》)　党参　白术　茯苓　甘草　半夏　陈皮　木香　砂仁　生姜

香棱丸(《济生方》)　木香　丁香　京三棱　枳壳　青皮　川楝子　茴香　莪术

十画

健固汤(《傅青主女科》)　党参　白术　茯苓　薏苡仁　巴戟天

凉膈散(《太平惠民和剂局方》)　大黄　朴硝　甘草　山栀　薄荷叶　黄芩　连翘　竹叶

柴胡疏肝散(《景岳全书》)　柴胡　枳壳　炙甘草　芍药　川芎　香附　陈皮

桂枝茯苓丸(《金匮要略》)　桂枝　茯苓　芍药　丹皮　桃仁

桃红四物汤(《医宗金鉴》)　桃仁　红花　川芎　当归　白芍　熟地

桑菊饮(《温病条辨》)　桑叶　菊花　连翘　薄荷　桔梗　杏仁　芦根　甘草

泰山磐石散(《景岳全书》)　人参　黄芪　当归　续断　黄芩　熟地黄　川芎　白芍　白术　炙甘草　砂仁　糯米

真武汤(《伤寒论》)　附子　白术　茯苓　白芍　生姜

胶艾汤(《金匮要略》)　阿胶　艾叶　当归　川芎　白芍　干地黄　甘草

调肝汤(《傅青主女科》)　当归　白芍　山茱萸　巴戟天　阿胶　山药　甘草

逍遥散(《太平惠民和剂局方》)　柴胡　当归　茯苓　白芍　白术　炙甘草　煨姜

薄荷

逐瘀止血汤（《傅青主女科》） 生地 大黄 桃仁 丹皮 赤芍 当归尾 枳壳 龟板

通乳丹（《傅青主女科》） 人参 黄芪 当归 麦冬 木通 桔梗 猪蹄

通窍活血汤（《医林改错》） 赤芍 川芎 桃仁 红花 老葱 麝香 生姜 红枣

十一画

清肝引经汤（《中医妇科学》四版教材） 丹皮 栀子 当归 白芍 生地 黄芩 川楝子 茜草 牛膝 白茅根 甘草

清肝止淋汤（《傅青主女科》） 白芍 当归 生地 丹皮 制香附 黄柏 牛膝 黑豆 阿胶 红枣

清经散（《傅青主女科》） 地骨皮 丹皮 白芍 熟地 青蒿 茯苓 黄柏

清热固经汤（《简明中医妇科学》） 黄芩 焦栀子 地骨皮 生地 地榆 生藕节 阿胶 棕榈炭 龟板 牡蛎 生甘草

清热调血汤（《古今医鉴》） 丹皮 黄连 生地 当归 白芍 川芎 红花 桃仁 延胡索 莪术 香附

清营汤（《温病条辨》）犀角（现用水牛角代） 玄参 生地 麦冬 竹叶心 丹参 黄连 连翘 金银花

清暑益气汤（《温热经纬》） 西洋参 石斛 麦冬 竹叶 黄连 荷梗 知母 粳米 甘草 西瓜翠衣

理冲汤（《医学衷中参西录》） 党参 生黄芪 白术 山药 知母 天花粉 三棱 莪术 生鸡内金

羚角钩藤汤（《重订通俗伤寒论》） 羚羊角 钩藤 桑叶 菊花 贝母 竹茹 生地 白芍 茯神 甘草

萆薢渗湿汤（《疡科心得集》） 萆薢 薏苡仁 黄柏 赤茯苓 丹皮 滑石 泽泻 通草

银甲丸（《王渭川妇科经验选》） 金银花 连翘 大青叶 蒲公英 紫花地丁 升麻 红藤 椿根皮 茵陈 生蒲黄 生鳖甲 琥珀末 桔梗

银翘散（《温病条辨》） 金银花 连翘 竹叶 牛蒡子 荆芥穗 薄荷 淡豆豉 桔梗 芦根 甘草

麻子仁丸（《伤寒论》） 麻仁 枳壳 大黄 人参

黄芪汤（《济阴纲目》） 黄芪 白术 防风 熟地黄 煅牡蛎 白茯苓 麦冬 甘草 大枣

黄芪桂枝五物汤（《金匮要略》） 黄芪 桂枝 白芍 生姜 大枣

十二画

温经汤（《妇人大全良方》）人参 当归 川芎 白芍 桂心 莪术 丹皮 牛膝 甘草

温经汤（《金匮要略》） 吴茱萸 当归 芍药 川芎 人参 生姜 麦冬 半夏 丹皮 阿胶 甘草 桂枝

滋血汤（《证治准绳·女科》）　人参　黄芪　山药　茯苓　当归　川芎　白芍　熟地

十三画

塌痒汤（《外科正宗》）：鹤虱　苦参　蛇床子　当归尾　威灵仙　狼毒

十四画

毓麟珠（《景岳全书》）　人参　白术　茯苓　炙甘草　当归　白芍　熟地　川芎　菟丝子　鹿角霜　杜仲　川椒。

膈下逐瘀汤（《医林改错》）　当归　川芎　赤芍　丹皮　桃仁　红花　五灵脂　延胡索　香附　枳壳　乌药　甘草

十五画

鲤鱼汤（《备急千金要方》）　鲤鱼　白术　白芍　当归　茯苓　生姜

主要参考书目

[1]盛红.中医妇科学[M].3版.北京:人民卫生出版社,2014.

[2]罗颂平,刘雁峰.中医妇科学[M].3版.北京:人民卫生出版社,2016.

[3]谈勇.中医妇科学[M].北京:中国中医药出版社,2016.

[4]马宝璋,齐聪.中医妇科学[M].北京:中国中医药出版社,2012.

[5]刘敏如.实用中医妇科学[M].2版.上海:上海科学技术出版社,2010.

[6]杜惠兰.中西医结合妇产科学[M].北京:中国中医药出版社,2016.

[7]杨慧霞,狄文.妇产科学[M].北京:人民卫生出版社,2016.

[8]谢幸,苟文丽.妇产科学[M].8版.北京:人民卫生出版社,2013.

[9]姚乃礼.当代名老中医典型医案集(第二辑):妇科分册[M].北京:人民卫生出版社,2014.

[10]罗颂平.中国百年百名中医临床家丛书·妇科专家卷·罗元恺[M].2版.北京:中国中医药出版社,2012.

[11]黄缨.刘云鹏妇科医案医话[M].北京:人民卫生出版社,2010.

[12]贺兴东,翁维良,姚乃礼.当代名老中医典型医案集:妇科分册[M].北京:人民卫生出版社,2009.

[13]朱南孙,朱荣达.朱小南妇科经验选[M].北京:人民卫生出版社,2008.

[14]王广.中医执业助理医师资格考试大纲[M].北京:中医中医药出版社,2016.

[15]王天源.中医执业医师资格考试应试习题集[M].北京:中医协和医科大学出版社,2016.

复习思考题答案要点和模拟试卷

《中医妇科学》教学大纲